製剤学・物理薬剤学

神戸薬科大学教授　　帝京大学薬学部教授　　京都薬科大学教授
坂根稔康　　　唐澤　健　　　栄田敏之
編　集

東京　廣川書店　発行

―――――― **執筆者一覧**（五十音順）――――――

勝　見　英　正	京都薬科大学准教授
唐　澤　　　健	帝京大学薬学部教授
栄　田　敏　之	京都薬科大学教授
坂　根　稔　康	神戸薬科大学教授
佐　藤　重　一	北海道薬科大学名誉教授
原　田　史　子	帝京大学薬学部講師
藤　田　卓　也	立命館大学薬学部教授

製剤学・物理薬剤学

編集	坂根 稔康 唐澤 健 栄田 敏之	平成 29 年 5 月 10 日　　初 版 発 行 © 令和 5 年 3 月 10 日　　2 刷 発 行

発 行 所　株式会社　**廣 川 書 店**

〒 113-0033　東京都文京区本郷 3 丁目 27 番 14 号
電話 03(3815)3651　FAX 03(3815)3650

発行にあたって

2004 年，学校教育法の一部が改正され，薬学教育の修業年限が 6 年に延長されました．その後，12 年の歳月が流れ，2017 年 3 月には，六年制 6 期生が卒業するに至っています．薬剤師教育制度の変更に合わせて，標準的カリキュラムである「薬学教育モデルコアカリキュラム」が制定され，薬学教育の質の担保が図られました．薬剤師国家試験も全 240 問の旧制度試験から，必須問題，理論問題，複合問題の 3 種類の合計 345 問の新制度の試験に全面改定となりました．改定の目玉は「複合問題」の導入で，薬剤師の実務に関する内容が題材となっています．これらの制度変更の目的は，近年の医療技術の高度化，医薬分業の進展等に伴う医薬品の安全使用や薬害の防止などの社会的ニーズに応えるため，医療現場で職能を発揮し，医薬品の適正使用の推進に貢献できる薬剤師の育成であることは言うまでもありません．

本書の前身である「製剤学・物理薬剤学」は薬学教育モデルコアカリキュラムに基づいた六年制薬剤師教育における教科書として，2009 年に初版が刊行されました．その後，2012 年に第十六改正日本薬局方（日局 16）の改正内容を反映させた第 2 版が刊行されました．日局 16 の改正は，剤形の多様化を背景に，38 種類の剤形が投与経路ごとの投与剤形に再編されるという大きな改正でした．

2016 年 3 月に第十七改正日本薬局方が告示され，4 月より施行されました．医薬品の容器・包装や残留溶媒等に関する規程の改正の他，皮膚に適用する製剤に関して，「皮膚に適用する製剤の放出試験法」と「粘着力試験法」が新たに収載されました．また，10 年の年月を経た薬学教育モデルコアカリキュラムが，2013 年 12 月に「平成 25 年度改訂版モデルコアカリキュラム」として改訂されました．2015 年度入学生から新モデルコアカリキュラムに基づいたカリキュラムがスタートし，2018 年度の共用試験 OSCE も内容が一新される予定です．

本書は，前身の「製剤学・物理薬剤学」が初版から約 10 年という年数が経過したことを考慮し，第十七改正日本薬局方への対応をメインに改稿され，新たな「製剤学・物理薬剤学」として生まれ変わりました．薬剤学の最近の進歩を適宜取り入れ，さらに，「平成 25 年度改訂版モデルコアカリキュラム」に対応し，「E5 製剤化のサイエンス」に含まれる SBOs を網羅しています．本書はその名称の通り，医薬品の製造を取り扱う「製剤学」と医薬品の製造や品質管理，有効性・安全性の確保にとって重要な物理化学の内容を取り扱う「物理薬剤学」の両方を含んでいます．基礎の「物理薬剤学」の内容を前半に，応用の「製剤学」の内容を後半に配置しました．医薬品の適正使用のためには，有効で安全な薬物の創出はもちろんのこと，患者個々に適した，患者に優しい製剤の創出と選択も非常に重要と考えられます．製薬企業や医療現場で働く薬剤師にとって，製剤学・物理薬剤学の知識と技能は必要不可欠です．本書が製剤化のサイエンスを理解する手助けとなり，将来，薬学の広い領域での活躍につながることを願っています．

最後に，本書の出版にあたり，御世話になった廣川書店社長廣川治男氏，廣川典子氏，荻原弘子氏ほか編集部の諸氏に感謝いたします．

2017 年 3 月

編者　坂根　稔康

唐澤　健

栄田　敏之

目 次

第1章 製剤化のための基礎知識 ………………………………………（栄田敏之） **1**

1.1 製剤化の意義　1

1.2 製剤化の方法，製剤原料，添加剤　2

1.3 製剤開発に必要な基礎項目　5

第2章 溶　　液 ……………………………………………………（藤田卓也） **7**

2.1 溶液の濃度と性質　7

  2.1.1 溶　液　7

  2.1.2 濃度の表し方　7

  2.1.3 理想溶液　7

  2.1.4 溶液の束一性　9

    2.1.4.1 非電解質溶液　9

    2.1.4.2 電解質溶液　10

    2.1.4.3 弱電解質の解離平衡　11

  2.1.5 分配係数　14

  2.1.6 緩衝液　14

2.2 物質の溶解度　15

  2.2.1 溶解度の定義　15

  2.2.2 弱電解質の溶解度とpH　15

  2.2.3 難溶性電解質の溶解度　16

  2.2.4 溶解度の制御法　17

    2.2.4.1 溶解補助剤　17

    2.2.4.2 可溶性塩　19

    2.2.4.3 可溶性誘導体　19

    2.2.4.4 混合溶媒　21

    2.2.4.5 医薬品の難溶化　21

2.3 物質の膜透過速度　21

2.4 物質の溶解速度　22

  2.4.1 ノイエス-ホイットニー式　22

  2.4.2 ヒクソン-クロウェル式　24

  2.4.3 マトリックスからの薬物溶出：ヒグチ式　26

2.5 ポイントと問題　26

第3章　医薬品の安定性と安定化 ……………………………………（佐藤重一）**29**

3.1　医薬品の安定性と反応速度論　29

　3.1.1　反応速度と反応次数　29

　　3.1.1.1　0次反応　30

　　3.1.1.2　1次反応　32

　　3.1.1.3　2次反応　33

　　3.1.1.4　複合反応　34

　3.1.2　安定性に影響する要因　38

　　3.1.2.1　温　度　38

　　3.1.2.2　pH　40

　　3.1.2.3　イオン強度　42

　　3.1.2.4　誘電率　43

　　3.1.2.5　酸　素　43

　　3.1.2.6　光　44

3.2　安定化の方法　45

　3.2.1　分子構造の修飾　45

　3.2.2　難溶性塩の形成　46

　3.2.3　複合体形成　46

　3.2.4　包接化合物形成　46

　3.2.5　脂質や界面活性剤の利用　47

　3.2.6　抗酸化剤やキレート剤の添加，容器・包装の選択　48

3.3　ポイントと問題　49

第4章　粉　体 ……………………………………………………（坂根稔康）**53**

4.1　粒子径　53

　4.1.1　粒子径の測定方法　53

　4.1.2　粒度分布と平均粒子径　61

4.2　粉体の性質　63

　4.2.1　流動性　63

　4.2.2　充填性　65

　4.2.3　混合性　66

　4.2.4　吸湿性　67

4.3　結晶多形　68

　4.3.1　結晶多形の物理的性質　68

　4.3.2　結晶多形の確認方法　70

4.4　ポイントと問題　72

目　　次　　　*vii*

第5章　界面現象と分散系 ……………………………………（坂根稔康）**75**

5.1　界面現象　75

　5.1.1　気体–液体間の界面現象　76

　　5.1.1.1　表面張力　76

　　5.1.1.2　表面張力の測定法　76

　　5.1.1.3　液体表面への物質の吸着（ギブスの吸着等温式）　77

　5.1.2　液体–固体間の界面現象（ぬれ）　79

　　5.1.2.1　接触角　79

　　5.1.2.2　ぬれの種類　80

　　5.1.2.3　ぬれの測定法　81

　5.1.3　固体–気体間の界面現象　81

5.2　界面活性剤　83

　5.2.1　界面活性剤の分類　83

　5.2.2　界面活性剤の性質　84

　　5.2.2.1　HLB（親水親油バランス）　84

　　5.2.2.2　界面活性剤の分子集合体（ミセル）　85

　　5.2.2.3　界面活性剤の溶解度の温度変化（クラフト点と曇点）　86

　5.2.3　界面活性剤の作用・用途　87

5.3　分散系　89

　5.3.1　コロイド　89

　　5.3.1.1　コロイドの種類と性質　89

　　5.3.1.2　コロイドの安定性　90

　5.3.2　乳　剤　91

　　5.3.2.1　乳剤の種類　91

　　5.3.2.2　乳剤型の判定法　91

　　5.3.2.3　乳剤の調製法　92

　　5.3.2.4　乳剤の安定性　92

　5.3.3　懸濁剤　93

　　5.3.3.1　懸濁剤の安定性　93

5.4　ポイントと問題　95

第6章　レオロジーと高分子 ……………………………………（坂根稔康）**99**

6.1　弾　性　99

　6.1.1　フックの法則　99

6.2　粘　性　100

　6.2.1　ニュートンの粘性の法則　100

　6.2.2　非ニュートン流動　101

　6.2.3　チキソトロピー　104

viii

6.3 粘弾性モデル　105

  6.3.1 マクスウェルモデル　105

  6.3.2 フォークトモデル　105

6.4 粘度とその測定　107

  6.4.1 粘度の種類　107

  6.4.2 粘度計　107

6.5 高分子　109

  6.5.1 高分子の種類と構造　109

  6.5.2 高分子溶液の性質　110

  6.5.3 医薬品の製造で汎用される高分子　111

6.6 ポイントと問題　112

第7章　製剤と日本薬局方 ··（栄田敏之）　**115**

7.1 日本薬局方とは　115

7.2 通　則　116

7.3 製剤総則　119

  7.3.1 製剤通則及び製剤包装通則　119

  7.3.2 製剤各条及び生薬関連製剤各条　120

7.4 製剤に関する一般試験法　123

7.5 局方の国際調和　124

7.6 ポイントと問題　124

第8章　固形製剤 ··（唐澤　健）　**127**

8.1 経口投与する製剤　127

  8.1.1 錠　剤　127

  8.1.2 カプセル剤　147

  8.1.3 顆粒剤　153

  8.1.4 散　剤　163

8.2 口腔内に適用する製剤　169

  8.2.1 口腔用錠剤　169

8.3 腔に適用する製剤　172

  8.3.1 腔　錠　172

8.4 皮膚などに適用する製剤　173

  8.4.1 外用固形剤　173

8.5 生薬関連製剤　174

  8.5.1 丸　剤　174

8.6 ポイントと問題　176

目　次

第9章　半固形製剤 ……………………………………………… （唐澤　健）**181**

9.1　経口投与する製剤　181

　9.1.1　経口ゼリー剤　181

9.2　口腔内に適用する製剤　183

　9.2.1　口腔用半固形剤　183

9.3　直腸に適用する製剤　185

　9.3.1　坐　剤　185

　9.3.2　直腸用半固形剤　190

9.4　腟に適用する製剤　191

　9.4.1　腟用坐剤　191

9.5　皮膚などに適用する製剤　192

　9.5.1　軟膏剤　192

　9.5.2　クリーム剤　195

　9.5.3　ゲル剤　199

　9.5.4　貼付剤　201

9.6　ポイントと問題　204

第10章　液状製剤 ……………………………………… （唐澤　健，原田史子）**209**

10.1　経口投与する液状製剤　209

　10.1.1　経口液剤　209

　10.1.2　シロップ剤　213

10.2　口腔内に適用する製剤　216

　10.2.1　口腔用液剤　216

　10.2.2　口腔用スプレー剤　218

10.3　耳に投与する製剤　219

　10.3.1　点耳剤　219

10.4　直腸に適用する製剤　221

　10.4.1　注腸剤　221

10.5　皮膚などに適用する製剤　222

　10.5.1　外用液剤　222

　10.5.2　スプレー剤　224

10.6　生薬関連製剤　227

　10.6.1　エキス剤　227

　10.6.2　酒精剤　229

　10.6.3　浸剤・煎剤　230

　10.6.4　茶　剤　231

　10.6.5　チンキ剤　232

　10.6.6　芳香水剤　233

10.6.7　流エキス剤　234

　　10.7　ポイントと問題　235

第11章　無菌製剤 ···（藤田卓也）　**239**

　　11.1　注射剤　239

　　11.2　透析用剤　252

　　11.3　点眼剤　253

　　11.4　眼軟膏剤　257

　　11.5　浸透圧調整法　258

　　　11.5.1　浸透圧とオスモル濃度　259

　　　11.5.2　浸透圧調整（等張化）のための計算法　259

　　11.6　滅菌及び無菌操作法　262

　　　11.6.1　滅菌法　262

　　　11.6.2　最終滅菌法と無菌性保証水準　264

　　　11.6.3　無菌操作法　264

　　　11.6.4　無菌試験法　266

　　11.7　ポイントと問題　267

第12章　吸入剤 ···（勝見英正）　**271**

　　12.1.　吸入剤　271

　　　12.1.1　吸入エアゾール剤（MDI）　272

　　　12.1.2　吸入液剤　274

　　　12.1.3　吸入粉末剤　275

　　　12.1.4　ペプチド・タンパク質性医薬品の吸入剤　278

　　12.2　点鼻剤　279

　　　12.2.1　点鼻液剤　279

　　　12.2.2　点鼻粉末剤　280

　　12.3　ポイントと問題　281

第13章　ドラッグデリバリーシステム（DDS） ·····················（勝見英正）　**283**

　　13.1　ドラッグデリバリーシステム（DDS）の概念　283

　　13.2　薬物放出制御（コントロールドリリース）　283

　　　13.2.1　拡散によるコントロールドリリース　284

　　　13.2.2　拡散以外の駆動力を利用したコントロールドリリース　285

　　　13.2.3　コントロールドリリース製剤の投与経路別分類　286

　　13.3　薬物標的指向の制御　294

　　　13.3.1　受動ターゲティング　295

　　　13.3.2　能動ターゲティング　302

目　　次　　*xi*

13.4　吸収改善　302

　　13.4.1　化学的吸収促進　303

　　13.4.2　物理的吸収促進　303

　　13.4.3　消化管以外の吸収経路の利用　305

13.5　ポイントと問題　305

第14章　医薬品の容器・包装 ……………………………………………（原田史子）　**307**

14.1　日本薬局方における医薬品容器　307

　　14.1.1　医薬品容器の定義　307

　　14.1.2　製剤包装の原則及び包装適格性　308

14.2　製剤と容器　310

　　14.2.1　固形製剤に用いられる容器　310

　　14.2.2　半固形製剤に用いられる容器　311

　　14.2.3　注射剤に用いられる容器　313

14.3　ポイントと問題　315

第15章　製剤の品質管理と製剤試験 ……………………………………（原田史子）　**317**

15.1　固形及び半固形製剤に適用する製剤試験法　317

　　15.1.1　製剤均一性試験法〈*6.02*〉　317

　　15.1.2　溶出試験法〈*6.10*〉　322

　　15.1.3　崩壊試験法〈*6.09*〉　325

　　15.1.4　製剤の粒度の試験法〈*6.03*〉　329

　　15.1.5　制酸力試験法〈*6.04*〉　329

　　15.1.6　粘着力試験法〈*6.12*〉　329

　　15.1.7　皮膚に適用する製剤の放出試験法〈*6.13*〉　333

15.2　無菌製剤に適用する製剤試験法　338

　　15.2.1　眼軟膏剤の金属性異物試験法〈*6.01*〉　338

　　15.2.2　注射剤の採取容量試験法〈*6.05*〉　339

　　15.2.3　注射剤の不溶性異物検査法〈*6.06*〉　339

　　15.2.4　注射剤の不溶性微粒子試験法〈*6.07*〉　340

　　15.2.5　点眼剤の不溶性微粒子試験法〈*6.08*〉　341

　　15.2.6　点眼剤の不溶性異物検査法〈*6.11*〉　341

15.3　容器・包装材料試験法　342

　　15.3.1　注射剤用ガラス容器試験法〈*7.01*〉　342

　　15.3.2　プラスチック製医薬品容器試験法〈*7.02*〉　342

　　15.3.3　輸液用ゴム栓試験法〈*7.03*〉　343

15.4　ポイントと問題　344

索　引 ··· 347

第 1 章

製剤化のための基礎知識

1.1 製剤化の意義

医薬品の適正使用とは，理想的には，患者個々について，

・的確に診断すること
・患者の状態にかなった最適の薬剤，剤形が決定されること
・患者の状態にかなった最適な用法用量が決定されること
・正確に調剤されること
・患者に薬剤についての説明が十分理解されること
・正確に使用されること
・その治療効果や副作用が的確に評価されること

からなる一連の作業を指す（"21 世紀の医薬品のあり方に関する懇談会"最終報告書，厚生省薬務局，1993）．しかしながら，現実的には，薬物治療は多くの場合で画一的に実施されており，このために引き起こされる治療効果，副作用発現における大きな個人差が問題になっている．不十分な治療効果若しくは予期しない副作用の発現を経験し，必然的に用法用量の見直し，場合によっては治療薬剤の変更が行われているのが実状である．

　少し古いデータであるが，1994 年，米国で行われた解析によると，1 年間で，処方せん約 30 億枚に対して，約 200 万人が副作用で入院，約 10 万人が死亡し，これは全米の死因の第 4 位に相当，副作用により派生した医療費は約 8.4 兆円に達するという（表 1.1）．これは，医薬品開発において平均のみを科学し，平均的な患者に対して最適な医薬品を創出し，それを多様性に富む個人に適用した結果であり，医薬品の開発と適用に関する基本的方法がここ数十年大きく変化していないことを考慮すると，残念ながら，現在もなお，同様の比率で副作用が発現していると推定

せざるを得ない.

"医者の匙加減"という言葉に象徴されるように，患者個々に対して最も適切な薬剤と剤形を選択し，必要十分量を過不足なく投与することの重要性については従来から十分認知されている．しかしながら，このような当たり前のことが未だ実現できていないのである．医薬品の適正使用のため，製薬企業で働く薬剤師には，有効で安全な薬物の創出はもちろんのこと，患者の嗜好にあった様々な剤形の創出も重要な課題となっている．一方，医療現場で働く薬剤師には，患者個々に適した薬剤，剤形を選択することが重要な課題の1つとなっている．これらの課題に取り組むためには，製薬企業で働く薬剤師，医療現場で働く薬剤師ともに，製剤学に関する知識と技能が必要不可欠であり，製剤学は医薬品の適正使用のために最も重要な学問分野なのである．

表 1.1　医薬品の副作用被害（95% CI）

	重篤なもの	致死性のもの
入院患者	702,000（人）	63,000（人）
外来患者	1,547,000（人）	43,000（人）
合　計	2,216,000（人）	106,000（人）

（J. Lazarou, *et al.*: *JAMA,* **279**, 1200-1205, 1998）

1.2　製剤化の方法，製剤原料，添加剤

剤形：dosage forms

薬物（有効成分の意，原末，主薬ともいう）を成形して医薬品とする．注射器を用いて静脈内に投与する注射剤，口から飲用水とともに服用する経口剤，目に適用する点眼剤など，医薬品にはさまざまな剤形がある．表1.2に，第十七改正日本薬局方に掲載されている72種類の剤形をまとめた．個々については主に第8〜12章で詳述する．いずれも，薬物のより高い有効性と安全性を確保するため，あるいは，患者の嗜好，利便性を考慮して設計されたものであり，薬物以外に，さまざまな目的で，機能を持った物質が共存する．これらは，人体に対して安全であり，薬物固有の有効性，安全性に影響を与えない．代表的な製剤原料，添加剤を以下にまとめた．なお，製剤原料は，添加剤の一部として理解されることもある．これらについても主に第8〜12章で詳述する．

添加剤：excipients

1）製剤原料

溶剤：solvents

1-1）溶　剤

液状製剤（注射剤，シロップ剤，乳剤など）に用いる．薬物を溶解あるいは分散させ，媒体となる．水性溶剤として精製水，注射用水，生理食塩液，油性溶剤とし

て植物油，水溶性の非水性溶剤としてエタノールなどが用いられる．

1-2）基　剤　bases

　半固形製剤（軟膏剤，眼軟膏剤，貼付剤など）に用いる．薬物を溶解あるいは分散させ，適用部位へ定着させるための媒体となる．例えば，軟膏剤の場合，油脂性基剤として黄色ワセリン，白色ワセリン，パラフィン，プラスチベース，ミツロウなどが，乳剤性基剤として親水ワセリン，精製ラノリン，吸水軟膏などが，水溶性基剤としてマクロゴール類などが用いられる．

1-3）賦形剤　bulking agents, diluents

　固形製剤（錠剤，カプセル剤，顆粒剤など）に用いる．薬物の希釈，製剤の増量や成形が目的である．水溶性の乳糖，白糖，マンニトール，水不溶性のデンプン，結晶セルロース，無機塩類などが用いられる．

2）製剤化のための添加剤

2-1）結合剤　binders

　錠剤，顆粒剤などに添加される．成分粒子の結合が目的であり，結合剤の添加により製剤はたやすく崩壊しなくなる．セルロースの各種誘導体などが利用される．

2-2）崩壊剤　disintegrants

　錠剤への水分の浸透を促し，消化管内で崩壊させる．結晶セルロース，セルロース誘導体，デンプンなどを用いる．

2-3）滑沢剤　lubricants

　錠剤製造の際の打錠障害を防ぐ目的で添加される．詳しくは第8章で述べる．ステアリン酸マグネシウム，タルクなどが用いられる．

2-4）コーティング剤　coating agents

　固形製剤における薬物の安定性確保，固形製剤の胃での崩壊防止など目的は多岐にわたる．白糖を主体とした糖衣，セルロース誘導体を被膜としたフィルムコーティングなどがある．

2-5）懸濁化剤　suspending agents, 乳化剤　emulsifying agents

　難溶性薬物の液中への分散を助ける．懸濁化剤として各種界面活性剤，アラビアゴムなどが，乳化剤として各種界面活性剤などが用いられる．

2-6）その他

　難溶性薬物の溶解を助ける溶解補助剤 solubilizing agents，薬物の安定性確保のた

めの安定化剤 stabilizers，液状製剤の pH を一定に保つための緩衝剤 buffering agents，液状製剤の浸透圧を等張にするための等張化剤 tonicity agents，注射時の疼痛緩和のための無痛化剤 soothing agents，微生物の発育阻止のための保存剤 preservatives，不快な味を緩和する矯味剤 flavoring agents，不快な臭いを緩和する芳香剤 aromatics，小児への適用を考慮した甘味剤 sweetening agents などが添加される．

表 1.2　第十七改正日本薬局方に収載されている剤形

1. 経口投与する製剤	1.1 錠剤	6. 目に投与する製剤	6.1 点眼剤
	1.1.1 口腔内崩壊錠		6.2 眼軟膏剤
	1.1.2 チュアブル錠	7. 耳に投与する製剤	7.1 点耳剤
	1.1.3 発泡錠		
	1.1.4 分散錠	8. 鼻に適用する製剤	8.1 点鼻剤
	1.1.5 溶解錠		8.1.1 点鼻粉末剤
	1.2 カプセル剤		8.1.2 点鼻液剤
	1.3 顆粒剤	9. 直腸に適用する製剤	9.1 坐剤
	1.3.1 発泡顆粒剤		9.2 直腸用半固形剤
	1.4 散剤		9.3 注腸剤
	1.5 経口液剤	10. 腟に適用する製剤	10.1 腟錠
	1.5.1 エリキシル剤		10.2 腟用坐剤
	1.5.2 懸濁剤	11. 皮膚などに適用する製剤	11.1 外用固形剤
	1.5.3 乳剤		11.1.1 外用散剤
	1.5.4 リモナーデ剤		11.2 外用液剤
	1.6 シロップ剤		11.2.1 リニメント剤
	1.6.1 シロップ用剤		11.2.2 ローション剤
	1.7 経口ゼリー剤		11.3 スプレー剤
2. 口腔内に適用する製剤	2.1 口腔用錠剤		11.3.1 外用エアゾール剤
	2.1.1 トローチ剤		11.3.2 ポンプスプレー剤
	2.1.2 舌下錠		11.4 軟膏剤
	2.1.3 バッカル錠		11.5 クリーム剤
	2.1.4 付着錠		11.6 ゲル剤
	2.1.5 ガム剤		11.7 貼付剤
	2.2 口腔用液剤		11.7.1 テープ剤
	2.2.1 含嗽剤		11.7.2 パップ剤
	2.3 口腔用スプレー剤		
	2.4 口腔用半固形剤	生薬関連製剤	1. エキス剤
3. 注射により投与する製剤	3.1 注射剤		2. 丸剤
	3.1.1 輸液剤		3. 酒精剤
	3.1.2 埋め込み注射剤		4. 浸剤・煎剤
	3.1.3 持続性注射剤		5. 茶剤
4. 透析に用いる製剤	4.1 透析用剤		6. チンキ剤
	4.1.1 腹膜透析用剤		7. 芳香水剤
	4.1.2 血液透析用剤		8. 流エキス剤
5. 気管支・肺に適用する製剤	5.1 吸入剤		
	5.1.1 吸入粉末剤		
	5.1.2 吸入液剤		
	5.1.3 吸入エアゾール剤		

1.3　製剤開発に必要な基礎項目

　製剤開発においては少なくとも以下の8項目の知識が必要となる（図1.1を参照）．第2～7章あるいは第13章以降で扱う．

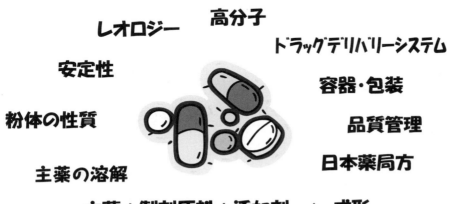

図1.1　製剤開発に必要な基礎項目

1）物質の溶解，溶液

　経口投与された錠剤，カプセル剤，顆粒剤などは，通常，胃内で崩壊し，薬物が溶出する．薬物は，溶解し，分子状になってから，消化管壁を通過，循環血中へ移行して薬効を発揮する．液状製剤，半固形製剤はもちろん，固形製剤についても，製剤を設計し，適用を考える際に，物質の溶解あるいは溶液に関する知識は必要不可欠である．

2）界面現象と分散系

　2つの相が互いに接するとき，その境界を界面という．気－液界面，気－固界面，液－液界面，液－固界面，固－固界面に分類される．2つの相のうち，一方が粒子である場合，分散系といい，粒子を分散質，粒子が分散する他方の相を分散相という．表1.2のうち，乳剤，懸濁剤などは分散系であり，これらの製剤設計において，界面現象や分散系に関する知識が必要となる．

3）レオロジーと高分子

　物質の変形と流動を扱う科学をレオロジーという．軟膏剤，眼軟膏剤などの半固形製剤は弾性と流動性の両方の性質を併せ持つ．ところで，一般に分子量10,000以上の分子を高分子という．さまざまな高分子性の物質が製剤原料若しくは製剤添

加剤として利用されている．高分子物質の溶液は，低分子物質の溶液と比べて流動性の点で特徴的であり，製剤の特性を理解する上で，レオロジーを理解することが必要である．

4) 粉体の性質

　錠剤やカプセル剤などの固形製剤は紛体からなる．粉体は，粒子1つ1つの性質と，粒子の集合体としての性質を併せ持つため，さまざまな物性を示す．ちなみに，個々の粒子を一次粒子，一次粒子の凝集体を二次粒子という．二次粒子は一次粒子間の結合様式によって分類される．

5) 医薬品の安定性と安定化

　薬物の安定性が確保されない製剤は設計されない．薬物の安定性に関する基礎知識とともに，薬物の安定化の方法に関する知識と工夫が必要となる．

6) 日本薬局方

　医薬品の有効性と安全性を担保するためには，医薬品の品質を確保することが必要不可欠となる．医薬品の品質を確保するためには，有効成分や添加剤の品質の確保と製剤としての品質の確保の両方が重要となる．日本薬局方は，わが国の医薬品の品質を適正に確保するために必要な規格・基準及び標準的試験法等を示す公的な規範書である．

7) ドラッグデリバリーシステム

　薬物を作用部位に選択的に送達させ，理想的な作用部位濃度推移を確保する，このような理想的な薬物治療の実現化を目指した薬物投与形態をドラッグデリバリーシステムという．放出制御，標的指向，吸収改善，その他に分類される．

8) 容器・包装，品質管理と製剤試験

　医薬品の容器・包装には，外部からの異物の侵入を防ぐこと，内容医薬品を保護することの他に，使用性を向上させること，医薬品の適正な使用に必要な情報を提供することなどの機能も求められる．また，医薬品の品質を確保する上で，製剤開発の段階で，製剤の均一性など，さまざまな試験を実施することが必要となる．標準的な試験法の詳細は日本薬局方に記載されている．

第 **2** 章

溶　　液

　経口投与された錠剤は，胃内で崩壊し，薬物が溶出・溶解する．薬物は，分子状になってから，消化管壁を通過，循環血中へ移行して薬効を発揮する．液状製剤，半固形製剤はもちろんのこと，固形製剤についても，製剤を設計し，適用を考える上で，物質の溶解に対する正しい知識が必要である．以下，溶液の濃度，物質の溶解度，物質の膜透過速度，物質の溶解速度について詳しく解説する．

2.1　溶液の濃度と性質

2.1.1　溶　液

溶液：solution

　溶液は二つ以上の成分からなる均一な液体であり，溶液のどの部分をとっても化学的組成や物理的性質は均一なものと定義されている．通常，溶けている物質を溶質，溶質を溶かしている液体を溶媒という．液体と液体が溶け合っている場合には便宜上，多量にある方を溶媒，少量となる方を溶質という．

溶質：solute
溶媒：solvent

2.1.2　濃度の表し方

濃度：concentration

　溶液の濃度は目的に応じて種々の表現方法があり，一定量の溶媒あるいは溶液中の溶質量を用いて表 2.1 に示すような表現で表される．

2.1.3　理想溶液

理想溶液：ideal solution

　理想溶液とは，溶液を構成する分子の大きさが等しく，混合したときに熱の発生も吸収もなく容積変化のない溶液，すなわちラウールの法則が厳密に成立する溶液をいう．ラウールの法則とは，「混合溶液を形成する各液体の蒸気圧は，各純液体

ラウールの法則：
　Raoult's law
蒸気圧：vapor pressure

表 2.1 溶液の濃度表示

名　称	単　位	定　義
モル濃度	mol/L	溶液 1 L 中の溶質のモル数
質量モル濃度	mol/kg	溶媒 1 kg 中に溶けている溶質のモル数
質量百分率	%	溶液 100 g 中の溶質の g 数
体積百分率	vol %	溶液 100 mL 中の溶質の mL 数
質量対容量百分率	w/v %	溶液 100 mL 中の溶質の g 数
モル分率	–	溶質，溶媒の総モル数に対する溶質，溶媒のモル数の比
質量百万分率	ppm	溶液 10^6 g 中の溶質の g 数
体積百万分率	vol ppm	溶液 10^6 mL 中の溶質の mL 数

規定度：溶液 1 L 中の溶質のグラム当量数（日局 17 では使用されない）

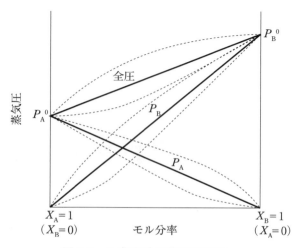

図 2.1　2 成分系の蒸気圧曲線
理想溶液の全圧及び分圧と混合比の関係．
破線は実在溶液．
発熱の場合は下方に，吸熱の場合は上方に外れる．

の蒸気圧とそのモル分率の積で表される」というものである．

　すなわち，理想溶液において，成分 A，及び成分 B の蒸気分圧をそれぞれ P_A, P_B とすると，

$$P_A = P_A^0 \cdot X_A \tag{2.1}$$
$$P_B = P_B^0 \cdot X_B \tag{2.2}$$

と表され，ここで P_A^0, P_B^0 はそれぞれ純粋な A 及び B の示す蒸気圧，X_A, X_B はそれぞれ溶液中の成分 A, B のモル分率であり，理想溶液と平衡にある蒸気中の各成分の分圧は，溶液中のそれぞれのモル分率に比例する（図 2.1）．

希薄溶液：dilute solution　　医薬品 B を溶媒 A に溶解した場合，希薄溶液においては式（2.1）が適用でき，溶質 B が不揮発性であるとき，$P_B = 0$ で，溶液の全蒸気圧 P は P_A に等しくなるから，溶液の蒸気圧降下 ΔP は，

第2章 溶 液

$$\Delta P = P_A{}^0 - P = P_A{}^0 (1 - X_A) = P_A{}^0 \cdot X_B \tag{2.3}$$

となり，蒸気圧降下は溶質の種類に無関係で，モル分率に比例する．しかしながら，実際の溶液（実在溶液又は非理想溶液）では，溶媒分子間の分子間力と溶媒-溶質間の分子間力が異なるため，このような直線関係を示さない．

2.1.4 溶液の束一性

束一性：
colligative property

　溶液における束一性とは，溶質の種類やイオン又は分子の形，大きさに無関係に溶質分子あるいはイオンの数を一定にしたとき，同一の値を示す性質をいう．希薄溶液の物性において蒸気圧降下，沸点上昇，凝固点降下，浸透圧などが束一性を示す．溶質は一般に非電解質と電解質に分けられる．非電解質は，水中に溶解したときにイオンに解離しない物質をいい，ブドウ糖，アルコール類，グリセリンなどがあげられる．一方，電解質は，弱電解質と強電解質に分けられる．弱電解質には，カルボキシル基やアミノ基などを構造中に含む多くの薬物があり，強電解質には塩酸 HCl や水酸化ナトリウム NaOH などがある．

非電解質：nonelectrolyte

電解質：electrolyte

2.1.4.1 非電解質溶液

非電解質溶液：
nonelectrolyte solution

1) 蒸気圧降下
　希薄溶液では溶媒のモル数 $n_A \gg$ 溶質のモル数 n_B とみなせるので，式（2.3）を溶質の質量モル濃度 m で表すと，蒸気圧降下 ΔP は，

蒸気圧降下：
vapor pressure depression

$$\Delta P = \frac{P_A{}^0 \cdot M_A}{1000} \cdot m \tag{2.4}$$

ここで M_A は溶媒の分子量である．

2) 沸点上昇
　不揮発性溶質の希薄溶液においては，沸点上昇 ΔT_b は，

沸点上昇：
boiling point elevation

$$\Delta T_b = \frac{R \cdot T_b{}^2}{\Delta H_v} \cdot \frac{M_A}{1000} \cdot m = K_b \cdot m \tag{2.5}$$

で表される．ここで，ΔH_v は溶媒のモル蒸発熱，R は気体定数，T_b は純溶媒の沸点である．K_b はモル沸点上昇定数で，溶媒にのみ関係する定数で，水の場合は 0.52（K・kg/mol）である．他の溶媒の K_b 値は表2.2に示す．

モル沸点上昇定数：
molar boiling point
elevation constant

3) 凝固点（氷点）降下
　凝固点降下（ΔT_f）についても，式（2.5）と同様に，

凝固点降下：
freezing point depression

$$\Delta T_f = \frac{R \cdot T_f{}^2}{\Delta H_f} \cdot \frac{M_A}{1000} \cdot m = K_f \cdot m \tag{2.6}$$

表 2.2　モル沸点上昇定数（K_b）とモル凝固点降下定数（K_f）

溶　媒	沸点(℃)	K_b (K・kg/mol)	溶　媒	凝固点(℃)	K_f (K・kg/mol)
水	100	0.52	水	0	1.86
メタノール	65	0.88	酢酸	16.7	3.9
エタノール	78.3	1.20	ジオキサン	11.7	4.95
アセトン	56.5	1.725	ベンゼン	5.5	5.12
エチルエーテル	34.6	2.16	硫酸	10.5	6.81
二硫化炭素	46.3	2.29	ナフタレン	80.2	6.9
ベンゼン	80.2	2.57	フェノール	42	7.27
ピリジン	115	3.01	フェナントレン	99.3	12
酢酸	118.1	3.70	アントラキノン	285	14.8
フェノール	181.4	3.60	シクロヘキサン	6.5	20
クロロホルム	61.2	3.88	カンフル	49	31.1
四塩化炭素	76.8	4.88	ボルネオール	20.4	35.8
ナフタレン	218	5.80	ショウノウ	178	40.4
ショウノウ	209	6.09	臭化ボルニル	90	67.4
チモール	233	6.82	ブロムカンフル	170	80.9

モル凝固点降下定数：
　molar freezing point
　depression constant

が成り立つ．ここで T_f は純溶媒の凝固点，ΔH_f は溶媒のモル融解熱である．K_f は
モル凝固点（氷点）降下定数で，溶媒にのみ関係する定数である．水の場合，1.86
（K・kg/mol）である．他の溶媒については表 2.2 に示す．

浸透圧：osmotic pressure

ファントホッフの法則：
　van't Hoff's law

4）浸透圧

　希薄溶液の浸透圧 π はファントホッフの法則により次式で示される．

$$\pi = \frac{n}{V} \cdot R \cdot T = C \cdot R \cdot T \tag{2.7}$$

ここで n は溶質のモル数，V は溶液の体積であり，C は溶質のモル濃度となる．し
たがって，一定温度においては，浸透圧は溶質のモル濃度に比例する．

2.1.4.2　電解質溶液

電解質溶液：
　electrolyte solution
イオン：ion
解離：dissociation

　塩類などの電解質溶液においては，溶質が一部あるいはほとんど完全にイオンに
解離し，溶液中の分子及びイオンの数が氷点降下や浸透圧に関与するため，式
（2.6），式（2.7）は電解質溶液の場合にはそれぞれ次の式として適用される．

$$\Delta T_f = i \cdot K_f \cdot m \tag{2.8}$$
$$\pi = i \cdot C \cdot R \cdot T \tag{2.9}$$

ファントホッフ係数：
　van't Hoff coefficient

ここで i はファントホッフ係数と呼ばれる．i は電解質 1 分子に起因する分子，イ
オンの総数と考えてよい．

第2章　溶　液　　　　　　　　　　　　　　　　　　　*11*

　例えば強電解質で完全にイオンに解離する場合，

$$AB \longrightarrow A^+ + B^- \qquad i = 2$$
$$A_2B \longrightarrow 2A^+ + B^{2-} \qquad i = 3$$

などである．

　弱電解質で解離度が α である場合，i は，

$$AB \rightleftharpoons A^+ + B^- \qquad i = (1 - \alpha) + \alpha + \alpha = 1 + \alpha$$
$$\quad (1 - \alpha) \quad \alpha \quad \alpha$$

$$A_2B \rightleftharpoons 2A^+ + B^{2-} \qquad i = (1 - \alpha) + 2\alpha + \alpha = 1 + 2\alpha$$
$$\quad (1 - \alpha) \quad 2\alpha \quad \alpha$$

などとなる．このように電解質で，解離度が α で n 個のイオンを生じる場合，

$$i = 1 + \alpha (n - 1) \tag{2.10}$$

となる．

2.1.4.3　弱電解質の解離平衡

　多くの医薬品は弱酸，弱塩基あるいは両性物質であり，強電解質のように完全解離せずにイオン形（解離型）と分子形（非イオン形）の間に平衡関係が存在するため，非電解質に比べて溶液の示す性質がやや複雑となる．このイオン形と分子形の割合は溶液の pH により変化する．

酸：acid
塩基：base
解離定数：
　dissociation constant

　例えば酢酸のような弱酸 HA は水溶液中で次の解離平衡にある．

$$HA + H_2O \xrightleftharpoons{K_a} H_3O^+ + A^- \tag{2.11}$$

ここで平衡定数 K_a を酸解離定数といい，HA の酸としての強さを表す．H_3O^+ を H^+ で表すと次式で示される．

酸解離定数：
　acidity constant

$$K_a = \frac{[H^+][A^-]}{[HA]} \tag{2.12}$$

水素イオン濃度，酸解離定数の逆数の対数はそれぞれ pH，pK_a と呼ばれ，式 (2.12) は pH，pK_a を用いて以下のように表すことができる[注1]．

$$pH = pK_a + \log \frac{[A^-]}{[HA]} \tag{2.13}$$

すなわち，

$$pH = pK_a + \log \frac{[\text{イオン形}]}{[\text{分子形}]} \tag{2.14}$$

と表される．

弱塩基 B では平衡は次式で表され，

$$B + H_2O \underset{}{\overset{K_b}{\rightleftharpoons}} OH^- + BH^+ \tag{2.15}$$

平衡定数 K_b は,

$$K_b = \frac{[OH^-][BH^+]}{[B]} \tag{2.16}$$

塩基解離定数：
　basicity constant
共役酸：conjugate acid
イオン積：ion product

となる．ここで K_b を塩基解離定数といい，B の塩基としての強さを表す．B の共役酸の酸解離定数を K_a，水のイオン積を K_w とすると，$K_w = K_a K_b$ が成り立ち[注2]，この関係を利用して式（2.16）を変形し，式（2.14）と同様に pH と pK_a の関係として表すと，

$$pH = pK_a + \log\frac{[分子形]}{[イオン形]} \tag{2.17}$$

と表される．表 2.3 に各種薬物の pK_a 値を示した．

　式（2.14），式（2.17）で表される，弱電解質における溶液の pH と分子形，イオン形の比率の関係を示す式をヘンダーソン–ハッセルバルヒの式といい，緩衝液，溶解度に深く関連する重要な式である．

ヘンダーソン–ハッセルバルヒの式：
　Henderson–Hasselbalch's equation

　弱酸と弱塩基について，溶液の pH と分子形，イオン形の存在する割合を図示すると図 2.2 のようになる．式（2.14），式（2.17）及び図 2.2 から明らかなように，pH = pK_a のとき，分子形とイオン形の濃度は等しくなる．解離度 α は，

$$\alpha = \frac{[イオン形]}{[イオン形] + [分子形]} \tag{2.18}$$

であるから,

$$弱　酸：\alpha = \frac{1}{1 + 10^{pK_a - pH}} \tag{2.19}$$

$$弱塩基：\alpha = \frac{1}{1 + 10^{pH - pK_a}} \tag{2.20}$$

で表され，各 pH における α が算出できる（図 2.2）．

注 1：$K_a = \dfrac{[H^+][A^-]}{[HA]}$ （2.12）

　の対数をとると,

$$\log K_a = \log[H^+] + \log\frac{[A^-]}{[HA]} \tag{2.12'}$$

$-\log K_a = pK_a$, $-\log[H^+] = pH$ であり，したがって弱酸においては,

$$pH = pK_a + \log\frac{[A^-]}{[HA]} \tag{2.13}$$

が成り立つ．

注 2：BH^+ を B の共役酸といい，$BH^+ + H_2O \rightleftharpoons H_3O^+ + B$ の解離平衡から,

$$K_a = \frac{[B][H^+]}{[BH^+]}$$

$$K_a K_b = \frac{[B][H^+]}{[BH^+]} \cdot \frac{[OH^-][BH^+]}{[B]} = [H^+][OH^-] = K_w$$

表 2.3 薬物の pK_a 値

薬物名	分子量	pK_a 酸	pK_a 塩基	薬物名	分子量	pK_a 酸	pK_a 塩基
アスコルビン酸	176.12	4.17, 11.57		セロトニン	176.21	9.8	9.1
アスピリン	180.15	3.5		チアミン	300.81		4.8, 9.0
アセトアニリド	135.16		0.5	テオフィリン	180.17	8.6	3.5
アセトアミノフェン	151.16	9.5		テオブロミン	180.17	10.05	0.12
アドレナリン	183.20	9.9	8.5	テトラサイクリン	444.43	7.7	3.3, 9.5
アポモルヒネ	267.31	8.9	7.0	トルブタミド	270.34	5.43	
アトロピン	289.38		9.25	ニコチンアミド	122.12		0.5, 3.35
イソニアジド	137.15		2.0, 3.85	パパベリン	339.33		6.4
イミプラミン	296.41		9.5	バルビタール	184.19	7.91	
インドメタシン	357.81	4.5		ヒスタミン	111.15		5.94, 9.75
エフェドリン	165.23		9.63	ピロカルピン	208.25		1.63, 7.05
オキシフェンブタゾン	324.37	4.7		フィゾスチグミン	275.34		1.96, 8.08
カフェイン	194.19	14.0	0.6	フェニトイン	252.26	8.33	
キニーネ	324.41		4.2, 8.8	フェニルブタゾン	308.37	4.5	
クロフィブラート	242.71	2.95		プロカイン	236.30		8.8
コカイン	303.35		8.5	プロカインアミド	235.32		9.24
コデイン	299.36		8.2	ヘキソバルビタール	236.26	8.34	
酢酸	60.05	4.76		ペニシリンG	334.31	2.76	
サリチルアミド	137.13	8.2		ペニシリンV	350.38	2.73	
サリチル酸	138.12	2.97, 13.40		ベンゾカイン	165.16		2.78
ジアゼパム	284.76		3.4	ペントバルビタール	226.38	8.11	
ジソピラミド	339.47		8.36	メクリジン	390.38		3.1, 6.2
ジフェンヒドラミン	255.35		9.1	モルヒネ	285.33	9.85	7.87
スルファジアジン	250.23	6.48	2.00	リファンピシン	822.96	1.7	7.9
スルファチアゾール	255.32	7.12	2.36	リボフラビン	376.36	10.2	
スルフイソミジン	278.34	7.5	2.36	レセルピン	608.70		6.6
ストリキニーネ	334.40		2.3, 8.0	ワルファリン	308.32	5.05	

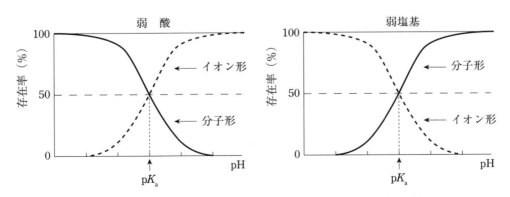

図 2.2 弱電解質における溶液の pH と分子形, イオン形の割合

分配係数：
partition coefficient

2.1.5 分配係数

互いに溶解しない溶媒 A と B の 2 液相からなる系に第 3 の物質 S が溶解し，分配平衡が成立するとき，溶液が希薄である場合には定温，定圧下で以下の式が成立する．

$$K = \frac{C_A}{C_B} \tag{2.21}$$

ここで C_A と C_B はそれぞれ溶媒 A と溶媒 B における溶質 S の濃度を表す．K を分配係数という．通常，水若しくは緩衝液と有機溶媒（n-オクタノール，クロロホルム，ヘプタン）間の分配係数は脂溶性を示す指標となり，乳剤中での薬物の分配や，薬物の膜透過性，吸収性などと密接に関係している．

緩衝液：
buffer, buffer solution

2.1.6 緩衝液

緩衝剤とは，溶液中に存在するとき，少量の酸やアルカリが加えられたときの pH 変化を抑えようとする化合物や混合物であり，この作用を緩衝作用という．弱酸とその共役塩基や弱塩基とその共役酸の溶液は緩衝作用を示し，緩衝液と呼ばれる．緩衝液において弱酸とその塩をおのおの C_{HA}，C_S の濃度となるように水に溶かしたとき，その pH はヘンダーソン-ハッセルバルヒの式（2.14）で与えられ，次式のようになる．

$$\mathrm{pH} = \mathrm{p}K_a + \log \frac{C_S}{C_{HA}} \tag{2.22}$$

すなわち，酸と塩の濃度比を適切に調整すれば任意の pH が得られる．

緩衝能：buffer capacity

緩衝液に強酸あるいは強アルカリを加えるとき，その pH を維持する能力を緩衝液の緩衝能，若しくは緩衝価といい，次式によって示される．

$$\beta = \frac{\Delta X}{\Delta \mathrm{pH}} \tag{2.23}$$

ここで β は緩衝能，ΔX は緩衝液に加えられた強酸あるいは強塩基の量（グラム当量 /L），$\Delta \mathrm{pH}$ は pH 変化を表す．

日局 17 の一般試験法，試薬・試液等の項〈9.41〉には表 2.4 に示す緩衝液が収載されている．

第 2 章 溶 液　　　　　　　　　　　　　　　　　　　　　*15*

表 2.4　一般試験法に記載されている緩衝液（例）

名　称	pH
塩酸・塩化カリウム	2.0
塩酸・酢酸アンモニウム	3.5
酢酸・酢酸アンモニウム	3.0 〜 4.8
酢酸・酢酸ナトリウム	4.0 〜 5.6
フタル酸水素カリウム	3.5 〜 5.6
リン酸一水素カリウム・クエン酸	5.3
リン酸一水素ナトリウム・クエン酸	4.5 〜 6.0
リン酸塩	3.0 〜 12.0
ホウ酸・水酸化ナトリウム	8.4
ホウ酸・塩化カリウム・水酸化ナトリウム	9.0 〜 10.0
塩化アンモニウム	10.0
トリス	7.0 〜 9.5

2.2　物質の溶解度

2.2.1　溶解度の定義

溶解度：solubility

　飽和溶液とは，一定量の溶媒中に溶解している溶質が固相（溶質）と平衡状態にあるものをいう．溶解度とは，一定温度における飽和溶液中の溶質濃度として定義される．また，薬物のなかには溶解度が明確でないものもあり，「溶質 1 g 又は 1 mL を溶かすに要する溶媒量」といった溶解性として表す場合もある．通則では溶解性の程度を 7 段階に分け，表 2.5 のような相対的な表現を用いている．

飽和溶液：
　saturated solution

2.2.2　弱電解質の溶解度と pH

　医薬品の多くは弱電解質であり，これらではイオン解離の程度が pH により影響を受けるため，その溶解度は溶液中の pH により大きく変化する．
　弱酸 HA の飽和水溶液においては分子形とイオン形が次式のような平衡にある．ここで K_a は酸解離定数である．

表 2.5　通則の溶解性の表記

用　語	溶質 1 g 又は 1 mL を溶かすに要する溶媒量	
極めて溶けやすい		1 mL 未満
溶けやすい	1 mL 以上	10 mL 未満
やや溶けやすい	10 mL 以上	30 mL 未満
やや溶けにくい	30 mL 以上	100 mL 未満
溶けにくい	100 mL 以上	1000 mL 未満
極めて溶けにくい	1000 mL 以上	10000 mL 未満
ほとんど溶けない		10000 mL 以上

$$HA \underset{}{\overset{K_a}{\rightleftharpoons}} H^+ + A^- \tag{2.24}$$

全体の溶解度 S は分子形とイオン形の濃度の和であるから，

$$S = [HA] + [A^-] \tag{2.25}$$

また，式（2.24）から，

$$[A^-] = \frac{K_a[HA]}{[H^+]} \tag{2.26}$$

よって，式（2.25）及び式（2.26）より，

$$S = [HA] \left(1 + \frac{K_a}{[H^+]} \right) \tag{2.27}$$

飽和溶液において分子形 HA の溶解度 [HA] は pH に依存しないと考えられ，これを S_0 とすると，

$$S = S_0 \left(1 + \frac{K_a}{[H^+]} \right) \tag{2.28}$$

式（2.28）を pH 及び pK_a を用いて表すと，

$$S = S_0(1 + 10^{pH - pK_a}) \tag{2.29}$$

となる[注3]．

　同様にして，弱塩基においては，その共役酸の解離定数 K_a を用いて，

$$S = S_0(1 + 10^{pK_a - pH}) \tag{2.30}$$

と表される．

2.2.3　難溶性電解質の溶解度

溶解度積：
solubility product

　水に難溶性の電解質の溶解度は，ある温度でその物質特有の定数である溶解度積 K_{sp} で示される．K_{sp} は，塩化銀 AgCl の場合，

第 2 章　溶　液　　　　17

$$K_{sp} = [Ag^+][Cl^-] \tag{2.31}$$

水酸化アルミニウム $Al(OH)_3$ では,

$$K_{sp} = [Al^{3+}][OH^-]^3 \tag{2.32}$$

と表される. こうした溶液中に共通なイオンを持つ他の塩, 例えば塩化銀の場合に Ag^+ か Cl^- が加えられると, K_{sp} を一定に保つように塩化銀の溶解度が低下し, 固体の AgCl が析出する. このように共通イオンの添加により難溶性電解質の溶解度が減少する.

2.2.4　溶解度の制御法

液状製剤においては, 主薬の溶解度あるいは後述の溶解速度を目的に応じて変化させることは重要な問題であり, いくつかの手段により溶解度の上昇 (易溶化) あるいは低下 (難溶化) がはかられる.

2.2.4.1　溶解補助剤

溶解補助剤:
　solubilizing agents

難溶性医薬品を可溶化して液状製剤とする場合に, 溶解補助剤が添加される場合がある (表 2.6).

1) 可溶性錯塩の形成

錯塩:complex salt

ヨウ素の溶解補助剤としてヨウ化カリウムが用いられるが, この機構は次の式に示すような水溶性錯塩の形成による.

注 3 :

$$S = S_0 \left(1 + \frac{K_a}{[H^+]} \right) \tag{2.28}$$

$-\log K_a = pK_a$, $-\log[H^+] = pH$ を指数で表すと, $K_a = 10^{-pK_a}$, $[H^+] = 10^{-pH}$ となる. これを式 (2.28) に代入すると,

$$S = S_0 \left(1 + \frac{10^{-pK_a}}{10^{-pH}} \right) \tag{2.28'}$$

となり,

$$10^{a-b} = \frac{10^a}{10^b}$$

を用いると,

$$S = S_0(1 + 10^{pH-pK_a}) \tag{2.29}$$

となる.

表 2.6　難溶性医薬品とその溶解補助剤

医薬品	溶解補助剤
アジピオドン[*]	メグルミン
アスピリン	クエン酸ナトリウム
カフェイン	安息香酸ナトリウム，サリチル酸ナトリウム
クレゾール	石けん
クロラムフェニコール	ポリソルベート80
ジメルカプロール[**]	安息香酸ベンジル，ベンジルアルコール
テオフィリン	エチレンジアミン
ビタミンA, D, E	ポリソルベート80
フィトナジオン（ビタミンK_1）	ポリオキシエチレン硬化ヒマシ油60
ヨウ素	ヨウ化カリウム，ポリビニルピロリドン（ポビドン，ポリビドン）

[*] アミドトリゾ酸（ナトリウム），イオタラム酸，ヨーダミド（ナトリウム）も同様．
[**] 植物油に対する溶解度が高まる．

$$I_2 + KI \longrightarrow KI_3 \rightleftarrows K^+ + I_3^- \tag{2.33}$$

2）可溶性複合体の形成

カフェインの水への溶解度は安息香酸ナトリウムの添加で増大する．これはカフェインと安息香酸ナトリウムが水溶液中で分子複合体を形成し，この複合体が易溶性であるため，複合体を形成した分だけカフェインのみかけの溶解度が増加することによる．

水溶液中で医薬品Aと溶解補助剤Bがモル比1：1の複合体ABを形成すると（図2.3），次式の平衡関係が成り立つ．

$$A + B \underset{}{\overset{K}{\rightleftarrows}} AB \tag{2.34}$$

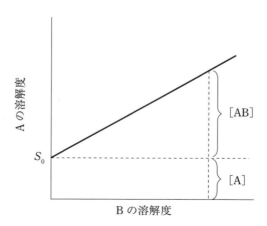

図 2.3　溶解補助剤Bとの1：1分子複合体形成による
医薬品Aの溶解度の増加

第 2 章　溶　液　　　*19*

ここで K は複合体生成定数あるいは安定度定数といい，次式で示される．

安定度定数：
stability constant

$$K = \frac{[\text{AB}]}{[\text{A}][\text{B}]} \tag{2.35}$$

安定度定数 K は A 単独の溶解度 S_0 と図 2.3 における直線の傾き slope を用いて，以下のように表すことができる[注4]．

$$K = \frac{\text{slope}}{S_0(1 - \text{slope})} \tag{2.36}$$

このほかに，シクロデキストリンとの包接化合物形成によるアミノ安息香酸エチルの可溶化なども，分子複合体形成の例としてあげられる．

包接化合物：
inclusion compound

3）界面活性剤の利用

界面活性剤が形成するミセル中に薬物を分配させることにより，難溶性薬物の見かけ上の溶解度を上昇させることができる．

2.2.4.2　可溶性塩

弱酸性あるいは弱塩基性医薬品は，塩とすることにより元の薬物に比べて溶解度，溶解速度が大きくなる場合が多い．表 2.7 に塩形成により溶けやすくした医薬品の例を示す．

2.2.4.3　可溶性誘導体

難溶性薬物に $-\text{SO}_3\text{Na}$，$-\text{CH}_2\text{SO}_3\text{Na}$，$-\text{COONa}$，$-\text{SO}_2\text{Na}$，$-\text{OH}$，$-\text{PO}_3\text{HNa}$ などの親水性基を導入して可溶性の誘導体とすることは，しばしば行われる．例えば，アミノピリン→スルピリン（メタンスルホン酸ナトリウムの導入），リボフラビン→

注 4：飽和濃度においては A の総溶解度 S は A 単独の溶解度 $[\text{A}]$ と複合体濃度 $[\text{AB}]$ の和であり，また B の総濃度は遊離の濃度 $[\text{B}]$ と $[\text{AB}]$ の和である．

$$S = [\text{A}]_{\text{total}} = [\text{A}] + [\text{AB}]$$
$$[\text{B}]_{\text{total}} = [\text{B}] + [\text{AB}]$$

図 2.3 より溶解度変化を示す直線の傾き slope は，

$$\text{slope} = \frac{[\text{AB}]}{[\text{B}]_{\text{total}}} = \frac{[\text{AB}]}{[\text{B}] + [\text{AB}]}$$

と表されるから，

$$[\text{B}] = [\text{AB}]\left(\frac{1}{\text{slope}} - 1\right)$$

$[\text{A}] = S_0$ とおくと式（2.35）より K は，

$$K = \frac{\text{slope}}{S_0(1 - \text{slope})} \tag{2.36}$$

表 2.7 医薬品の可溶性塩の形成

医薬品	塩		例
酸性医薬品	アルカリ金属塩	ナトリウム塩	安息香酸, サリチル酸, サッカリン
		カリウム塩	ペニシリン G, ワルファリン
	有機塩基塩	メグルミン塩	アジピオドン
塩基性医薬品	鉱酸塩	塩酸塩	エフェドリン, クロルプロマジン, チアミン, テトラサイクリン, プロカイン
		硫酸塩	アトロピン, キニーネ
		リン酸塩	コデイン
		硝酸塩	チアミン, ナファゾリン
		臭化水素酸塩	スコポラミン, デキストロメトルファン
	有機酸塩	酢酸塩	ヒドロキソコバラミン
		サリチル酸塩	フィゾスチグミン
		グルコン酸塩	クロルヘキシジン
		マレイン酸塩	クロルフェニラミン

リボフラビンリン酸エステルナトリウム（リン酸ナトリウムの導入）などがこれに相当する.

アミノピリン　　　　　　　　　　　　　　　　スルピリン

リボフラビン　　　　　　　　　　　　リボフラビンリン酸エステルナトリウム

第2章　溶液

2.2.4.4　混合溶媒

水に可溶の有機溶媒（エタノール，プロピレングリコール，グリセリン，マクロゴール）を混合し，極性を変化させることにより溶解度を上昇させることができる．このように混合溶媒とすることにより溶解度が増大する現象をコソルベンシーという．ジゴキシン，デスラノシドの注射液には水-エタノールの混合溶媒が用いられる．

コソルベンシー：
cosolvency

2.2.4.5　医薬品の難溶化

水溶性医薬品の溶解度を小さくすることで苦味の軽減，溶液状態で不安定な医薬品の安定化，薬効の持続，胃粘膜に対する副作用の軽減などをはかる場合がある（表2.8）．

表2.8　医薬品の難溶化

目　的	例		
苦みの軽減	ジフェンヒドラミン塩酸塩	⟶	タンニン酸ジフェンヒドラミン
	クロラムフェニコール	⟶	クロラムフェニコールパルミチン酸エステル
	ベルベリン	⟶	タンニン酸ベルベリン
安定化	エリスロマイシン	⟶	ステアリン酸エリスロマイシン
	ベンジルペニシリン	⟶	ベンジルペニシリンプロカイン
	ベンジルペニシリン	⟶	ベンジルペニシリンベンザチン
	チアミン塩化物塩酸塩	⟶	チアミン硝化物（吸湿性の低下）
薬効の持続化	インスリン	⟶	インスリン亜鉛，イソフェンインスリン，プロタミン亜鉛インスリン
副作用の軽減	アスピリン	⟶	アスピリンアルミニウム
	タンニン酸	⟶	タンニン酸アルブミン（タンナルビン）

2.3　物質の膜透過速度

薬物分子が高濃度側から低濃度側に濃度勾配に従って自発的に拡散する場合，単位時間 t の間に物質量 M が断面積 S の平面を通って拡散する速度 J は，

拡散：diffusion
透過：permeation

$$J = \frac{1}{S} \cdot \frac{\mathrm{d}M}{\mathrm{d}t} \tag{2.37}$$

と表すことができる．

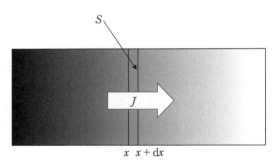

図 2.4 拡散と拡散速度

　一方，拡散速度 J は，断面積 S の平面を境として物質の流入量と流出量が一定である状態（定常状態）のとき，この平面に垂直な方向の濃度勾配 dC/dx に比例するので（図 2.4），

$$J = -D\frac{dC}{dx} \tag{2.38}$$

と表すことができる．ここで C は物質の濃度，x は移動距離を示す．D は拡散係数と呼ばれ，拡散分子と拡散媒体（溶媒）との相互作用，温度，拡散媒体の粘度などにより決定される．式（2.38）の負の符号は，拡散が高濃度側から低濃度側に起こることを意味している．式（2.38）は，フィックの第1法則と呼ばれる．

拡散係数：diffusion coefficient
フィックの第1法則：Fick's first law

2.4　物質の溶解速度

溶解速度：dissolution rate

　溶質が溶媒中に溶け込んでいく速さを溶解速度という．固形製剤の崩壊後，溶解が起こる（図 2.5）．

ノイエス-ホイットニー式：Noyes-Whitney equation

2.4.1　ノイエス-ホイットニー式

　固体薬品の溶解には，固体-液体の界面に溶質の飽和層ができ，溶解過程が拡散律速である場合が多い（図 2.6）．Noyes と Whitney は経験的に溶解速度 dC/dt を次のように示した．

$$\frac{dC}{dt} = kS(C_s - C) \tag{2.39}$$

式（2.39）をノイエス-ホイットニー式という．ここで C は時間 t における溶質の濃度，C_s は溶質の飽和濃度（溶媒に対する固体の溶解度），S は固体の表面積，k は溶解速度定数である．

シンク条件：sink condition

　溶液の濃度 C が飽和濃度 C_s と比較して極めて低い場合（$C_s \gg C$），この系はシンク条件にあるという．溶解初期あるいは薬物が消化管内で溶解し速やかに吸収さ

第 2 章 溶　液

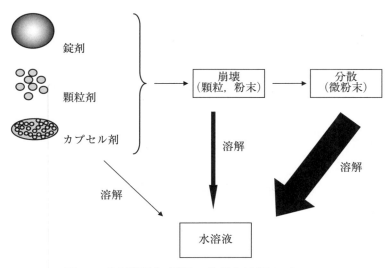

図 2.5　固形製剤の崩壊・分散と溶解のプロセス

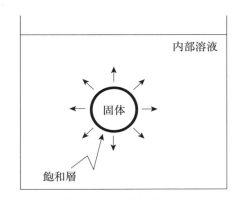

図 2.6　拡散律速による固体の溶解モデル（ノイエス - ホイットニーの式）

れる場合にこのような状態にあると考えられ，式（2.39）は，

$$\frac{dC}{dt} = kSC_s \tag{2.40}$$

と表される．これは，溶解速度定数及び飽和溶解度が一定であれば溶解速度が固体の表面積のみに依存することを示している．

式（2.40）で S を一定とし，初濃度をゼロとして積分すると，

$$\ln(C_s - C) = \ln C_s - kSt \tag{2.41}$$

あるいは

$$\ln \frac{C_s}{C_s - C} = kSt \tag{2.42}$$

と表される．したがって，C の測定から図 2.7（a あるいは b）のようなプロットを作成して，直線の傾きから k を算出することができる．

溶解速度定数：
　dissolution rate constant

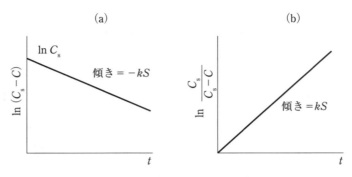

図 2.7　溶解速度定数 k の算出方法

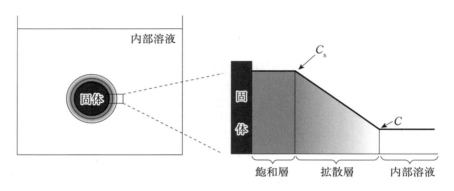

図 2.8　拡散律速による固体の溶解モデル（ネルンスト−ノイエス−ホイットニーの式）

ネルンスト−ノイエス−ホイットニー式：Nernst-Noyes-Whitney equation

更に Nernst らは，図 2.8 のように飽和層の外側に拡散層を仮定し，拡散層内の溶質の拡散にフィックの第 1 法則を適用して，次に示すネルンスト−ノイエス−ホイットニー式を導いた．

$$\frac{dC}{dt} = \frac{DS}{V\delta}(C_s - C) \tag{2.43}$$

ここで D は拡散係数，V は溶液の体積，δ は拡散層の厚さである．式 (2.43) より以下のことが示される．
① 溶解速度は拡散層内の濃度勾配に比例する
② 溶解速度は固体の表面積に比例する
③ 溶解速度は拡散層の厚さに反比例する

ヒクソン−クロウェル式：Hixson-Crowell equation

2.4.2　ヒクソン−クロウェル式

錠剤やカプセル剤などの剤形を考えた場合，これら製剤の溶解過程では図 2.5 に示すような崩壊と溶解により表面積は変化する．したがって，このような条件下での溶解速度は式 (2.39) より求めることはできない．Hixson と Crowell は式 (2.40) より，実際的な面から単分散多粒子系（粒子径のそろった粉体や顆粒）のシンク条

第 2 章　溶　液

件下における溶解現象を表す以下のような立方根法則の式を導いた[注5].

$$M_0^{1/3} - M^{1/3} = kt \tag{2.44}$$

式（2.44）はヒクソン‐クロウェルの立方根法則として知られ，ここで，M_0 と M は時間 0 及び t における未溶解固体の質量を示す．式からも明らかなように $M_0^{1/3} - M^{1/3}$ と t は直線関係を示すので，溶解する固体の質量変化からみかけの溶解速度定数 k を算出することが可能である．

注5：ヒクソン‐クロウェル式の誘導

　粒子径の等しい医薬品粉末の溶解速度を考える．医薬品粉末を半径 r の球形粒子が N 個あるとする．N 個の粒子の表面積は，

$$S = 4N\pi r^2 \tag{a}$$

溶解により粒子半径が $\mathrm{d}r$ 減少したときに，失われる体積 $\mathrm{d}V$ は

$$\mathrm{d}V = 4N\pi r^2 \mathrm{d}r \tag{b}$$

また，シンク条件下でのノイエス‐ホイットニー式（式（2.40））より，溶解する薬物量の微小変化 $\mathrm{d}M$ は，

$$- \mathrm{d}M = kSC_s \mathrm{d}t \tag{c}$$

となる．薬物の密度 ρ に体積の微小変化を乗じた $\rho\mathrm{d}V$ は $\mathrm{d}M$ と等しいから，式（c）は，

$$- \rho\mathrm{d}V = kSC_s \mathrm{d}t \tag{d}$$

式（d）に式（a）及び式（b）を代入すると，

$$- 4\rho N\pi r^2 \mathrm{d}r = 4N\pi r^2 kC_s \mathrm{d}t \tag{e}$$

両辺を $4N\pi r^2$ で割り，

$$- \rho\mathrm{d}r = kC_s \mathrm{d}t \Leftrightarrow \frac{\mathrm{d}r}{\mathrm{d}t} = -\frac{kC_s}{\rho} \tag{f}$$

$t = 0$ のとき，$r = r_0$ として式（f）を解くと，

$$r = r_0 - \frac{kC_s}{\rho}t \tag{g}$$

N 個の球形粒子の質量 M は，

$$M = N\rho\,\frac{4}{3}\pi r^3 \tag{h}$$

式（h）の立方根を求めると，

$$M^{1/3} = \left(N\rho\,\frac{4}{3}\pi \right)^{1/3} r \tag{i}$$

これを式（g）に代入して整理すると，

$$M_0^{1/3} - M^{1/3} = kt$$

ここで，式（2.44）において示される M_0 及び k は，それぞれ，薬物粒子の初期質量及び $\left(N\rho\,\frac{4}{3}\pi \right)^{1/3} \cdot \frac{kC_s}{\rho}$ である．

ヒグチ式：
Higuchi equation

2.4.3　マトリックスからの薬物溶出：ヒグチ式

マトリックス：matrix

　　ワックスやワセリンなどの脂溶性軟膏基剤や，ポリエチレン重合体などの高分子基剤はマトリックスと呼ばれる．マトリックスに分散させた薬物の溶出には，フィックの第1法則に基づいたヒグチ式が成り立つ．

$$Q = [(2A - C_s)DC_s t]^{1/2} \tag{2.45}$$

ここで，Q は時間 t までに溶出された単位面積当たりの薬物量，A は単位体積当たりの基剤中の全薬物量（未溶解薬物も含める），C_s は基剤中の薬物の溶解度，D は拡散係数である．一般に $A \gg C_s$ なので式（2.45）は式（2.46）のように簡略化できる．

$$Q = [2ADC_s t]^{1/2} \tag{2.46}$$

2.5　ポイントと問題

A　問　題：次の文の正誤を答えよ．

1. 溶液の各成分の蒸気圧がどの混合比においてもラウールの法則に従う溶液を理想溶液という．
2. 水に低濃度の薬物を溶解させたときに現れる現象のうち，束一性を示す例として浸透圧があげられる．
3. 希薄溶液において溶質分子数が増加するに従って，溶液の沸点は低くなる．
4. 希薄溶液においてイオンの数が増加するに従って，溶液の蒸気圧は低くなる．
5. 有機アミン（RNH_2）が水中で次のようなイオン解離平衡を示すとき，その解離度（α）と水溶液の pH 及び有機アミン共役酸の pK_a の関係は ① のようになる．

$$RNH_3^+ + H_2O \rightleftarrows RNH_2 + H_3O^+$$

　　① $\alpha = 1/(1 + 10^{pK_a - pH})$

6. 緩衝液を調製するとき，目的とする pH になるべく近い pK_a を持つ弱酸若しくは弱塩基を選ぶ．
7. 固体薬品の溶解度は，固相と液相が共存している平衡状態における溶液濃度であるが，共存する固相の量とは無関係である．
8. ある酸性薬物（$pK_a = 8$）の pH 4 での溶解度は 0.1 mg/mL である．この薬物の 10 mg/mL 濃度の水溶液を調製するためには，pH 10 にすればよい．
9. 一般に医薬品は複合体形成によって水溶性が増大し，逆に水溶性が減少することはない．
10. 薬物の水への溶解がネルンスト-ノイエス-ホイットニー式（式（2.43））に従って起こるものとする．シンク条件が成立し，医薬品の表面積一定の場合，溶解速度は常に一定となる．
11. 粉末粒子から薬物が溶出する場合にはヒクソン-クロウェル式が，マトリックスから薬物が放出する場合にはフィック式が用いられる．

第 2 章　溶　液　　　27

B　解　答

1. 正．理想溶液では，希薄溶液でなくてもラウールの法則が成立する．

2. 正．他に束一性を示す現象として，蒸気圧降下，沸点上昇，凝固点降下があげられる．

3. 誤．溶質分子数の増加によって沸点は上昇する．

4. 正．溶質イオンの数の増加により蒸気圧は降下する．

5. 誤．弱塩基化合物のイオン化率 α（解離度）は $\alpha = 1/(1 + 10^{pH - pK_a})$ で表される．

6. 正．緩衝能の大きな緩衝液を調製するためには，まず目的とする緩衝液の pH に近い pK_a を持つ酸を選択し，酸とその塩の濃度比を 1 に近い値とする．

7. 正．

8. 正．濃度を 100 倍上昇させるためには，式（2.29）に従い，pH を pK_a の値より 2 大きくすればよい．

9. 誤．ポリエチレングリコールとフェノバルビタールのように複合体形成により溶解度が低下する場合がある．

10. 誤．例えば，撹拌速度が速くなると拡散層の厚さが薄くなり，溶解速度は増加する．

11. 誤．マトリックスからの薬物放出はヒグチ式が用いられる．

第 3 章

医薬品の安定性と安定化

医薬品や医薬品製剤の安定性に関する問題は，一定に維持されなければならない医薬品や医薬品製剤の品質と関連し重要である．医薬品の分解反応速度に影響する要因を明らかにし，これに基づいて各種条件下における安定性を予測し，より合理的な安定化法を構築するために化学反応速度論が活用される．以下，医薬品の安定性と反応速度論，安定化の方法について詳しく解説する．

安定性：stability

安定化：stabilization

3.1　医薬品の安定性と反応速度論

3.1.1　反応速度と反応次数

反応速度は，単位時間当たりの反応物質あるいは生成物質の量又は濃度の変化で表される．

一般に，物質 A，B，… が反応して生成物 P が生成するとき，反応式は次のように表される．

$$aA + bB + \cdots \longrightarrow P \tag{3.1}$$

更に反応速度 v は次式のようになる．

$$v = -\frac{1}{a} \cdot \frac{d[A]}{dt} = -\frac{1}{b} \cdot \frac{d[B]}{dt} \cdots \tag{3.2}$$

$$= k[A]^a[B]^b \cdots \tag{3.3}$$

反応速度：reaction rate

a，b，… はそれぞれ A，B，… に関する成分次数といい，その総和 $a + b + \cdots = n$ を反応の次数という．

反応物質 A が分解する反応においては式(3.3)は式(3.4)のように簡単になる．

反応次数：reaction order

$$v = -\frac{d[A]}{dt} = k[A]^n \tag{3.4}$$

ここで，[A] は濃度，n は反応次数，k は反応速度定数であるが，n が 0，1，2 のとき，それぞれ 0 次反応，1 次反応，2 次反応と呼ぶ．

3.1.1.1　0 次反応

反応速度が濃度の 0 乗に比例する反応であり，速度式は次式のようになる．

$$-\frac{d[A]}{dt} = k \tag{3.5}$$

A の減少速度はその濃度に依存せず一定となる．k は 0 次反応速度定数で，その次元は濃度/時間である．

式(3.5)を $t = 0$ のとき初濃度 $[A] = [A]_0$（初濃度）として積分すると式(3.6)が得られる．

$$[A] = [A]_0 - kt \tag{3.6}$$

図 3.1 に示すように，0 次反応では時間に対して反応物の濃度をプロットすると直線となり，反応は一定速度で進行する．

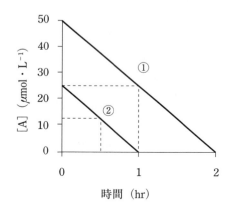

図 3.1　0 次反応の例
① $[A]_0 = 50\ \mu mol \cdot L^{-1}$，$t_{1/2} = 1$ hr，$k = 25\ \mu mol \cdot L^{-1} \cdot hr^{-1}$
② $[A]_0 = 25\ \mu mol \cdot L^{-1}$，$t_{1/2} = 0.5$ hr，$k = 25\ \mu mol \cdot L^{-1} \cdot hr^{-1}$

また，半減期 $t_{1/2}$ と有効期間 t_{90}（濃度が初濃度の 90 % まで低下する時間）は以下の式で与えられる[注1]．

$$t_{1/2} = \frac{[A]_0}{2k} \tag{3.7}$$

$$t_{90} = \frac{[A]_0}{10k} \tag{3.8}$$

第3章　医薬品の安定性と安定化

0次反応の例は少ないが，ニトロプルシドナトリウム水溶液の光分解反応などがある．また，水溶液中で1次速度で分解する薬物の懸濁液剤においては，溶解速度が十分速ければ，固体（懸濁粒子）が存在するかぎり，擬0次反応（懸濁液0次反応）に従って反応が進行する．例えば，アスピリンの水性懸濁液中における分解反応は擬0次反応に従うことが知られている．

擬0次反応：
pseudo-zero-order reaction

$$\text{A（固体・懸濁粒子）} \longrightarrow \text{A（溶液）} \longrightarrow \text{分解物}$$

すなわち，懸濁液0次反応においては式(3.9)が成立する．

$$-\frac{d[A]}{dt} = k[A]_s = k_{obs} \tag{3.9}$$

ここに，[A]は懸濁液剤中のAの全濃度，$[A]_s$はAの溶解度，kは水溶液中における1次反応速度定数，k_{obs}は擬0次反応速度定数である．

図3.2に示すように，懸濁液中に固体が存在するかぎり，反応は見かけ上0次で進行し，固体がなくなった後は1次反応となる．

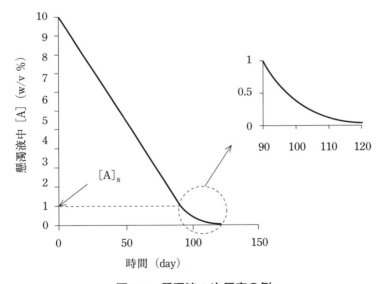

図3.2　懸濁液0次反応の例
Aの初濃度：$[A]_0 = 10$ w/v %
Aの溶解度：$[A]_s = 1.0$ w/v %
水溶液中でのAの1次分解速度定数：$k = 0.1$ day^{-1}

注1：有効期間は必ずしも初濃度の90 %まで低下する時間とは限らない．x %まで低下する時間 t_x は，

$$t_x = \frac{[A]_0}{k} \cdot \frac{100-x}{100}$$

となる．時間 $\frac{[A]_0}{k}$ が経過すると理論上すべて分解する．

1次反応:
first-order reaciton

3.1.1.2 1次反応

反応速度が濃度に比例する反応であり，速度式は次式のようになる．

$$-\frac{d[A]}{dt} = k[A] \tag{3.10}$$

ここに k は1次反応速度定数で，次元は 1/時間 である．

式(3.10)を $t = 0$ のとき $[A] = [A]_0$ として積分すると式(3.11)が得られる．

$$\ln[A] = \ln[A]_0 - kt \tag{3.11}$$

式(3.11)を時間-濃度の関係に変形すると式(3.12)のようになり，1次反応においてAの濃度は指数関数的に減少することがわかる．

$$[A] = [A]_0 \cdot e^{-kt} \tag{3.12}$$

また，式(3.11)を常用対数に変換すると式(3.13)となる．

$$\log[A] = \log[A]_0 - \frac{kt}{2.303} \tag{3.13}$$

図3.3と図3.4は式(3.12)と式(3.13)をもとに反応物質Aの濃度の時間的推移をプロットしたものである．

また，1次反応における半減期 $t_{1/2}$ と有効期間 t_{90} は以下の式で与えられるが，式から明らかなように，いずれも初濃度に関係なく一定の値となる[注2]．

$$t_{1/2} = \frac{\ln 2}{k} = \frac{0.693}{k} \tag{3.14}$$

$$t_{90} = \frac{\ln(10/9)}{k} = \frac{0.105}{k} \tag{3.15}$$

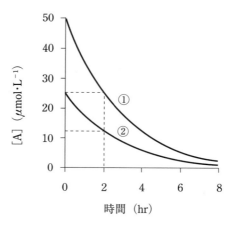

図3.3 1次反応の例
① $[A]_0 = 50\ \mu\text{mol}\cdot\text{L}^{-1}$, $t_{1/2} = 2\ \text{hr}$, $k = 0.347\ \text{hr}^{-1}$
② $[A]_0 = 25\ \mu\text{mol}\cdot\text{L}^{-1}$, $t_{1/2} = 2\ \text{hr}$, $k = 0.347\ \text{hr}^{-1}$

第 3 章　医薬品の安定性と安定化

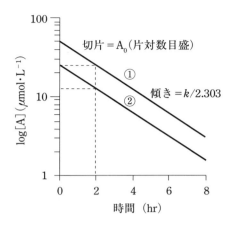

図 3.4　1 次反応の例（片対数プロット）
① $[A]_0 = 50\ \mu\mathrm{mol\cdot L^{-1}}$, $t_{1/2} = 2\ \mathrm{hr}$, $k = 0.347\ \mathrm{hr^{-1}}$
② $[A]_0 = 25\ \mu\mathrm{mol\cdot L^{-1}}$, $t_{1/2} = 2\ \mathrm{hr}$, $k = 0.347\ \mathrm{hr^{-1}}$

アスピリン (Asp)（別名：アセチルサリチル酸）が加水分解してサリチル酸 (SA) と酢酸 (HAc) になる反応は次式 (3.16) で示される.

$$\mathrm{Asp} + \mathrm{H_2O} \longrightarrow \mathrm{SA} + \mathrm{HAc} \tag{3.16}$$

Asp の減少あるいは SA の増加速度は式 (3.17) で表され，本質的には 2 次反応である[注3].

$$-\frac{d[\mathrm{Asp}]}{dt} = \frac{d[\mathrm{SA}]}{dt} = k[\mathrm{Asp}][\mathrm{H_2O}] \tag{3.17}$$

希薄溶液の場合，$[\mathrm{H_2O}]$ は一定とみなせることから式 (3.17) は式 (3.18) のように表すことができる.

$$-\frac{d[\mathrm{Asp}]}{dt} = k_{\mathrm{obs}}[\mathrm{Asp}] \tag{3.18}$$

ここに $k_{\mathrm{obs}}(= k[\mathrm{H_2O}])$ は見かけの 1 次反応速度定数であり，Asp の分解は見かけ上 1 次速度で進行する．このような反応は擬 1 次反応と呼ばれ，反応に関与する一方の成分が大過剰に存在する場合などに適用できる.

擬 1 次反応：
pseudo-first-order reaction

3.1.1.3　2 次反応

2 次反応：
second-order reaction

反応速度が濃度の 2 乗に比例する反応であり，速度式は次式のようになる.

注 2：x % まで低下する時間 t_x は
　　$t_x = \dfrac{\ln[100/x]}{k}$ となる．ln は自然対数.

注 3：実際にはアスピリンの加水分解では $\mathrm{H_2O}$ だけでなく $\mathrm{H^+}$ や $\mathrm{OH^-}$ との反応も考える必要がある．3.1.2.2 参照.

$$-\frac{d[A]}{dt} = k[A]^2 \tag{3.19}$$

k は2次反応速度定数で，その次元は 1/(濃度・時間) である．

式(3.19)を $t = 0$ のとき $[A] = [A]_0$ として積分すると式(3.20)が得られる．

$$\frac{1}{[A]} = \frac{1}{[A]_0} + kt \tag{3.20}$$

図3.5に示すように，2次反応では時間に対して反応物の濃度の逆数をプロットすると直線となり，その傾きから2次反応速度定数を求めることができる．

また，半減期 $t_{1/2}$ と有効期間 t_{90} は式(3.21)と式(3.22)で与えられる[注4]．

$$t_{1/2} = \frac{1}{[A]_0 k} \tag{3.21}$$

$$t_{90} = \frac{1}{9[A]_0 k} \tag{3.22}$$

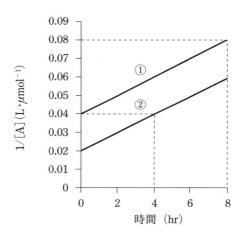

図3.5　2次反応の例
① $[A]_0 = 25\ \mu mol\cdot L^{-1}$, $t_{1/2} = 8\ hr$, $k = 0.005\ L\cdot\mu mol^{-1}\cdot hr^{-1}$
② $[A]_0 = 50\ \mu mol\cdot L^{-1}$, $t_{1/2} = 4\ hr$, $k = 0.005\ L\cdot\mu mol^{-1}\cdot hr^{-1}$

複合反応：
complex reaction

素反応：
elementary reaction

3.1.1.4　複合反応

医薬品の分解反応はいくつかの素反応が組み合わされた複合反応である場合が多い．これには併発反応（並行反応），逐次反応（連続反応），可逆反応などがある．

注4：x％まで低下する時間 t_x は $t_x = \dfrac{100 - x}{x[A]_0 k}$ となる．

1）併発反応

各過程が1次の場合，反応は次のように書ける．

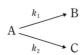

A，B及びCの濃度変化は式(3.23)～式(3.25)で表される．

$$-\frac{d[A]}{dt} = (k_1 + k_2)[A] = k[A] \tag{3.23}$$

$$(k = k_1 + k_2)$$

$$\frac{d[B]}{dt} = k_1[A] \tag{3.24}$$

$$\frac{d[C]}{dt} = k_2[A] \tag{3.25}$$

これらの微分方程式を解くと，以下に示す積分型の式が得られる．

$$\ln[A] = \ln[A]_0 - (k_1 + k_2)t = \ln[A]_0 - kt \tag{3.26}$$

$$[A] = [A]_0 \cdot e^{-(k_1+k_2)t} = [A]_0 \cdot e^{-kt} \tag{3.27}$$

$$[B] = \frac{k_1}{k}[A]_0(1 - e^{-kt}) \tag{3.28}$$

$$[C] = \frac{k_2}{k}[A]_0(1 - e^{-kt}) \tag{3.29}$$

また，式(3.28)，式(3.29)より式(3.30)の関係が得られる．

$$\frac{[B]}{[C]} = \frac{k_1}{k_2} \tag{3.30}$$

図3.6に併発反応におけるA，B，Cの濃度の時間的推移を示す．

併発反応：
parallel reaction,
simultaneous reaction

2）逐次反応

各過程が1次の場合，反応は次のように書ける．

$$A \xrightarrow{k_1} B \xrightarrow{k_2} C$$

A，B及びCの濃度変化は式(3.31)～式(3.33)で表される．

$$-\frac{d[A]}{dt} = k_1[A] \tag{3.31}$$

$$\frac{d[B]}{dt} = k_1[A] - k_2[B] \tag{3.32}$$

$$\frac{d[C]}{dt} = k_2[B] \tag{3.33}$$

逐次反応：
series reaction,
consecutive reaction

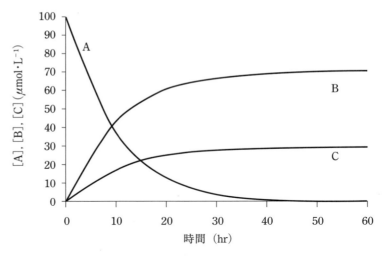

図 3.6　併発反応の例
$[A]_0 = 100 \, \mu\text{mol}\cdot\text{L}^{-1}$
$k = 0.1 \, \text{hr}^{-1}$
$k_1 = 0.07 \, \text{hr}^{-1}$
$k_2 = 0.03 \, \text{hr}^{-1}$

これらの微分方程式を解くと，以下に示す積分型の式が得られる．

$$[A] = [A]_0 \cdot e^{-k_1 t} \tag{3.34}$$

$$[B] = \frac{k_1}{k_2 - k_1}[A]_0 \, (e^{-k_1 t} - e^{-k_2 t}) \tag{3.35}$$

$$[C] = [A]_0 - ([A] + [B]) = [A]_0 \left\{ 1 - \frac{1}{k_2 - k_1}(k_2 e^{-k_1 t} - k_1 e^{-k_2 t}) \right\} \tag{3.36}$$

図 3.7 に逐次反応における A，B，C の濃度の時間的推移を示す．生成した B の濃度推移は極大値を持った曲線となる．B の極大値 $[B]_{max}$ 及びそれに到達する時間 t_{max} は以下の式で与えられる．

$$[B]_{max} = [A]_0 \left(\frac{k_1}{k_2}\right)^{\frac{k_2}{k_2 - k_1}} = [A]_0 \left(\frac{k_2}{k_1}\right)^{\frac{k_2}{k_1 - k_2}} \tag{3.37}$$

$$t_{max} = \frac{1}{k_1 - k_2} \ln \frac{k_1}{k_2} \tag{3.38}$$

可逆反応：
reversible reaction

3) 可逆反応

各過程が 1 次の場合，反応は次のように書ける．

$$A \underset{k_2}{\overset{k_1}{\rightleftarrows}} B$$

A の濃度変化は式 (3.39) で表される．

$$-\frac{d[A]}{dt} = k_1[A] - k_2[B] = k_1[A] - k_2([A]_0 - [A]) \tag{3.39}$$

第 3 章　医薬品の安定性と安定化

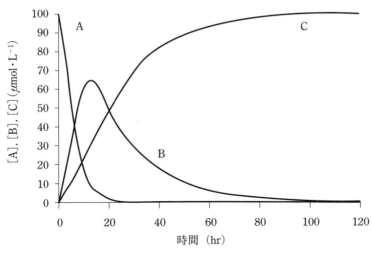

図 3.7　逐次反応の例
$[A]_0 = 100\ \mu\text{mol}\cdot\text{L}^{-1}$
$k_1 = 0.2\ \text{hr}^{-1}$
$k_2 = 0.05\ \text{hr}^{-1}$

十分長時間経過すると見かけ上 A と B の濃度が変化しなくなる平衡状態に達する．このときの A の濃度を $[A]_e$ とすると，平衡時においては，

$$-\frac{d[A]}{dt} = k_1[A]_e - k_2([A]_0 - [A]_e) = 0 \tag{3.40}$$

式(3.40)より式(3.41)，式(3.42)が得られる．

$$k_2 = \frac{[A]_e}{[A]_0 - [A]_e} \cdot k_1 \tag{3.41}$$

$$[A]_e = \frac{k_2}{k_1 + k_2} \cdot [A]_0 \tag{3.42}$$

式(3.39)に式(3.41)を代入して整理すると式(3.43)となる．

$$-\frac{d[A]}{dt} = k_1[A]_0 \cdot \frac{[A] - [A]_e}{[A]_0 - [A]_e} \tag{3.43}$$

これを積分して式(3.42)を代入すると最終的に式(3.44)が得られる．

$$\ln\frac{[A]_0 - [A]_e}{[A] - [A]_e} = (k_1 + k_2)t \tag{3.44}$$

また式(3.40)より，平衡定数 K は，

$$K = \frac{[B]_e}{[A]_e} = \frac{k_1}{k_2} \tag{3.45}$$

平衡状態：
　equilibrium state

平衡定数：
　equilibrium constant

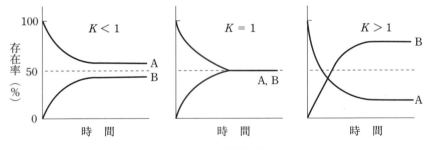

図 3.8 可逆反応

(金尾義治, 他編 (2007) NEW パワーブック物理薬剤学・製剤学, p.57, 廣川書店より転載)

3.1.2 安定性に影響する要因

　医薬品の品質を確保するためには，医薬品の安定性に影響を与える要因についての十分な理解と安定化のための製剤設計が必要となる．以下，温度，pH，イオン強度，誘電率，酸素，光の影響について解説する．

温度：temperature

3.1.2.1 温　度

　図3.9に示すように，反応速度と温度の関係には様々なタイプがある．a) のアレニウス型は最も一般的にみられ，温度が上昇すると反応速度が増加する．図3.10に反応過程におけるポテンシャルエネルギー変化を模式的に示すが，反応が進行するためには，遷移状態という山を超えなければならない．すなわち，反応する分子は活性錯体と呼ばれるエネルギー状態の高い段階に達し，その後エネルギーの低い生成系へと進み，一定のエネルギー状態に達する．この山の高さに相当するものが活性化エネルギーであり，また，反応前後におけるエネルギーの差は反応熱 ΔH と呼ばれる．$\Delta H < 0$ の場合が発熱反応で，$\Delta H > 0$ の場合が吸熱反応である．なお，反応系に触媒が存在するときには活性化エネルギーを減少させ反応速度を促進させるが，反応熱には変化を与えない．

　分解速度定数 k と絶対温度 T との関係は式(3.46)，式(3.47)に示すアレニウス式

アレニウス式：
　Arrhenius equation

遷移状態：transition state
活性錯体：
　activated complex
活性化エネルギー：
　activation energy
反応熱：heat of reaction
発熱反応：
　exothermic reaction
吸熱反応：
　endothermic reaction
絶対温度：
　absolute temperature

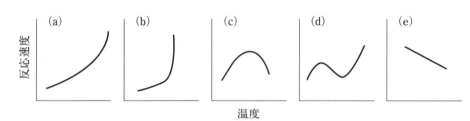

図 3.9 温度と反応速度との関係

(金尾義治, 他編 (2007) NEW パワーブック物理薬剤学・製剤学, p.60, 廣川書店より転載)

第 3 章　医薬品の安定性と安定化

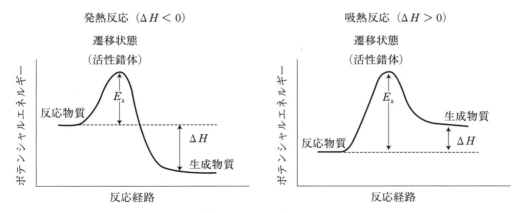

図 3.10　反応過程におけるポテンシャルエネルギー
E_a：活性化エネルギー，ΔH：反応熱
（金尾義治，他編（2007）NEW パワーブック物理薬剤学・製剤学，p.61，廣川書店より転載）

に従うことが知られている．

$$k = A \cdot e^{-E_a/RT} \tag{3.46}$$

または

$$\ln k = \ln A - \frac{E_a}{RT} \tag{3.47}$$

ここで A は頻度因子，E_a は活性化エネルギー，R は気体定数（8.314 J・K^{-1}・mol^{-1}）である．

式(3.47)に基づき 1/T に対して ln k をプロットすると（アレニウスプロット），図 3.11 のような直線関係が得られ，直線の傾きから E_a を求めることができる．医薬品の加水分解反応における活性化エネルギーは 40〜120 kJ・mol^{-1} 程度である．表 3.1 に示すように，温度が 10 ℃ 上昇した際に k が何倍になるかは温度や活性化

頻度因子：
　frequency factor
活性化エネルギー：
　activation energy
気体定数：gas constant

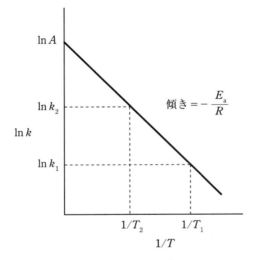

図 3.11　アレニウスプロット

表 3.1　温度が 10 ℃上昇時の反応速度定数の増加倍数

E_a (kJ/mol)	k（高温）$/k$（低温）	
	$20 \rightarrow 30$	$60 \rightarrow 70$
40	1.7	1.5
80	3.0	2.3

加速試験：accelerated test

エネルギーによって異なる.

　アレニウス式は，高温条件下で行った実験から活性化エネルギーを求め，室温条件下での安定性を予測する方法（加速試験）として有用である.

3.1.2.2　pH

1）特殊酸–塩基触媒反応

特殊酸–塩基触媒反応：specific acid–base catalysis

　医薬品には酸性で分解しやすいものやアルカリ性で分解しやすいものなど，様々なものがある. 分解速度が液性で異なるのは，溶液中の水素イオン H^+ や水酸イオン OH^- が触媒として働き，反応を促進するからである. 反応が H^+ や OH^- によって触媒されるとき，これを特殊酸–塩基触媒反応と呼ぶ. 非電解質医薬品の場合，実験的に求められる見かけの速度定数 k_{obs} は式(3.48)で表される.

$$k_{obs} = k_H[H^+] + k_{OH}[OH^-] + k_{H_2O} \tag{3.48}$$

　ここで，k_H, k_{OH}, k_{H_2O} はそれぞれ水素イオン，水酸イオン，水のみによる触媒定数である.

　$k_H[H^+] \gg k_{OH}[OH^-] + k_{H_2O}$ の条件下で，式(3.48)は式(3.49), (3.50)と書ける.

$$k_{obs} = k_H[H^+] \tag{3.49}$$
$$\log k_{obs} = \log k_H - pH \tag{3.50}$$

　式(3.50)の関係は図 3.12(a)に示すように，勾配が-1の直線となる.

　$k_{OH}[OH^-] \gg k_H[H^+] + k_{H_2O}$ の条件下で，式(3.48)は式(3.51), (3.52)となる.

$$k_{obs} = k_{OH}[OH^-] \tag{3.51}$$
$$\log k_{obs} = \log k_{OH} - pK_w + pH \tag{3.52}$$

イオン積：ion product

　K_w は水のイオン積（$K_w = [H^+][OH^-]$）である.

　式(3.52)の関係は図 3.12(b)に示すように，勾配が 1 の直線となる.

　また，$k_{H_2O} \gg k_H[H^+] + k_{OH}[OH^-]$ では，式(3.53)となる.

$$k_{obs} = k_{H_2O} \tag{3.53}$$

　式(3.53)の関係は，図 3.12(c)に示すように，pH には依存しない勾配 0 の直線となる.

第3章　医薬品の安定性と安定化

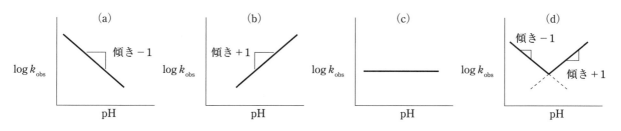

図 3.12　$\log k_{\text{obs}}$ の pH プロファイル

更に，$k_H[H^+] + k_{OH}[OH^-] \gg k_{H_2O}$ 条件下では，式(3.54)で表される．

$$k_{\text{obs}} = k_H[H^+] + k_{OH}[OH^-] \tag{3.54}$$

式(3.54)の関係は図 3.12(d)に示すが，酸性条件下では式(3.50)で，またアルカリ性条件下では式(3.52)に従うことになる．最も安定な pH は二直線の交点の pH であり次式で示される．

$$\text{pH} = \frac{1}{2}\left(\log \frac{k_H}{k_{OH}} + pK_w\right) \tag{3.55}$$

弱酸あるいは弱塩基性医薬品の場合には，イオン形及び非イオン形(分子形)，それぞれについて式(3.48)に相当する関係が得られ，その総和が k_{obs} となるが，pH によって解離度が異なることから，一般に pH プロファイルは複雑になる．例として，アスピリン及びチアミン塩化物塩酸塩の pH プロファイルを図 3.13 に示す．

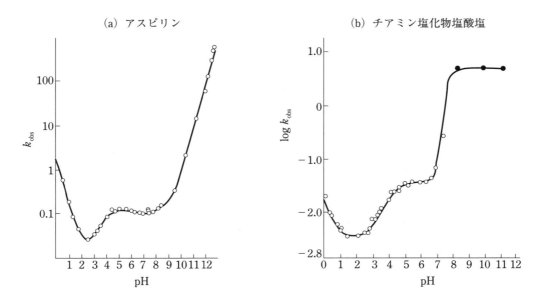

図 3.13　アスピリン及びチアミン塩化物塩酸塩の加水分解速度定数の pH プロファイル
k_{obs} の単位：(a) day^{-1}，(b) hr^{-1}
(a) L. J. Edwards (1950) *Trans. Faraday Soc.*, **46**, 723；(b) J. J. Windheuser, T. Higuchi (1962) *J. Pharm. Sci.*, **51**, 354

一般酸-塩基触媒反応：
general acid-base catalysis

2) 一般酸-塩基触媒反応

pHを一定に保つ目的で酢酸塩，リン酸塩などの緩衝液が用いられるが，これら緩衝液中の酸，塩基成分が一般酸-塩基触媒として働き，医薬品の分解を促進することがある．例えば，図3.14に示すように，リン酸緩衝液中におけるベンジルペニシリンの加水分解は，緩衝液成分である$H_2PO_4^-$とHPO_4^{2-}との触媒作用により促進されることが知られている．

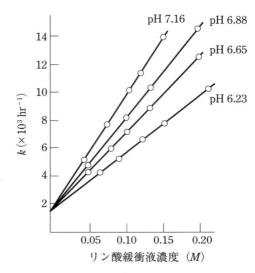

図3.14　ベンジルペニシリンの加水分解におけるリン酸緩衝液成分の影響
(T. Yamana, *et al.*（1977）*J. Pharm. Sci.*, **66**, 861)

イオン強度：ion strength

3.1.2.3　イオン強度

塩化ナトリウムのような中性塩を溶液に添加すると，溶液のイオン強度Iが増加するため，反応速度が変化する場合がある．いま，反応物質A，Bがイオンで，それぞれのイオン価がZ_A, Z_Bであるとき，その反応速度定数k_{obs}は式（3.56）に従って，溶液のイオン強度の影響を受ける．

$$\log k_{obs} = \log k_0 + 1.02 Z_A Z_B \sqrt{I} \tag{3.56}$$

ここで，k_0は無限希釈時（$I = 0$）のときのk_{obs}である．図3.15に示すように，反応物質A，Bのイオン価数が同符号のときにはイオン強度の増加により反応速度も増加し，異符号のときには減少することがわかる．反応物質の一方が非イオン形（非電解質）であれば，$Z_A Z_B = 0$となり，反応速度は影響を受けない．

なお，イオン強度は次式（3.57）により計算する．

$$I = \frac{1}{2} \Sigma\ C_i Z_i^2 \tag{3.57}$$

ここで，C_iとZ_iはi番目のイオンの濃度とイオン価である．

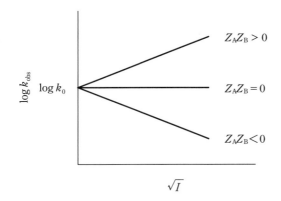

図 3.15　反応速度定数とイオン強度との関係

3.1.2.4　誘電率

誘電率：
dielectric constant

水性液剤調製に際し，エタノールやプロピレングリコールなどの有機溶媒が添加されることは珍しくない．その結果，溶液の誘電率 ε が低下し，反応速度に影響を与える[注5]．例えば，反応物質 A，B がイオンで，それぞれのイオン価が Z_A, Z_B であるとき，その反応速度定数 k_{obs} は式(3.58)に従って，溶液の誘電率の影響を受ける．

$$\log k_{obs} = \log k_\infty - KZ_AZ_B \frac{1}{\varepsilon} \tag{3.58}$$

ここで，k_∞ は $\varepsilon = \infty$ における速度定数，K は正の定数である．

例えば，0.08 N 塩酸酸性条件下におけるアンピシリンの加水分解は，エタノール添加により抑制されることが報告されている（図 3.16）．

3.1.2.5　酸　素

酸素による酸化反応は加水分解と共によく見られる反応である．酸化分解を受ける薬物では，大気中の酸素濃度や溶液中の溶存酸素濃度によって影響を受けるが，酸素濃度と速度との関係を定量的に示した研究は少ない．酸化される薬物としては，アスコルビン酸，アドレナリン，エーテル，カプトプリル，トコフェロールなどがある．図 3.17 にアスコルビン酸の酸化反応を示す．

注5：誘電率 ε は物質の極性の総合的な指標となるもので，次式により表される．

$$\varepsilon = \frac{C_x}{C_0}$$

C_x：ある物質で満たされたコンデンサーの電気容量
C_0：コンデンサーの内部が真空のときの電気容量

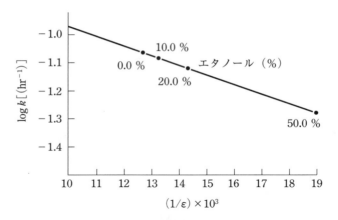

図 3.16　アンピシリンの加水分解に及ぼす溶媒の誘電率の影響
(J. P. Hou, *et al.* (1969) *J. Pharm. Sci.*, **58**, 447)

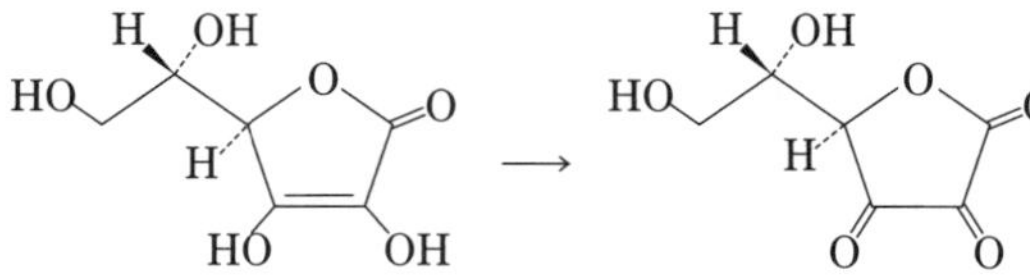

図 3.17　アスコルビン酸の酸化

3.1.2.6　光

　光によって分解する薬物は数多く報告されているが，分解機構や過程は一般に複雑で，多くの生成物を与える場合が多い．光分解の速度は薬物の分解に寄与する特定の波長の光子の数に依存する．例えば，メタノール溶液中のニフェジピンの分解量は照射した光子の数に比例し，錠剤では 420 nm で最大となる波長依存性を示す．光分解する薬物としては，ニフェジピン以外に，ニトロプルシドナトリウム，クロルジアゼポキシド，レセルピン，ピリドキシン塩酸塩，フィトナジオン，リボフラビンなどがある．図 3.18 にニフェジピンの光分解反応を示す．

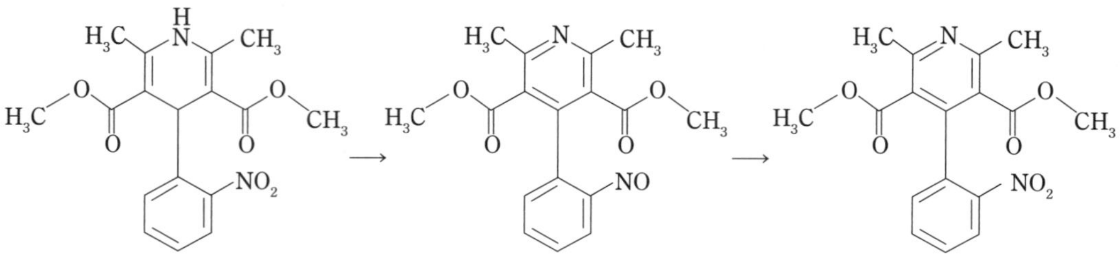

図 3.18　ニフェジピンの光分解

3.2 安定化の方法

前項で述べた安定性に影響する諸要因を制御して医薬品の安定化を図る具体的な方法について概説する. 　　安定化：stabilization

3.2.1 分子構造の修飾

医薬品の分解速度は分子構造に大きく依存する. 例えば, エリスロマイシンは胃の酸性で不安定であるが, その6位の水酸基がメトキシル基に置換されたクラリスロマイシンは胃酸に対して比較的安定である (図3.19). また, ヘタシリンはアンピシリンとアセトンを縮合したプロドラッグであるが, これは水溶液の状態でアン

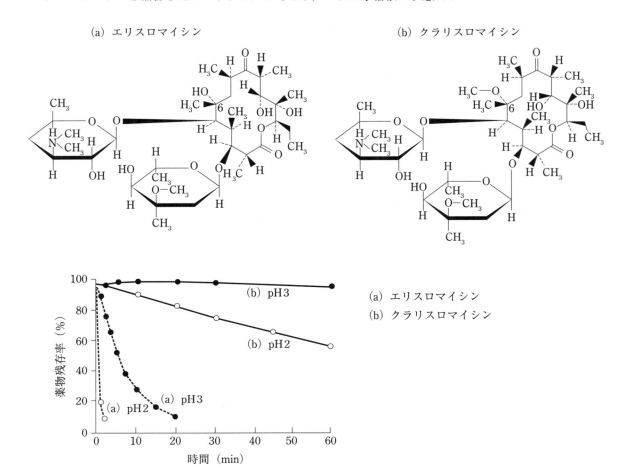

図3.19 酸性条件下におけるエリスロマイシン(a)とクラリスロマイシン(b)の分解
(Y. Nakagawa, *et al.* (1992) *Chem. Pharm. Bull.*, **40**, 725)

ピシリンよりも安定である.

3.2.2 難溶性塩の形成

ベンジルペニシリンのように，水溶液中で化学的に不安定な医薬品はベンザチンなどの塩基と難溶性塩を形成させ（図 3.20），これを懸濁液剤とすることにより安定化できる[注6].　すなわち，懸濁液剤では擬 0 次反応として取り扱うことができる例が多く，見かけの分解速度は著しく低下する.

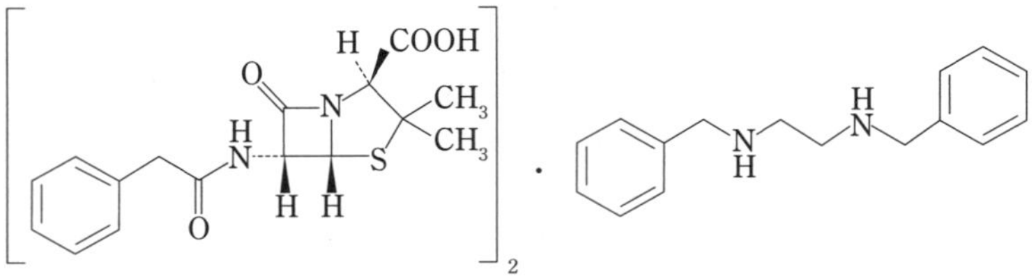

図 3.20　ベンジルペニシリンベンザチン

3.2.3 複合体形成

複合体：complex

水溶液中で不安定な医薬品と複合体を形成させることによって，加水分解反応を受けにくくし安定化することができる場合がある.　複合体形成の安定化に関しては，アミノ安息香酸エチルやプロカインなどがカフェインとの複合体形成によって，その加水分解反応が抑制されることが知られている.　また，アンピシリンやセファレキシンなどは，ベンズアルデヒドやフルフラールなどのアルデヒド類と複合体を形成することにより安定化する.　図 3.21 にアミノ安息香酸エチルのカフェインによる安定化の例を示す.

3.2.4 包接化合物形成

シクロデキストリン：
　cyclodextrin

包接化合物：
　inclusion complex

環状オリゴ糖であるシクロデキストリンは分子内に空洞を有し，その内側は疎水的環境であり，外側は親水性を示す.　プロスタサイクリンやプロスタグランジンなどは，シクロデキストリン（ホスト分子）の空洞内にゲスト分子として取り込まれ，包接化合物を形成することにより安定化される.　プロスタサイクリンの安定化例を図 3.22 に示す.

注 6 ：日局 17 収載の「ベンジルペニシリンベンザチン水和物」は，ベンジルペニシリンベンザチンの 4 水和物である.

第 3 章　医薬品の安定性と安定化

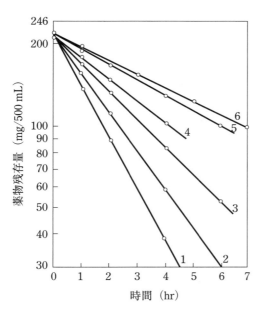

図 3.21　アミノ安息香酸エチルのカフェインによる安定化
(30 ℃，[OH⁻]：0.04 mol·L⁻¹)
カフェイン濃度：1. 0.25，2. 0.50，3. 1.00，4. 1.50，5. 2.00，6. 2.50 %
(T. Higuchi and L. Lachman（1955）*J. Am. Pharm. Assoc.*, **44**, 521)

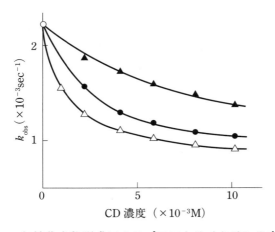

図 3.22　包接化合物形成によるプロスタサイクリンの安定化
CD：シクロデキストリン
▲：γ-CD，●：α-CD，△：β-CD
(K. Uekama, *et al.*（1981）*Chem. Pharm. Bull.*, **29**, 213)

3.2.5　脂質や界面活性剤の利用

リポソーム，脂質エマルションや界面活性剤ミセルに薬物を包含させることにより，医薬品を安定化することができる．例えば，加水分解を受けやすいアスピリン

リポソーム：liposome
脂質エマルション：
　lipid emulsion
界面活性剤：surfactant
ミセル：micelle

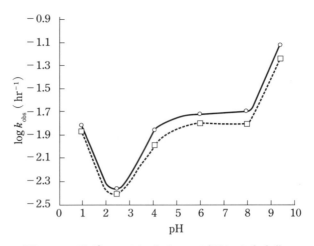

図 3.23　リポソームによるアスピリンの安定化
　　　　○：緩衝液中
　　　　□：リポソームに封入
（H. J. Habib and J. A. Rogers（1988）*Int. J. Pharm*., **44**, 235, 一部改変）

は，リポソームに封入することにより安定化される（図3.23）．

3.2.6　抗酸化剤やキレート剤の添加，容器・包装の選択

抗酸化剤：antioxidant

キレート剤：
　chelating agent

　　酸素の影響は抗酸化剤の添加によって防ぐことができる．抗酸化剤としては亜硫酸水素ナトリウム，ピロ亜硫酸水素ナトリウムなどの亜硫酸塩，アスコルビン酸，ヒドロキノン，トコフェロールなどが用いられる．また，キレート剤は自動酸化を触媒する重金属と結合するが，これにはエデト酸ナトリウム（EDTA），クエン酸，

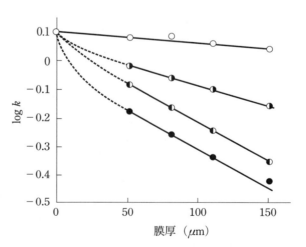

**図 3.24　カプセルシェルへの酸化チタン添加による
　　　　　インドメタシンカプセル剤の安定化**
酸化チタン濃度：○ 0 %，◐ 0.5 %，◑ 1.0 %，● 1.5 %
（Y. Matsuda, *et al*.（1980）*Chem. Pharm. Bull*., **28**, 2665）

第3章　医薬品の安定性と安定化　　**49**

酒石酸などがある.

　光の影響を防ぐには遮光容器が用いられる. また錠剤皮膜やカプセルシェルに遮
光剤を添加することにより光の影響を除くことができる. 図3.24にインドメタシ
ンカプセルの例を示す.

3.3　ポイントと問題

A　問　題：次の文の正誤を答えよ.

1. ある薬物について, 初期含量に対する残存率が50%となるまでの時間を求めたところ, 初期含量に無関係であった. この薬物の分解は0次反応である.

2. 温度一定の条件下, A $\longrightarrow$ B 反応において, Bの濃度の増加速度がAの濃度に依存しないことがある. このような反応を0次反応と呼ぶ.

3. 物質Xが物質Yへと変化する反応が1次反応速度式に従うとすると, 反応速度はXの濃度とYの濃度との積に比例する.

4. 医薬品の分解反応の半減期は, 反応次数にかかわらず反応物質の初濃度の影響を受けない.

5. ある薬物について, 初期含量に対する残存率が90%となるまでの時間を求めたところ初期含量に無関係であった. この結果から, この薬物の分解は1次反応であることがわかった.

6. 1次反応速度式において, 反応速度定数 k の次元は（時間）$^{-1}$ となる.

7. ある薬物について, 初期含量に対する残存率が50%となるまでの時間を求めたところ初期含量に反比例していた. この結果から, この薬物の分解は2次反応であることがわかった.

8. 物質AとBの間に平衡が成り立ち, 正反応と逆反応がともに1次反応である場合, 正反応の速度定数 k_1 と逆反応の速度定数 k_2 とは常に等しい.

9. A $\underset{k_2}{\overset{k_1}{\rightleftarrows}}$ B に示す反応において, A $\longrightarrow$ B の過程が発熱反応であるとき, 平衡状態においては温度が低いときほどBの濃度は大である. ただし k_1 及び k_2 は, それぞれ1次反応速度定数である.

10. 2つの素反応からなる逐次反応 A $\overset{k_1}{\longrightarrow}$ B $\overset{k_2}{\longrightarrow}$ C において, 反応速度定数が, $k_1 \ll k_2$ のとき, B $\longrightarrow$ C が常に律速段階となる. ただし, k_1 及び k_2 は, それぞれ1次反応速度定数である.

11. 逐次反応 A $\overset{k_1}{\longrightarrow}$ B $\overset{k_2}{\longrightarrow}$ C において, Bの濃度は極大値をもち, その値は k_1 が k_2 に比べて大きいほど大である. ただし, k_1 及び k_2 は, それぞれ1次反応速度定数である.

12. 逐次反応 A $\overset{k_1}{\longrightarrow}$ B $\overset{k_2}{\longrightarrow}$ C において, Bの濃度の極大値はAの初期濃度に比例し, 極大値に達するのはAの初期濃度が大きいほど速やかである. ただし, k_1 及び k_2 は, それぞれ1次反応速度定数である.

13. A $\begin{smallmatrix} \overset{k_1}{\nearrow} B \\ \underset{k_2}{\searrow} C \end{smallmatrix}$ の反応においては, B及びCの生成濃度比（[B]/[C]）は時間にかかわらず, 常に k_1/k_2 である. ただし, k_1 及び k_2 は, それぞれ1次反応速度定数である.

14. アレニウス式は1次反応のときのみ成立する.

15. 反応速度定数 k がアレニウス式

$$k = A \cdot \exp(-E_a/RT)$$

に従うとすれば，温度 T の上昇に伴って k は大きくなる．

16. アレニウスプロットの勾配から化学反応の活性化エネルギーを求めることができる．

17. 反応速度定数 k がアレニウス式

$$k = A \cdot \exp(-E_a/RT)$$

に従うとすれば，高温条件下の実験から A 及び E_a を求めることにより，ある保存温度条件下でのその薬品の安定性を予測することが可能である．

18. 吸熱反応より発熱反応のほうが活性化エネルギーは大きい．

19. 反応物 C と B が生成物 C と D になるとき，その反応には必ず遷移状態が存在する．

20. 活性化エネルギーが大きいと，その化学反応は吸熱反応となる．

21. 薬品の加水分解における特殊塩基触媒反応とは，水酸化物イオンのみが触媒として関与するもので，溶液の pH と加水分解速度定数の常用対数との間には +1 の勾配を持つ直線関係が成立する．

22. イオン強度 I は，溶液中のイオン濃度を C_i，イオン価を Z_i とすると次のように表せる．

$$I = \frac{1}{2} \Sigma C_i Z_i$$

23. イオン強度は，溶液中のすべてのイオン種について，それぞれのイオンのモル濃度と原子価の積を加え合わせたものの 1/2 である．

24. 溶液中のイオン強度が大きくなれば，加水分解速度定数は比例的に大きくなる．

25. 1 価のイオンと 1 価のイオンとからなる強電解質溶液では，モル濃度の 2 倍の値がそのイオン強度となる．

26. 0.05 mol/L NaCl 水溶液のイオン強度と，0.05 mol/L KCl 水溶液のイオン強度とは等しい．

27. 反応が A^+ と B^+ のイオン間で起こる場合，中性塩を添加しイオン強度を増加させると反応速度は小さくなる．

28. 水と有機溶媒の混合溶液中での薬品の加水分解速度定数は，溶液の誘電率の平方根に比例して変化する．

29. 反応が A^- と B^- のイオン間で起こる場合，エタノール等の有機溶媒を添加し誘電率を低下させると反応速度は小さくなる．

30. 反応液の pH を一定に保つ目的で緩衝液を用いるが，緩衝液中の電解質が特殊酸-塩基触媒として働き，分解反応を促進することがある．

31. トコフェロールは，酸化を受けやすい医薬品に対して抗酸化剤として用いられるが，亜硫酸水素ナトリウムは毒性があるため抗酸化剤として医薬品に添加することはできない．

32. 水溶液中で不安定な医薬品にあっては，難溶性の塩とすれば理論的には安定化できるが，医薬品として応用された例はない．

33. 化学構造を修飾しプロドラッグ化することによって，医薬品の加水分解防止や，胃内での安定化ができる場合もある．

34. アスコルビン酸はそれ自身が還元されやすいので，抗酸化剤として用いられる．

35. アミノ安息香酸エチルは水溶液中でカフェインと分子間相互作用による複合体を形成し，加水分解が抑制され，安定化される．

第3章　医薬品の安定性と安定化 *51*

B　解　答

1. 誤．半減期が初期含量（初濃度）と無関係に一定なのは1次反応の場合である．
2. 正．0次反応においては，Bの増加速度はAの濃度に関係なく一定となる．
3. 誤．物質Xが物質Yへと変化する反応が1次反応速度式に従うとき，反応速度はXの濃度に比例する．
4. 誤．反応次数が1次のときのみ，半減期は反応物質の初濃度に影響されない．
5. 正．1次反応では，半減期，90％残存時間（有効期間）はともに初濃度の影響をうけない．
6. 正．1次反応速度定数kの次元は（時間）$^{-1}$である．
7. 正．2次反応では，半減期，90％残存時間（有効期間）は初期含量（初濃度）に反比例する．
8. 誤．平衡状態では正反応と逆反応の速度が等しい．
9. 正．温度が低いほど平衡は右に移動し，Bの濃度は大となる．
10. 誤．この反応の律速段階はA——→B過程である．
11. 正．Bの濃度は極大値を持ち，その値はk_1がk_2に比べて大きいほど大きくなる．
12. 誤．Bの濃度の極大値はAの初期濃度に比例するが，極大値に達する時間は初期濃度には依存しない．
13. 正．併発反応では，時間に関係なく $[B]/[C] = k_1/k_2$ となる．
14. 誤．1次反応以外でも成立する．
15. 正．温度の上昇に伴いkの値は大きくなる．
16. 正．アレニウスプロットの傾きから反応の活性化エネルギーを求めることができる．
17. 正．高温条件下の実験からA及びE_aを求めることにより，ある保存温度条件下での安定性を予測することが可能である（加速安定分析，加速試験）．
18. 誤．吸熱反応より発熱反応のほうが活性化エネルギーが大きいとは限らない．
19. 正．化学反応は，反応系や生成系よりもエネルギーが高い遷移状態を経て進行する．
20. 誤．活性化エネルギーの大きさではなく，反応熱（ΔH）が正の場合には吸熱反応，負の場合には発熱反応となる．
21. 正．特殊塩基触媒反応は，水酸化物イオンのみが触媒として関与するもので，溶液のpHと加水分解速度定数の常用対数との間には＋1の勾配を持つ直線関係が成り立つ．
22. 誤．$I = \dfrac{1}{2} \sum C_i Z_i^2$ で与えられる．
23. 誤．「原子価」ではなく「イオン価の2乗」である．
24. 誤．$\log k_{obs} = \log k_0 + 1.02 Z_A Z_B \sqrt{I}$ なる関係なので，比例関係にはない．
25. 誤．1価のイオンと1価のイオンとからなる強電解質溶液では，モル濃度がイオン強度となる．
26. 正．1価のイオンと1価のイオンとからなる同濃度の電解質溶液なので，イオン強度は等しい．
27. 誤．反応がA$^+$とB$^+$のイオン間で起こる場合，イオン強度を増加させると反応速度は大きくなる．
28. 誤．$\log k_{obs} = \log k_\infty - K Z_A Z_B \dfrac{1}{\varepsilon}$ なる関係なので，誘電率の平方根と比例関係にはない．
29. 正．反応がA$^-$とB$^-$のイオン間で起こる場合，誘電率を低下させると反応速度は小さくなる．
30. 誤．特殊酸-塩基触媒ではなく一般酸-塩基触媒として働く．
31. 誤．亜硫酸水素ナトリウムも抗酸化剤として医薬品に添加されている．
32. 誤．ベンジルペニシリンベンザチンとかベンジルペニシリンプロカインなどの例がある．
33. 正．化学構造を修飾することによって化学的に安定とすることができる場合がある．
34. 誤．「還元されやすい」ではなく「酸化されやすい」が正しい．

35. 正. アミノ安息香酸エチルは，水溶液中でカフェインと複合体を形成することにより加水分解が抑制される.

第4章

粉　　体

粉体は多数の固体粒子の集合体であり，個々の粒子の性質と粒子同士の相互作用が粉体の性質を決定する．粉体を構成する個々の粒子を一次粒子という．一次粒子が種々の引力や相互作用で集合し，1個の粒子として振る舞う集合体を二次粒子という．

一次粒子：primary particle
二次粒子：secondary particle

錠剤，カプセル剤，顆粒剤，散剤などの内用固形製剤は主薬あるいは製剤添加物の粉末に造粒，粉砕，混合，整粒，打錠などの各種の加工を加えることで製造される．内用固形製剤の製造にとって，原料となる粉体の性質は重要である．以下，粉体の性質とそのコントロールに関する内容を解説する．

4.1　粒子径

4.1.1　粒子径の測定方法

医薬品の製造の際に重要な粉体の性質として，流動性，充塡性，混合性が挙げられる．これらの性質と粉体を構成する個々の粒子の大きさには密接な関係があり，粉体の性質を決定する性質として，粒子径が重要である．

粉体を構成する粒子の大きさは様々で，個々の粒子の形状もいびつである．このような粒子のサイズを測定する方法は，① 直接，粒子径を測定する幾何学的測定法，② 粒子径と一定の関係にある固体粒子の性質を測定し，その性質から粒子径を算出する有効粒子径測定法，③ 比表面積から算出する比表面積測定法に分類される．方法 ① と方法 ② は，平均粒子径と粒度分布（どの大きさの粒子がどの程度含まれているのか）を求めることが可能で，方法 ③ は平均粒子径のみを求めることができる．また，粒度分布を求めることが可能な方法では，粒子の個数を計測する方法と粒子の質量を計測する方法がある．粒子径の分布を考える際に，個数を基準とする分布を個数基準の粒度分布，質量を基準にする分布を質量基準の粒度分布という．

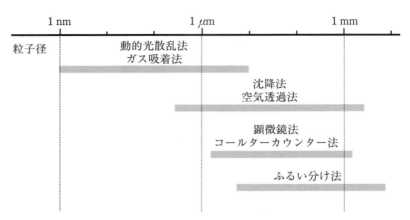

図 4.1　粒子径の測定法と測定可能な粒子径の範囲

個々の方法が質量と個数のどちらを測定するのかも，重要である．具体的な測定方法にはそれぞれ図 4.1 に示す測定可能な粒子径の範囲がある．

(1) 幾何学的粒子径測定法

(a) 光学顕微鏡法

光学顕微鏡法：optical microscope method

粉体粒子を光学顕微鏡で拡大・観察し，個々の粒子のサイズを直接測定する．粒子が球形であれば，どのように測定しても同じ粒子径が得られるが，通常は形状がいびつであるため，粒子径の測定に一定のルールが必要である．粒子径の具体的な測定法によって，粒子径の名称が異なる．代表的な粒子径の名称とその測定ルールを図 4.2 に示す．なお，光学顕微鏡法では個数基準の粒度分布を求めることができる．

フェレー径：Feret diameter

マーチン径：Martin diameter

フェレー径：投影像をはさむ任意の一定方向の平行線の距離
マーチン径：投影像の面積を 2 等分する一定方向の線分の長さ

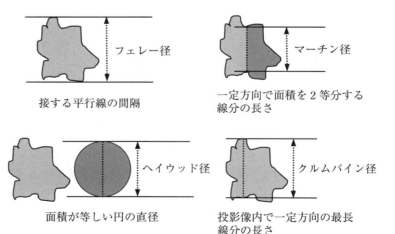

図 4.2　光学顕微鏡法で測定される粒子径

ヘイウッド径：投影像と面積が等しい円の直径
クルムバイン径：投影像内の一定方向の最も長い線分の長さ

第17改正日本薬局方（日局17）粒度測定法〈3.04〉で，第1法「光学顕微鏡法」が規定されている．

ヘイウッド径：Heywood diameter
クルムバイン径：Krummbein diameter

(b) ふるい分け法

何種類かの網目の大きさが異なる「ふるい」を用いて，ふるい分けることで，粒子径とその分布を測定する．ふるい分け法では，ふるいの上に残った粒子の質量を測定するため，質量基準の粒度分布を求めることができる．

日局17 粒度測定法〈3.04〉で，「第2法 ふるい分け法」が規定されている．また，製剤の粒度の試験法〈6.03〉では，ふるい分けを行う具体的な方法が規定されている．「試料10.0 gを内径75 mmの18号（850 μm）及び30号（500 μm）のふるいを用いて，3分間水平に揺り動かしながら，時々軽くたたいてふるう」とされている（図4.3）．

ふるい分け法：sieve method

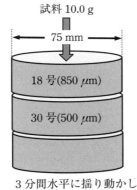

図4.3 ふるい分け法の操作の一例（製剤の粒度の試験法）

(c) コールターカウンター法

コールターカウンターと呼ばれる専用の装置を用いて，粒子径を測定する．装置の概略を図4.4に示す．装置内には側壁に細孔があるガラス管があり，その内外がイオンを含む水溶液で満たされている．ガラス管の内外に正負の電極を置き，電極間に流れる電流の経時変化を測定する．この細孔を通じて，溶液中のイオンが移動するため，一定の電圧のもとでは，細孔の面積に比例した電流が流れる．粒子径を測定する場合には，イオンを含む水に粉体粒子を懸濁させ，装置の細孔を通過させる．固体粒子がこの細孔を通過した瞬間，粒子が細孔の一部をふさぐため，細孔の断面積が小さくなり，流れる電流が低下する．この時，固体粒子の大きさ（ふさぐ面積の大きさ）に応じて，電流の低下の程度が決まる．すなわち，電流の経時変化を示すグラフで，電流が低下するパルスの数が固体粒子数を，パルスの大きさが粒

コールターカウンター：coulter counter

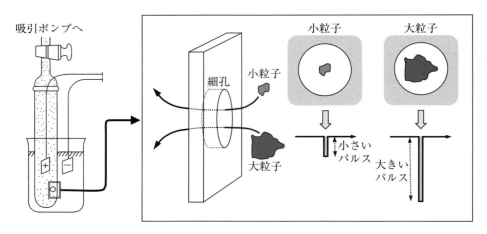

図 4.4　コールターカウンターの模式図（左）と粒子数・粒子サイズの測定原理（右）

子サイズを示す．得られたグラフを解析することによって，粒子径と粒度分布を得ることができる．得られる粒度分布は個数基準の分布である．

コールターカンター法では，水に固体粒子を懸濁させるため，水溶性薬物の場合，溶解に伴い，粒子径が変化する．したがって，元の粉体の正確な粒子径の測定は不可能である．

(2) 有効粒子径測定法

沈降法：sedimentation method

(a) 沈降法

粉体粒子を懸濁させ，液体内で固体粒子が沈降する速さを測定する．液体内で粒子が沈降する時には，溶媒との間に摩擦が生じる．固体粒子は重力と摩擦力が釣り合った速度で等速沈降する．この等速沈降速度 v と固体の粒子径 d との間には次のストークスの式が成立する．

ストークスの式：Stokes' equation

$$v = \frac{(\rho - \rho_0)gd^2}{18\eta}$$

v：等速沈降速度　　ρ：粒子の密度　　ρ_0：分散媒の密度
g：重力加速度　　d：粒子径　　η：分散媒の粘度

つまり，粒子の沈降速度は粒子径の二乗に比例する．この関係から，粒子径とその分布を数値化する．ただし，ストークスの式では粒子の形状を球と仮定して，式が誘導されているため，求められる粒子径は粒子を球と仮定した粒子径（ストークス径と呼ばれる）である．

固体粒子の沈降速度を測定するために，次の2種類の装置が用いられる．アンドレアゼンピペットと沈降天秤である．

アンドレアゼンピペット：Andreasen pipet

アンドレアゼンピペット（図 4.5）は装置内部の試料（懸濁液）の一部を採取す

第4章　粉体

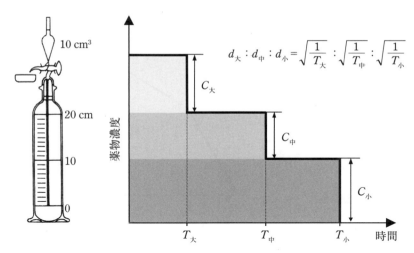

図4.5　アンドレアゼンピペットの模式図（左）と3種類のサイズの粒子を含む粉体の沈降曲線の一例（右）

るピペットである．その先端が液面から一定の深さに固定されているため，懸濁液表面から一定の位置の懸濁液サンプルを採取することができる．アンドレアゼンピペットを用いると，固体薬物量（薬物濃度）の経時変化が得られる．一例として，図4.5に3種類のサイズ（大，中，小）の粒子を含む粉体に関するデータを示す．均一な懸濁液を用いて，時間0で沈降を開始させる．粒子径の大きな粒子ほど速く沈降するため，最初の急激な濃度低下は大粒子がピペット先端よりも下に沈降したことを示す．2回目，3回目の急激な濃度低下はそれぞれ中粒子，小粒子の沈降を意味している．また，濃度が大きく低下する時間はそれぞれの粒子が一定の距離（液面とピペット先端との距離）を沈降するために必要な時間を表しており，粒子の沈降速度とは反比例の関係にある．

　一方，沈降天秤（図4.6）は天秤の1種であり，天秤の皿が懸濁液表面から一定の深さに固定されている．沈降天秤では，皿の上に沈降する固体粒子の質量を経時的に測定可能である．図4.6に3種類のサイズの粒子を含む粉体のデータの一例を示す．アンドレアゼンピペットで得られるデータ（図4.5）とは全く異なるデータであることがわかる．粒子の沈降にあわせて，天秤が示す質量は増大するが，実験開始直後は3種類の粒子が同時に沈降するため，質量の増加速度は大きい．粒子径の大きな粒子ほど速く沈降するため，最初の質量増大速度の低下（直線の傾きの低下）は大粒子がすべて天秤皿の上に沈降し終わったことを示している．順次，中粒子，小粒子の沈降が終了する．小粒子の沈降が終了すると，それ以上，質量は増大しない．グラフが折れ曲がる時間が示す意味はアンドレアゼンピペットと同じで，粒子の沈降速度と反比例の関係にある．

　沈降法では薬物の量（濃度）を測定するため，得られる粒度分布は質量基準の分布である．固体粒子を分散させる液体はその粘度と密度が明らかであればよく，水

沈降天秤：sedimentation balance

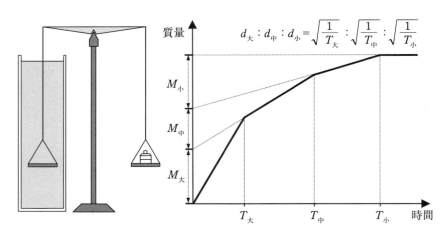

図 4.6 沈降天秤の模式図（左）と 3 種類のサイズの粒子を含む粉体の沈降曲線の一例（右）

を使用する必要はない．ただし，使用する液体に薬物が溶解する場合は，コールターカウンター法と同様，正確な粒子径の測定は不可能である．

動的光散乱法：dynamic light scattering

(b) 動的光散乱法

固体粒子の懸濁剤にレーザー光を照射し，散乱された光の向きや強度から，粒子径とその分布を数値化する．薬物が溶媒に溶解する場合，元の粉体の正確な粒子径の測定は不可能である．小さな粒子径の測定に適しており，簡便な測定方法であるため，リポソームや乳剤中の液滴などのナノサイズの粒子径測定に汎用される．

(3) 比表面積径の測定

比表面積：specific surface area

比表面積径の測定では，まず，粉体の比表面積 S_w（単位質量当たりの固体の総表面積）を測定する．その後，求めた比表面積から次の関係式に基づいて，平均粒子径 d を算出する．

$$d = \frac{\kappa}{\rho S_w}$$

S_w：比表面積　　ρ：粒子の密度　　κ：粒子の形状係数

平均粒子径は比表面積と反比例の関係にあることがわかる．なお，比表面積径の測定で得られるのは平均粒子径のみで，粒度分布を求めることはできない．

上式の形状係数 κ は次のように定義されている．粒子径 d を用いて，固体粒子の体積 V と表面積 S がそれぞれ次式で表される場合，

$$V = \kappa_V d^3 \qquad S = \kappa_S d^2$$

形状係数 κ は次式で計算される．

$$\kappa = \frac{\kappa_S}{\kappa_V}$$

体積（質量）に対して，表面積が最も小さくなる形状は球であるが，球体の形状係数は6で，最小値である．つまり，粒子形状が球の場合，比表面積は最も小さくなる．形状がいびつとなり，体積に対する表面積の比が大きくなれば大きくなるほど，形状係数 κ は大きくなる．

比表面積の測定方法としては，次の2種類の方法がある．

(a) 空気透過法

測定対象の粉体を一定サイズ・長さの円筒内に充塡し，この粉体層に空気を流し込む．圧力をかけて，空気を通過させるが，圧力とその結果生じる空気の通過速度との関係を測定し，以下のコゼニー・カーマンの式から比表面積 S_w を算出する（図4.7）．

空気透過法：air permeability method

コゼニー・カーマンの式：Kozeny-Carman equation

$$S_w = \frac{14}{\rho}\sqrt{\frac{\Delta PAt}{\eta LQ} \cdot \frac{\varepsilon^3}{(1-\varepsilon)^2}}$$

ΔP：圧力差　　　A：円筒の断面積
ε：粉体の空隙率　ρ：粉体の密度
η：空気の粘度　　L：円筒の長さ
Q：時間 t の間に円筒を通過した空気の体積

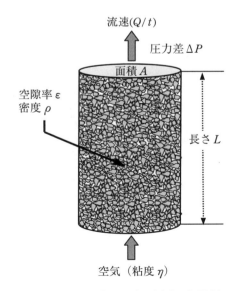

図4.7　比表面積の測定（空気透過法）

ガス吸着法：gas adsorption method

ラングミュアープロット：Langmuir plot

BET プロット：BET plot

BET：3人の研究者
　Brunauer
　Emmett
　Teller
の頭文字に由来する．

(b) ガス吸着法

低温下で，窒素などの不活性ガスの濃度（圧力）を変化させながら，固体表面への吸着量を測定する．得られたデータに関して，ラングミュアープロット（ラングミュアー式に基づいたプロット，単分子層吸着）あるいは BET プロット（BET 式に基づいたプロット，多分子層吸着）を行い，気体分子の単分子層吸着量 V_m を求める（図4.8）．その後，次式に従って，比表面積 S_w を算出する．

$$S_w = \frac{V_m N \delta}{Mm}$$

V_m：単分子層吸着量の気体の標準状態における体積（mL）
N：アボガドロ数
δ：吸着気体1分子が占める面積（cm^2）
M：標準状態における気体1 mol が占める体積（22,400 mL/mol）
m：測定に用いた試料の質量（g）

なお，ラングミュアー式，BET 式に関しては第5章（5.1.3）に詳しい解説がある．

固体粒子表面に細孔があり，固体粒子内部につながる間隙が存在する場合，気体分子は表面細孔から，間隙にも侵入し吸着する．固体内間隙は表面ではないために，この場合は表面積が過大評価される．多孔性で内部間隙が存在する固体粒子の場合，ガス吸着法で求めた粒子径は過小評価されることに注意が必要である．

日局17では，「3.02 比表面積測定法」が規定されている．BET 式に基づいた BET プロットを行い，「多点法」あるいは「一点法」で比表面積を算出する．気体の吸着量の測定は「動的流動法」（第1法：ヘリウムで希釈することで，分圧が異なる数種類の窒素又はクリプトンの混合気体を用いる．気体濃度検出器で窒素又はクリプトンの濃度を測定しながら，粉体層を通過させる．粉体層通過前後の窒素又

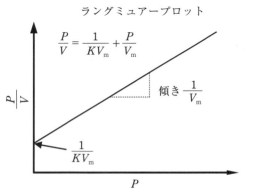
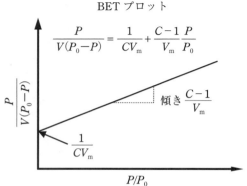

図4.8　ラングミュアープロットと BET プロット

はクリプトンの濃度差から吸着気体量を測定する），あるいは「容量法」（第２法：粉体層を含む容器を真空状態にし，低圧の窒素を導入して，導入した窒素体積と圧力の関係から吸着した窒素体積を測定する）のいずれかで測定する．

4.1.2 粒度分布と平均粒子径

　幾何学的測定法あるいは有効粒子径測定法で得られた粒子径と個数あるいは質量のデータをもとに，ある範囲のサイズに含まれる粒子の総個数あるいは総質量を縦軸に，粒子径を横軸にとったグラフは粒度分布曲線と呼ばれる．縦軸に個々のサイズ範囲の個数あるいは質量をとるグラフ（頻度分布曲線）と，小さいサイズあるいは大きいサイズから順次個数あるいは質量を加算した累積値をとるグラフ（累積頻度曲線）がある（図 4.9）．

　このような分布曲線の特徴から得られる粒子径として，モード径とメジアン径がある．統計学で使用されるモード（最頻値），メジアン（中央値）と同じ内容であるが，モード径とは最も頻度が高い（個数，質量が最も多い）粒子径，メジアン径とは累積頻度の中央（50％）に相当する粒子径である．

　粒度分布を考える上で，正規分布は一つの基準の分布であるが，粉体の粒子径が正規分布に従うことは少ない．粉体の分布に関して，横軸（粒子径）を対数目盛にしてグラフを描くと，左右対称な正規分布となる場合がある．再結晶により生成する粉体はこのような分布に従う場合が多いことが知られている．サイズが大きい粒子が少なく，微細な粒子が多い粉体である．このような分布を対数正規分布と呼ぶ．また，粉体粒子の粒度分布に固有の分布も存在する．ロジン・ラムラー分布と呼ばれる分布で，破砕・粉砕された粒子がこの分布に従うといわれている．横軸に粒子径の対数，縦軸に累積頻度の対数をとると，傾きプラスの直線関係となる分布である（図 4.10）．

　同じ粉体でも，計算方法によって平均粒子径は異なり，質量基準の分布か，個数

粒度分布曲線：distribution curve of particle size
頻度分布曲線：frequency distribution curve
累積頻度曲線：cumulative frequency distribution curve
モード径：modal diameter
メジアン径：median diameter

正規分布：normal distribution

対数正規分布：logarithmic normal distribution
ロジン・ラムラー分布：Rosin-Rammler distribution

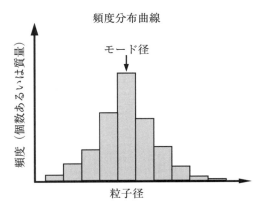 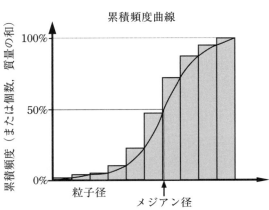

図 4.9　頻度分布曲線と累積頻度曲線

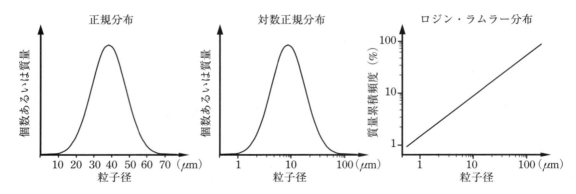

図 4.10　粉体の粒度分布（正規分布，対数正規分布，ロジン・ラムラー分布）

基準の分布かによって，粒度分布曲線の形状は大きく異なる．

例えば，図 4.11 に示すシンプルな粉体の粒度分布を考える．半径 d，$2d$，$3d$，$4d$，$5d$（粒子径は $2d$，$4d$，$6d$，$8d$，$10d$）の球形粒子がそれぞれ 1 個，2 個，3 個，2 個，1 個を含む粉体である．個数基準の粒度分布（図 4.11 上図）は左右対称で，モード径は $6d$ である．質量基準の分布に変換する．各サイズの粒子の体積を計算し，

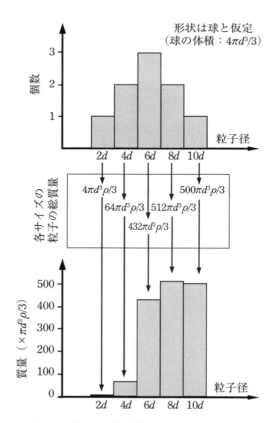

図 4.11　同じ粉体の個数基準の粒度分布（上グラフ）と質量基準の粒度分布（下グラフ）

密度と個数をかけ算することによって，各サイズの粒子の総質量を計算する．体積は粒子径の3乗に比例するため，半径$5d$の球は半径dの球の125倍の体積（質量）がある．質量基準の粒度分布のグラフ（図4.11下図）は形を変えて右にシフトし，モード径は$8d$である．

4.2 粉体の性質

4.2.1 流動性

粉体の流動性は一定量の医薬品を含むカプセル剤（カプセルへの粉末の充填）や錠剤（打錠時の臼内への粉末の充填）の製造にとって非常に重要な粉体の性質である．含量の均一性を確保するために，粉末の流動性の確保を避けて通ることはできない．

粉体の流動性を表す数値の代表として，安息角がある（図4.12）．ロートなどを用いて，粉体を自然落下させた時に形成される堆積層の稜線が水平面となす角度である．流動性の良好な粉体では低い山ができるため，安息角は小さく，流動性が悪い粉体では高い山ができるため，安息角は大きい．

安息角以外では，オリフィスから粉体が流出する速度（図4.12），ハウスナー比がある．流動性が良好なサラサラした粉体ほど，オリフィスからの流出速度は大きい．ハウスナー比とは，タッピングする（衝撃を与える）などして，粉体を密に充填した時の粉体体積に対する粗充填した粉体体積の比（粗充填時の体積／タッピング充填時の体積）である．流動性の良好な粉体は粗充填であっても密に充填されやすいので，タッピングによる体積変化が少ない．つまり，ハウスナー比が小さいほど，粉体の流動性は良好である．

粉体の流動性は，粒子径，粒子形状，粒子の密度，粒度分布，粒子の表面状態，

流動性：fluidity

安息角：repose angle
オリフィス：
　orifice（「管，筒に開いた穴」という意味）
ハウスナー比：Hausner ratio

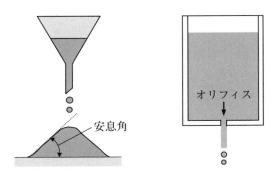

図4.12　粉体の流動性の指標：安息角，オリフィスからの流出速度

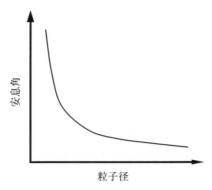

図 4.13　粒子径と安息角との関係

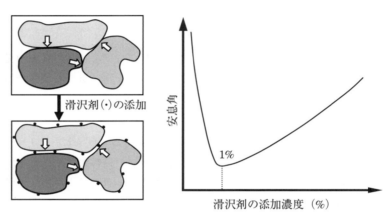

図 4.14　滑沢剤の作用メカニズム（左）及び添加濃度と安息角との関係（右）

粒子の付着性等々の様々な粉体や粒子の性質により影響を受ける．それらの性質との関係は一般に複雑であるが，粒子径との関係は明らかになっている（図 4.13）．

粉体の流動性は粒子径の増大とともに増大する．身近な例としては，砂糖とグラニュー糖を考えれば理解しやすい．医薬品の製造においても，流動性を改善するために造粒が有効である．

滑沢剤：lubricant

粉体の流動性を改善する製剤添加物として，滑沢剤が使用される．ステアリン酸マグネシウム，タルクが代表的な滑沢剤である．滑沢剤の粒子は非常に微細で，この微細な粒子が粉体を構成する粒子の接触面に入り込むことによって，固体粒子同士の接触面積が低下する．その結果，摩擦力が弱まり，粉体の流動性が改善される．滑沢剤を添加する際には，至適濃度があることに注意が必要である．至適濃度は約 1％で，高濃度の添加は逆効果である（図 4.14）．

また，粉体の流動性は粉体の吸湿量とも関係がある．粉体が吸湿すると，粒子の付着・凝集性が高くなるため，流動性が低下する．吸湿した粉体の流動性を改善するためには，粉体の乾燥が有効である．

4.2.2　充填性

　粉体の充填性は，カプセルへの粉体の充填量や打錠機の臼内への粉末の充填量を左右する粉体の性質で，固形製剤の製造にとって重要な粉体の性質である．

　粉体の充填性の程度を示す数値として，空隙率，密度，比容積がある（表4.1）．空隙率は粉体の見かけ体積（固体部分と隙間部分を合わせた全体積）に対する隙間体積の割合である．密度は単位体積の粉体の質量（単位：g/mL），比容積は単位質量の粉体が示す体積（単位：mL/g）である．密度と比容積は互いに逆数の関係にある．密度，比容積には，見かけ密度，見かけ比容積と真密度，真比容積がある．密度，比容積いずれも粉体の体積が重要であるが，体積として，粒子間の隙間の体積も含めた粉体の体積で計算される密度と比容積が見かけ密度，見かけ比容積である．同じ粉体でも，充填状態によって隙間体積が変化するため，見かけ密度と見かけ比容積は変化する．一般に，タッピングにより隙間が詰まるため，見かけ密度は増大し，見かけ比容積は低下する．対照的に，粒子間の隙間を含めずに，固体部分の体積のみで計算される密度と比容積が真密度，真比容積と呼ばれる．真密度と真比容積は条件によらず一定で，変化しない．

　粉体の充填性は粒子径，粒子形状，粒度分布，粒子の付着性の影響を受ける．粒子サイズが均一で，形状が球であれば，隙間が少なく，粉体の充填性は良好であるが，形状が球からずれるにつれて，空隙率が大きくなり，充填性は低下する．

　充填性と粒子径との関係に関しては，粒子径の増大とともに充填性が向上することがわかっている．図4.15のように粒子径が大きくなると空隙率が小さくなり充填性が増す．つまり，粒子径が大きい粉体は固体粒子の間の隙間が少なく，密に充填される．充填性と粒子径との関係は固体粒子に働く2つの力を考えると理解しやすい．固体粒子には重力がかかる．重力は粉体を上から押さえつける力で，粉体の空隙を低下させ，密な充填を促す．重力は質量（体積）に比例することから，粒子

充填性：packing

空隙率：porosity
密度：density
比容積：specific volume

表4.1　粉体の充填性の指標と定義，関係式のまとめ

充填性の指標	定　義	関係式
密度	単位体積当たりの質量	
真密度（ρ）	単位実体積当たりの質量	$\rho = W/V_\mathrm{p}$
見かけ密度（ρ_app）	単位見かけ体積当たりの質量	$\rho_\mathrm{app} = W/V$
比容積	単位質量当たりの体積	
真比容積（v）	単位質量当たりの実体積	$v = V_\mathrm{p}/W$
見かけ比容積（v_app）	単位質量当たりの見かけ体積	$v_\mathrm{app} = V/W$
空隙率（ε）	見かけ体積に対する空隙の割合	$\varepsilon = (V-V_\mathrm{p})/V$
充填率（G）	見かけ体積に対する実体積分の割合	$G = V_\mathrm{p}/V$

V：粉体の見かけ体積（隙間も含む），V_p：粉体の実体積（隙間を含まない）
W：粉体の質量

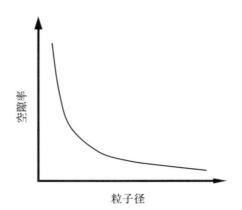

図 4.15　粒子径と粉体の空隙率との関係

径の三乗に比例する力である．粒子径が小さくなると，重力は顕著に低下する．一方，固体粒子には粒子間の引力（付着力）が作用する．これらの力は固体粒子の密な充塡を妨げるように作用する．ファンデルワールス力，静電気力など様々な付着力が存在し，粒子径との関係は複雑であるが，粒子径にほぼ比例するといわれている．粒子径と重力，付着力との関係が異なることから，粒子径によって，どちらの力が優位に働くのかが決定される．粒子径が約 10 μm までは重力が優位で，それ以下のサイズでは，付着力が優位になるといわれている．粒子径が大きい場合，重力の影響が大きく，粉体は密に充塡されるが，粒子径が小さい場合は相対的に付着力の影響が大きくなり，隙間の多い粉体となる．

ファンデルワールス力：van der Waals force

日局 17 では「3.03　粉体の粒子密度測定法」と「3.01　かさ密度及びタップ密度測定法」が規定されている．

「3.03　粉体の粒子密度測定法」では，粉体により置換される気体の体積が質量既知のその粉体の体積に等しいと仮定して，気体置換型ピクノメーターと呼ばれる装置を用いて測定する．

「3.01　かさ密度及びタップ密度測定法」では，には「第 1 法（メスシリンダーを用いる方法）」と「第 2 法（ボリュメーターを用いる方法）」の 2 種類の見かけ密度の測定法が規定されている．タップ密度の測定は専用のタッピング装置を用いて行い，タッピングを行った後，粉体の体積を測定する．なお，かさ密度とは粉末状医薬品の疎充塡時（容器中に粉体を圧密せずに緩やかに充塡する）の見かけ密度，タップ密度とはタップ充塡時（粉体を充塡した容器を一定高さより一定速度で繰り返し落下させ，容器中の粉体のかさ体積がほぼ一定となるまで密に充塡する）の見かけ密度である．

4.2.3　混合性

混合性：mixing

混合性は希釈散の調製や製剤添加物との混合にとって重要な粉体の性質で，錠剤やカプセル剤，散剤などの主薬含量の均一性に大きな影響を及ぼす．

第4章　粉　体　　　　67

　粉体の混合性に影響する因子としては，混合する粉体の粒子径と密度が重要である．混合する粉体の粒子径の相違が大きいと混合性が悪い．混合粉体の中で，大きな粒子の隙間を小さな粒子がすり抜けて，粉体下部に移動し，粉体上部に大きい粒子，粉体下部に小さい粒子が偏りやすい．混合する粉体の密度の相違が大きな粉体同士も混合性が悪い．密度の大きな固体粒子は重力で粉体下部に移動し，粉体上部に密度の小さい粒子，粉体下部に密度の大きい粒子が偏りやすい．ピンポン玉とパチンコ玉の混合をイメージすると理解しやすいであろう．混合する粉体の粒子径，密度の差が大きい場合，混合性を改善するためには，これらの相違を小さくすることが重要である．

　粒子径や密度の他にも，粉体の混合性に影響する因子が数多く存在する．例えば，粒子の形状，固体の表面状態に基づく粒子間の摩擦力，付着・凝集性など，因子は様々で，一般にそれらの因子と混合性との関係は複雑である．

4.2.4　吸湿性

吸湿性：hygroscopicity

　吸湿とは，固体粒子表面への気体の水分子（水蒸気）の吸着である．粉体の吸湿量は粉体周辺の気体水分子の濃度（水蒸気圧）によって変化する．湿度（相対湿度）とは，飽和水蒸気圧に対する空気中の水蒸気圧の割合であるが，湿度が高いほど，吸湿量は増大する．

相対湿度：relative humidity

　粉体の吸湿性と湿度との関係は粉体を構成する物質の水への溶解度によって大きく異なる．

　水溶性物質の粉体の場合（図4.16左図），ある一定の湿度までは吸湿量は小さいが，一定の湿度を超えると，吸湿量が急激に増大する．吸湿量が大きく変化する湿度は臨界相対湿度（CRH）と呼ばれ，物質によって異なっている．CRH以上の湿度では潮解が起こる．CRHは粉体を構成する物質の水分子との親和性を示しており，水への溶解度が大きい物質ほどCRHは低い．

臨界相対湿度：critical relative humidity
潮解：deliquescence

　粉体を混合すると，混合粉体のCRHはもとの粉体のCRHから変化する．2種類の粉体A，粉体BのCRHをそれぞれCRH_A，CRH_Bとする．混合粉体ABのCRH_{AB}とCRH_A，CRH_Bとの間には以下の式が成立する．

$$CRH_{AB} = CRH_A \times CRH_B$$

　この関係をエルダーの仮説という．粉体の混合比率とは無関係である．例えば，CRH 50％の粉体とCRH 70％の粉体を混合すると，混合粉体のCRHは35％（0.5 × 0.7 = 0.35）である．CRH_{AB}はCRH_A，CRH_Bのいずれと比べても小さく，水溶性物質の粉体を混合すると，混合前の個々の粉体よりも吸湿しやすいことを示している．ただし，水溶性物質であっても，複合体を形成する等の相互作用がある場合，あるいは共通イオンが存在する場合（例えば，$NaCl$とNa_2SO_4），エルダーの仮説は成立しない．

エルダーの仮説：Elder's hypothesis

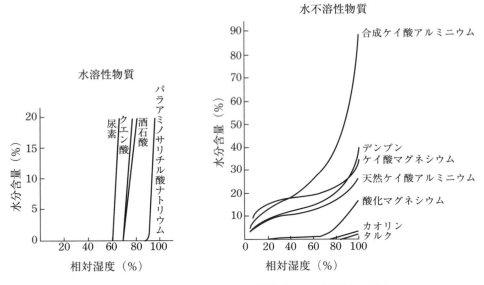

図 4.16 水溶性物質と水不溶性物質の吸湿特性の相違

水不溶性物質の場合（図 4.16 右図），水に溶解しないことから，吸湿は固体表面への水分子の多分子層吸着現象であり，湿度との関係は一般に BET 型吸着曲線で表される．

4.3 結晶多形

結晶：crystal

結晶多形：polymorphism

分子，イオンなどが規則正しく配列した構造を持つ固体を結晶という．薬物によっては，分子やイオンの配列が異なる 2 種類以上の結晶構造をとることがある．このように結晶構造が異なること，あるいは結晶構造が異なる固体同士を結晶多形という．単に，多形と呼ばれる場合もある．結晶構造が異なるため，固体の物理的性質が多形同士で異なっている．異なる性質としては，密度，融点，溶解度が挙げられる．特に溶解度の相違は固形製剤投与後の吸収速度にも影響するため，結晶多形は医薬品の有効性と安全性にとって重要である．

4.3.1 結晶多形の物理的性質

安定型結晶多形：stable polymorphism

準安定型結晶多形：metastable polymorphism

結晶多形はエネルギー的に異なる固体状態である．つまり，2 種類の結晶多形があれば，どちらかがエネルギー的に安定な安定型結晶多形，もう一方がエネルギー的に不安定な準安定型結晶多形である．

安定型結晶多形では，分子・イオン同士が密に充填されて，互いの距離が短く，

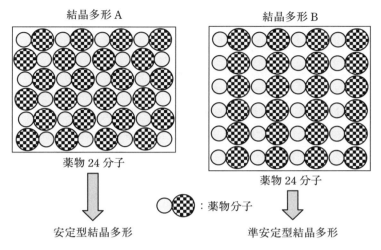

図 4.17　結晶多形：安定型結晶多形と準安定型結晶多形

その結果，分子やイオン間の相互作用が大きい（図 4.17 左図の結晶多形 A）．準安定型結晶多形はその逆で，隙間が多く，イオン・分子間の相互作用が小さい固体である（図 4.17 右図の結晶多形 B）．一般的に準安定型結晶多形は不安定で，自発的に安定型結晶多形に変化しやすい．

（1）融　点

　融点とは，イオン・分子間の相互作用を超える熱運動が起こり，イオン・分子の自由な運動が可能となる結果，固体が液体に変化する温度である．したがって，イオン・分子間の相互作用が大きいほど，より激しい熱運動が必要で，融点も高い．安定型結晶多形中のイオン・分子の相互作用は強いため，融点は高い．対照的に準安定型結晶多形の融点は低い．結晶多形間の融点の相違は物質によって様々であるが，図 4.18 に示すクロラムフェニコールパルミチン酸エステルでは安定型結晶多形と準安定型結晶多形の融点の相違は 8℃である．

融点：melting point

（2）密　度

　密度は隙間が少なく，密に充填された結晶構造の固体で大きい．つまり，安定型結晶多形の固体密度は大きく，準安定型結晶多形の密度は小さい．

（3）溶解度

　固体の溶解とは，固体表面で水分子と相互作用した薬物が，周辺の薬物分子との間の相互作用を振り切って，固体表面から離れ，多量の水分子の中に分散する現象

溶解度：solubility

である．溶解は析出との平衡反応である．同じ薬物でも周辺分子との相互作用が弱く，分子・イオンが表面から離れやすい状態の固体では，溶解−析出の平衡反応が溶解に傾く．その結果，平衡状態における溶解した薬物濃度（すなわち溶解度）が高い．つまり，同じ薬物であっても，準安定型結晶多形が示す溶解度は，安定型結晶多形よりも高い．したがって，準安定型結晶多形を用いると，固形製剤投与後の溶解度と溶解速度が高くなる結果，難水溶性薬物の吸収を改善できる場合がある．ただし，溶液中で新たに生成する結晶は安定型結晶多形である．時間が経過して，準安定型結晶多形の固体がすべて安定型結晶多形の固体に変化した時点で溶解度は低下し，安定型結晶多形の溶解度に落ち着く．

4.3.2 結晶多形の確認方法

粉末 X 線回折測定法：
powder X-ray diffraction
（PXRD）

(1) 粉末 X 線回折測定法

結晶中の薬物分子は固体の中で規則正しく配列している．固体に X 線を照射すると，イオン・分子で反射される．X 線を照射する角度（θ）を変化させながら，垂直方向に対して対称な角度に反射される X 線を検出する（図 4.18）．反射されるイオン・分子の層と X 線が進む距離との関係で，X 線が強めあう角度と弱めあう

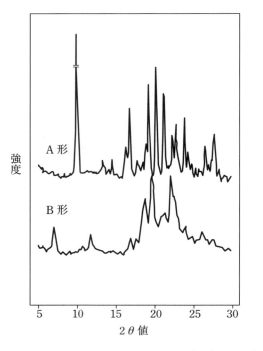
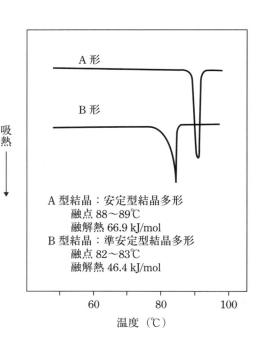

図 4.18 クロラムフェニコールパルミチン酸エステルの X 線回折パターン（左）と DSC プロファイル（右）

第4章　粉　体

角度がある．横軸にX線を照射する角度，縦軸にX線の強度をとったグラフでは
強めあう角度でピークが観察される．結晶多形では，固体中の薬物分子の配列が異
なるため，観察されるピークやその位置（角度）が異なる．

　日局17では，「2.58　粉末X線回折測定法」が規定されている．詳しい原理の説
明もあるので，参考にされたい．

(2) 示差走査熱量測定法

　示差走査熱量測定法（DSC法）とは固体に与えた熱量と固体の温度上昇との関
係を測定し，固体の融点を決定する方法である．固体に熱を与えながら，固体の温
度変化を測定する．固体温度に対して，温度の上昇速度をプロットすると，与えら
れた熱のすべてが温度上昇に費やされた場合は，比熱に応じた温度上昇を示し，一
定の上昇速度を示す．与えられた熱が固体から液体への状態変化に費やされた場合，
温度の上昇速度が低下する．つまり，融点に等しい温度で，温度上昇速度が低下す
るため，下向きのピーク（吸熱ピーク）が観察される．つまり，吸熱ピークを示す
温度がその固体の融点である．まれに，温度の上昇に伴って，多形転移（準安定型
結晶多形→安定型結晶多形）が観察される場合があり，この場合は熱が放出される
ため，上向きのピーク（発熱ピーク）が観察される．結晶多形では融点が異なるた
め，融点の測定により，結晶多形の有無と安定型，準安定型の区別が可能である．

　日局17「2.52　熱分析法」で，「2.　示差走査熱量測定法」が規定されている．

示差走査熱量測定法：
differential scanning
calorimetry

(3) 赤外吸収スペクトル測定法

　赤外領域（波長：2.5〜25 μm，波数：400〜4,000 cm^{-1}）の光の吸収を測定する．
この波長領域の光子エネルギーは有機化合物の中に存在する多くの結合（C-H，
O-H，N-Hなど）の伸縮振動のエネルギーと一致する．このため，スペクトル中
の特定波数のピークは，その波数の光を吸収する結合が自由に伸縮できる状態にあ
ること意味する．そのピークの消失はその結合が自由に伸縮運動できない状態への
変化を意味する．例えば，メチル基内のC-H結合の伸縮運動は3,000 cm^{-1}付近に
吸収を持つため，この波数にピークを示す．このピークの消失はメチル基内の
C-H結合が伸縮不可能となる環境変化を意味する．結晶多形では，結晶内の薬物
分子の配列の仕方によっては，特定の原子間結合の運動が制限される場合があるた
め，結晶多形間の赤外吸収スペクトルに様々な相違が生じる．赤外吸収スペクトル
を比較することで，結晶多形の有無を判断することが可能である．

　日局17では「2.25　赤外吸収スペクトル測定法」が規定されている．

　上述の方法以外にも，結晶多形を確認する新しい方法として，固体NMRの測定，
ラマン分光分析などが利用される．ラマン分光分析は赤外分光分析法の1種である．

赤外吸収スペクトル測定
法：infrared absorption
spectrometry

4.4 ポイントと問題

A 問　題：次の文の正誤を答えよ.

1. マーチン径とは，任意の一定方向の2本の平行線ではさみ，その間隔を直径としたものである.

2. 光学顕微鏡法，ふるい分け法のいずれの方法によっても，個数基準の粒度分布を求めることができる.

3. コールターカウンター法では，電圧パルスの数が粒子数を，電圧パルスの大きさが粒子径を示す.

4. 粒子の形状を球形と仮定して，ストークスの式は導き出されている.

5. 粉体が等加速度で沈降している場合にストークスの式が成立する.

6. ストークスの式によると，粒子径が同じ場合，固体粒子の沈降速度は液体の粘度に比例する.

7. 液体の密度が粒子固体の密度より大きい場合，液体中で粒子は浮上し，ストークスの式で示される速度は負の値を示す.

8. 固体粒子の形状が球からずれて，いびつになればなるほど，比表面積は大きくなる.

9. 粒子径が同じであれば，空隙率に関係なく粉体の比表面積は同じである.

10. 空気透過法では，コゼニー・カーマン式に基づいて，粉体の比表面積を計算する.

11. 多孔性の固体粒子の場合，ガス吸着法で求めた比表面積径は過小評価される傾向にある.

12. 累積頻度曲線の50%累積値に相当する径をモード径という.

13. 個数基準の粒度分布から得られる平均径は，質量基準の粒度分布から得られる平均径より一般に小さい.

14. 安息角が大きいほど粉体の流動性は悪い.

15. オリフィスからの粉体の流出速度が小さいほど，粉体の流動性は良い.

16. 粉体が吸湿すると，安息角は大きくなる.

17. 医薬品粉体を造粒すると，安息角はもとの粉体よりも小さくなる.

18. 流動性が良い粉体は，見かけの比容積が大きい.

19. 粉体の流動性は粒子径の影響を受けるが，粒子形状の影響を受けない.

20. ステアリン酸マグネシウムを少量添加すると，粉体の流動性は良くなる.

21. 粉体の流動性は滑沢剤の添加量に比例して増大する.

22. 粒子サイズが小さい粉体ほど，流動性は悪いが，サイズが非常に小さい微粒子の場合，二次粒子を形成することで，流動性が良くなる場合がある.

23. 粒子径が小さくなるほど，付着・凝集性は大きくなる.

24. メスシリンダーに充填して求めたかさ密度は真密度より小さい.

25. 一般に見かけの比容積の小さな粉体は，飛散性が大である

26. 見かけの密度の大きい医薬品粉体ほど，その安息角は大きい.

27. 粉末薬品の混合は，粉体粒子の見かけの密度が近いほど容易である.

28. 相対湿度（%）とは，その温度の飽和蒸気圧に対する空気中水蒸気圧の百分率である.

29. 水蒸気圧が同じでも，温度が上昇すると，飽和水蒸気圧が大きくなるので，相対湿度は低下する.

30. 水溶性医薬品の粉末は臨界相対湿度以上の湿度で，吸湿量が急激に増大し，潮解する.

第 4 章　粉　体　　　　　　　　　　　　　　　　　**73**

31. 水不溶性薬品の粉体の混合では，エルダーの仮説は成立しない．
32. CRH が 80％，60％，50％ の 3 種類の水溶性薬物の粉体を混合した場合，混合粉体の CRH は 24％ である．
33. CRH 40％ の粉体と CRH 80％ の粉体を質量比 1：1 で混合した場合，混合粉体の CRH は 60％ である．
34. 水不溶性の結晶性粉末の吸湿は固体表面への気体水分子の吸着であり，吸着量と蒸気圧の関係は BET 式で表される．
35. 結晶多形の存在を確認する方法として，X 線回折法や示差走査熱量測定法が利用される．
36. 溶解度が大きい結晶多形は安定型結晶多形である．
37. 溶解度が大きく異なる結晶多形の場合，錠剤を経口投与した後の消化管吸収が結晶多形間で大きく異なる場合がある．

B　解　答

1. 誤．記述はフェレー径の説明である．
2. 誤．ふるい分け法で得られる分布は質量基準の粒度分布である．
3. 正
4. 正．粒子の形状を球と仮定して，ストークスの式は導き出されている．
5. 誤．粒子が液体中を沈降する場合，液体との間に摩擦力が生じる．摩擦力は速度の増大とともに大きくなるが，固体粒子は摩擦力が重力と釣り合う速度で等速沈降する．等加速度沈降する場合は，速度が時間とともに変化するため，沈降現象を粒子径の測定に応用することはできない．
6. 誤．ストークスの式で，液体の粘度 η は分母に含まれる．つまり，固体粒子の沈降速度は粘度 η に<u>反比例</u>する．
7. 正．ストークスの式は沈降，浮上，どちらの場合でも成立する．一般に固体の密度は液体の密度よりも大きいため，式中の $\rho - \rho_0$ は正の値をとる．液体の密度が大きい場合，$\rho - \rho_0$ は負の値をとり，速度はマイナスの値をとる．下向き（沈降方向）を正方向と設定しているため，負の速度は浮上を示す．
8. 正．体積（質量）に対して，表面積が最も小さくなる形状は球である．この形状からずれるほど，体積（質量）に対する表面積は大きくなる．
9. 誤．比表面積は粒子の形状にも依存して，変化する．
10. 正
11. 正．多孔性の固体粒子の場合，粒子内空洞・隙間にもガスが入り込み，吸着する．このため，比表面積は過大評価される．比表面積と比表面積径とは反比例の関係にあるため，比表面積径は過小評価される．
12. 誤．累積頻度曲線の 50％ 累積値は<u>メジアン径</u>である．
13. 正
14. 正
15. 誤．オリフィスからの流出速度が大きい（粉体がサラサラと流出する）ほど，粉体の流動性は良好である．
16. 正
17. 正．医薬品粉体を造粒すると，流動性は改善される．
18. 誤．流動性が良い粉体は，粒子同士の摩擦が小さく，密に充填される．密に充填された粉体の見かけ比容積は小さい．
19. 誤．粒子形状の影響を受ける．表面ででこぼこの粒子の場合，粒子同士が出っぱりで引っかかったりして，

流動しにくい.

20. 正. 「少量の添加」がポイントである.

21. 誤. 至適濃度は約1%である.

22. 正. 粒子サイズが小さいと，相対的に付着力が大きくなり，粒子同士が集まって，二次粒子を形成することがある. この場合，見かけの粒子径が大きくなるため，流動性は良くなる.

23. 正.

24. 正. メスシリンダーに充填した粉体は粗充填の状態で，隙間が多い. この場合，見かけ密度は小さくなる.

25. 誤. 小さい見かけ比容積は，密な充填を意味し，充填性と粒子径との関係から，粒子径が大きいと予想される. 粒子径が大きい場合，粉体は飛散しにくい.

26. 誤. 大きい見かけ密度は，密な充填を意味し，粉体の粒子径が大きいことが予想される. 粒子径が大きい場合，流動性は一般に良好であり，安息角は小さいと予想される.

27. 正

28. 正

29. 正

30. 正

31. 正. そもそも水不溶性薬品の粉体にCRHは存在しない.

32. 正. $0.8 \times 0.6 \times 0.5 = 0.24 \rightarrow 24\%$である.

33. 誤. エルダーの仮説は，粉体の混合比率とは無関係に成立する.

34. 正

35. 正

36. 誤. 溶解度が大きいということは，分子・イオン間の相互作用が小さい状態であり，準安定型結晶多形を意味する.

37. 正

第 5 章

界面現象と分散系

2つの相が互いに接するとき，その境界を界面という．2つの相のうち，一方が粒子である場合，分散系という．分散系はその粒子の大きさによって，分子分散系，コロイド分散系，粗大分散系の3種類に分類される．分子分散系ではサイズが約1 nm 以下の微粒子（いわゆる分子）が分散している．通常，溶液と呼ばれている状態で，粒子の拡散速度が大きいため，粒子の分散状態は非常に安定である．サイズがおよそ 1 nm 〜 1 μm の粒子が分散している分散系をコロイド分散系と呼ぶ．分子分散系に比べると粒子サイズが大きく，ブラウン運動などのコロイド分散系に固有の現象が観察される．粒子の表面状態によっては，粒子が沈降しやすく，分子分散系に比べると不安定である．サイズがおよそ 1 μm 以上の粒子が分散している分散系は粗大分散系と呼ばれる．この系は明らかに不透明の濁った状態で，粒子が重力の影響を受けて，沈降又は浮上するため，容易に不均一な系となる．医薬品の多くは分散系であり，乳剤，懸濁剤などはコロイド分散系もしくは粗大分散系に属する．製剤の調製と安定性を理解するためには，界面で起こる現象と分散系に関する知識が不可欠となる．以下，界面現象，界面活性剤，分散系について詳しく解説する．

界面：interface
分散：dispersion

5.1 界面現象

固体，液体，気体のいずれか二者が接するとき，形成される境界面を界面と呼ぶ．接する相によって，気体-液体界面，気体-固体界面，液体-液体界面，液体-固体界面，固体-固体界面の5種類がある．一般に気体は自由に混合するため，気体-気体界面は存在しない．本節では気体-液体界面，液体-固体界面，気体-固体界面で起こる物理化学的現象について解説する．

5.1.1 気体-液体間の界面現象

5.1.1.1 表面張力

　液体中の分子はランダムな熱運動をしているが，周囲に存在する他の分子から分子間力をはじめとする様々な引力を受けている．液体内部に存在する分子はすべての方向から多数の分子による引力を受けるため，受ける力の総和はゼロであり，エネルギー的に安定である．ところが，液体の表面に存在する分子は液体内部から引力を受けるものの，気体から受ける引力は非常に小さいため，液体内部への引力を受けることになり，エネルギー的に不安定である（図5.1）．このような不安定な液体分子の数を少なくするために，液体表面にはその表面積（表面に存在する液体分子の数）を最小にするような液体表面を引っ張る方向の力が働く．この力を表面張力という．一般に，表面張力は温度の上昇に伴って低下する．溶媒分子の熱運動が激しくなるためである．また，表面張力は溶媒分子間の相互作用（引力）が強いほど大きい．例えば，水，ベンゼンの表面張力はそれぞれ 72.8（mN/m），21.8（mN/m）である．ベンゼンに比べて，分子間に水素結合が生じる水において，その表面張力が大きい．

表面張力：surface tension

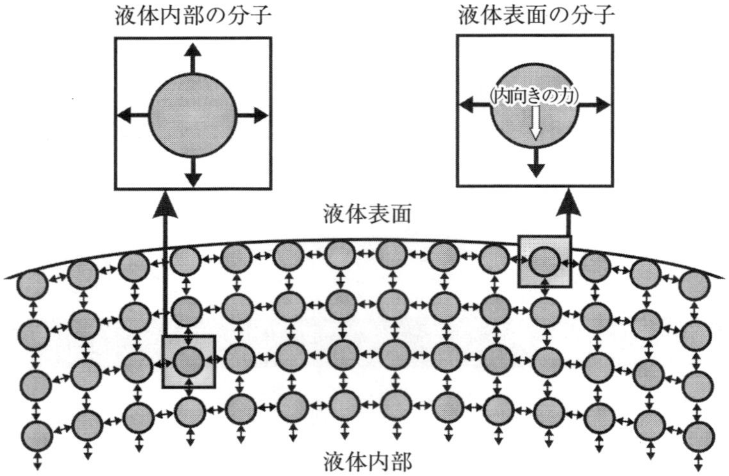

図5.1　液体の内部・表面の状態と表面張力

5.1.1.2 表面張力の測定法

毛細管上昇法：
　capillary rise method

1) 毛細管上昇法（図5.2a）
　毛細管を液体中に立てた際，毛細管内の液体がその表面張力によって毛細管外の液面よりも上昇する現象を利用する．液面の上昇を h，毛細管半径を r，液体の密

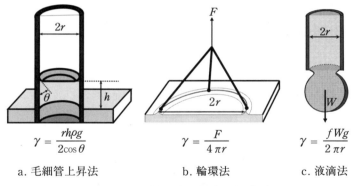

図 5.2　液体の表面張力の測定法

度を ρ, 重力加速度を g, 毛細管表面の接触角（5.1.2.1 を参照）を θ とすると，次式で表面張力 γ が計算できる．

$$\gamma = \frac{rh\rho g}{2\cos\theta}$$

2) 輪環法（図 5.2b）

白金線のリングを液中に沈め，静かに引き上げる時，液面からリングを離すために必要な力はその液体の表面張力に比例する．必要な力を F，リングの半径を r とすると，次式で表面張力 γ が計算できる．

$$\gamma = \frac{F}{4\pi r}$$

輪環法：ring method

3) 液滴法（図 5.2c）

細管から滴下される液滴の質量はその液体の表面張力に比例する．細管の半径を r，液滴の質量を W，重力加速度を g，補正係数を f とすると，次式で表面張力 γ が計算できる．

$$\gamma = \frac{fWg}{2\pi r}$$

液滴法：drop weight method

5.1.1.3　液体表面への物質の吸着（ギブスの吸着等温式）

ギブスの吸着等温式：Gibbs adsorption equation

純水に水溶性物質を溶解すると，その物質の性質によって，水の表面に存在しやすい物質もあれば，表面よりも液体内部に存在しやすい物質もある．溶質が溶液内部にのみ存在する場合，表面は水分子だけで構成されることになる．この場合，純水の場合と相違はなく，表面の性質にも変化はない．ところが溶質が表面にも入り込むようになると表面の性質が変化し，その結果，表面張力が変化する．溶質の溶解に伴う液体の表面張力の変化は水表面への溶質の局在（表面への吸着）によって

変化するため，溶質の液体表面への吸着量と表面張力との間には一定の関係が成立する．この関係を示した式が次のギブスの吸着等温式である．

$$\Gamma = -\frac{C}{RT}\frac{d\gamma}{dC}$$

Γ：単位面積の液体表面に吸着された溶質量（mol/cm^2）
γ：表面張力　　C：溶質のモル濃度（mol/L）
R：気体定数　　T：溶液の絶対温度

溶質の濃度と溶液の表面張力との関係を図 5.3 に示す．ギブスの吸着等温式が示す内容は図 5.3 とあわせて理解する必要がある．図 5.3 には 3 本のグラフが描かれている．溶質濃度の増大に伴って，表面張力が増大する物質（物質 A）と 2 種類の低下する物質（物質 B，物質 C）が存在し，低下する物質 B と物質 C を比較すると，物質 B では表面張力の低下が比較的小さく，物質 C では低濃度における低下が顕著である．

ギブスの吸着等温式右辺の $\frac{d\gamma}{dC}$ はグラフの接線の傾きを表している．物質 A では溶質濃度の増加とともに表面張力が増大することから，$\frac{d\gamma}{dC}$ は正の値をとる．この場合，ギブスの吸着等温式の左辺 Γ は負の値をとることがわかる．Γ は液体の内部に比べて，液体表面にどの程度過剰な溶質が吸着するかを示すことから，物質 A は液体表面より液体内部に高濃度で存在することを示している．このような現象は負の吸着と呼ばれ，物質 A に表面張力を変化させる作用はない．物質 A の実例は塩化ナトリウムやショ糖などである．一方，物質 B と物質 C では，濃度の上昇とともに界面張力が減少するため，$\frac{d\gamma}{dC}$ は負となり，左辺 Γ は正の値をとる．物質 B と物質 C は液体内部よりも液体表面に過剰に存在する性質を持つ物質であり，このような吸着を正の吸着と呼ぶ．物質 B，物質 C ともに，表面張力を減少させることから，界面活性作用を持っているが，低濃度においても，表面張力を顕著に減少させる物質 C を特に界面活性剤と呼ぶ．界面活性剤には化学構造やミセル形成などの様々な特徴があり，物質 B とは性質が大きく異なっている．

負の吸着：
　negative adsorption

正の吸着：
　positive adsorption

界面活性剤：surfactant

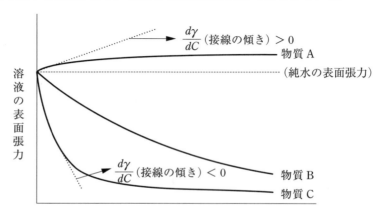

図 5.3　溶液の溶質濃度と表面張力との関係

表 5.1　物質の液体表面への吸着と界面活性作用

	$\dfrac{d\gamma}{dC}$	Γ	吸着の種類	物質の具体例
物質 A	正	負	負の吸着	塩化ナトリウム，ショ糖
物質 B	負	正	正の吸着	各種アルコール，脂肪酸
物質 C	負	正	正の吸着	界面活性剤

5.1.2　液体-固体間の界面現象（ぬれ）

固体表面と液体の親和性はわかりやすく「ぬれ」と表現される．固体表面と液体との親和性（なじみやすさ）である．液体を固体表面に滴下した時，液体が固体表面を覆う，すなわち固体表面が液体でぬれるからである．固体表面のぬれは固体物質の溶解に大きな影響を与え，固形製剤投与後の主薬の溶解速度，更にその後の吸収速度を大きく左右する．

ぬれ：wetting

5.1.2.1　接触角

ぬれの程度を数値化するための指標として，接触角がある．固体表面に一定量の液体を滴下すると，固体表面で液滴となり静止する．図 5.4 に示すように，この状態では 3 種類の界面張力がつり合っている．接触角とは液体の接触面と液体の表面張力がなす角度である．

図 5.4 の A 点においては，液体，固体，気体が接触し，3 種類の界面張力（液体の表面張力，固体の表面張力，固体-液体間の界面張力）がつり合っている（図 5.5）．このバランスを示す式がヤングの式である．

接触角：contact angle

ヤングの式：
Young's equation

$$\gamma_{固体} = \gamma_{固体-液体} + \gamma_{液体} \cos\theta$$

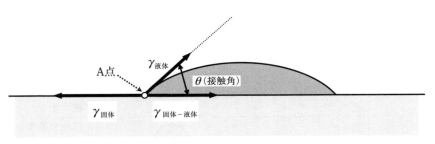

図 5.4　3 種類の界面張力と接触角 θ

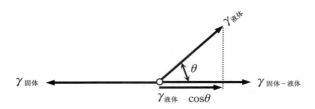

図 5.5　3 種類の界面張力のつり合い（ヤングの式）

5.1.2.2　ぬれの種類

接触角の大きさによって観察される現象が異なり，固体表面のぬれは以下の 3 種類に分類される（表 5.2）．

拡張ぬれ：
spreading wetting

1）拡張ぬれ

接触角はゼロである．液体が 1 分子の層になるまで固体表面を最大限に広がる．固体表面が非常にぬれやすい状態である．

浸漬ぬれ：
immersional wetting

2）浸漬ぬれ

接触角は $0° < \theta \leq 90°$ である．固体表面が比較的ぬれやすい状態である．例えば，布を水に浸すと，毛細管現象で布のぬれがゆっくりと広がる場合があるが，繊維の表面が水でぬれやすいために起こる現象である．このようなぬれが浸漬ぬれである．

付着ぬれ：
adhesional wetting

3）付着ぬれ

接触角は $90° < \theta \leq 180°$ である．固体表面に球状の液体が付着するぬれである．固体表面はぬれにくく，$\theta = 180°$ の場合，固体表面は全くぬれない．

表 5.2　固体表面のぬれ

ぬれの名称	接触角 θ	ぬれのイメージ	
拡張ぬれ	$\theta = 0°$		液体が固体表面に単分子状態になるまで広がる．
浸漬ぬれ	$0° < \theta \leq 90°$		毛細管の中を液体が水平に広がり，接触面積が拡大する．
付着ぬれ	$90° < \theta \leq 180°$		粒状の液体が固体表面に付着する．

5.1.2.3 ぬれの測定法

1) 直接法

固体の圧縮成形物を作成し，その上に液体を滴下して，接触角を直接測定する．液体は固体内部に浸透しないと仮定されており，ぬれにくい固体が測定対象である．

2) 毛管上昇法（図 5.6）

ガラス管に粉体を充てんし，ガラス管の底を液体に漬けて垂直に立てる．毛細管現象によって，粉体層に液体が染みこみ，ぬれが垂直上向きに広がっていく．ぬれの広がる速度を測定し，次のウォッシュバーンの式に基づいて，接触角 θ を算出する．

ウォッシュバーンの式： Washburn's equation

$$h^2 = \frac{r\gamma_L \cos\theta}{2\eta} t$$

ただし，t は時間，h は時間 t の間に広がったぬれの高さ，r はガラス管の半径，γ_L は液体の表面張力，η は液体の粘度である．

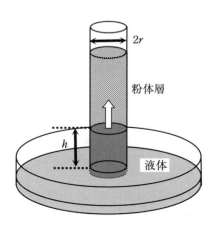

図 5.6 毛管上昇法

5.1.3 固体-気体間の界面現象

固体-気体間の界面で起こる重要な現象は固体表面への気体の吸着である．粉体の粒子径測定では，粉体表面へ吸着した気体の量から粉体の比表面積を求め，比表面積から平均粒子径を計算する．固体表面への気体分子の吸着は気体分子の濃度，すなわち気体の分圧で決定される．気体の分圧の増大とともに，一般に固体表面への気体の吸着量は増大するが，そのパターンは気体と固体の組合せによって様々である．気体の分圧と固体表面への吸着量との関係を示す式としては，以下の 2 式が重要である．

吸着：adsorption

ラングミュア式：
Langmuir equation

1) ラングミュア式

固体表面へ気体分子が一層のみ吸着し，吸着された分子間には相互作用がないと仮定して導かれた式である．

$$\frac{P}{V} = \frac{1}{KV_m} + \frac{P}{V_m}$$

ただし，V は気体分子の表面吸着量，V_m は単分子吸着量（最大吸着量），P は吸着する気体の圧力，K は定数である．変形すると次式となり，P と V との関係は直角双曲線の一部であることがわかる．

$$V = \frac{V_m KP}{1 + KP}$$

2) BET 式

気体分子が吸着分子の真上に整然と多重に吸着すること，更に，第 2 層以上の吸着は吸着分子の液化と同じ現象とみなすことを仮定して，Brunauer, Emmet, Teller の 3 人がラングミュア式を多重層吸着に拡張し，次の BET 式を誘導した．

$$\frac{P}{V(P_0 - P)} = \frac{1}{CV_m} + \frac{C-1}{CV_m}\frac{P}{P_0}$$

ただし，P_0 は測定温度における飽和蒸気圧，V_m は単分子吸着量，C は定数で，$C = \exp(E_1 - E_2)/RT$（E_1：第 1 層吸着エネルギー，E_2：液化熱，R：気体定数，T：温度）である．BET 式からも単分子吸着量 V_m が求められる．

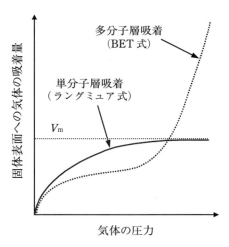

図 5.7　固体表面への気体の吸着

5.2 界面活性剤

　界面活性剤は液体の表面張力を大きく低下させる物質で，極性の高い水溶性基（親水性）と極性の低い脂溶性基（親油性）の両方を持つ．水と気体，あるいは水と混合しない非極性液体と水との界面に安定に存在する（吸着する）ことが可能で，その結果，界面の性質を改変し，界面張力を減少させる．

界面活性剤：surfactant

5.2.1 界面活性剤の分類

　脂溶性部分はアルキル基である場合が多い．一方，水溶性構造の極性は電荷に基づく場合と電荷を持たない構造的極性に基づく場合がある．界面活性剤は水溶性部分の構造をもとに以下のように分類される（表5.3）．

表5.3　界面活性剤の分類と化学構造

		化学構造	具体例
イオン性界面活性剤	陰イオン性界面活性剤	$R-COO^-$	脂肪酸塩（石けん）
		$R-OSO_3^-$	アルキル硫酸
		$R-SO_3^-$	アルキルスルホン酸
		$R-\langle\bigcirc\rangle-SO_3^-$	アルキルベンゼンスルホン酸
	陽イオン性界面活性剤	$R-NH_3^+$	アルキルアンモニウム
		$R_1-\overset{R_2}{\underset{R_3}{N^+}}-R_4$	四級アルキルアンモニウム
		$R-N^+\langle\bigcirc\rangle$	アルキルピリジニウム
	両性界面活性剤	$R_1-\overset{R_2}{\underset{R_3}{N^+}}-R_4-COO^-$	アルキルベタイン
		$\begin{array}{l}CH_2OCOR\\R'COOCH \quad O^-\\CH_2O-P-O-CH_2CH_2N^+(CH_3)_3\\\qquad\quad O\end{array}$	レシチン
非イオン性界面活性剤	ポリオキシエチレン系	$R-O-(CH_2CH_2O)-H$	ポリオキシエチレンアルキルエーテル（Brij系）
		$R-\langle\bigcirc\rangle-O-(CH_2CH_2O)-H$	ポリオキシエチレンアルキルフェニルエーテル
	多価アルコール脂肪酸エステル系	$\begin{array}{l}\text{O}\diagup CH_2OCOR \quad \text{O}\diagdown CH(OH)CH_2O-COR\\HO\diagdown\diagup OH \qquad HO\diagdown\diagup OH\\\quad OH \qquad\qquad\quad OH\end{array}$	脂肪酸ソルビタンエステル（Span系）
		$H(OH_2CH_2C)_lO\overset{O\diagup CH_2OCOR}{\underset{O(CH_2CH_2O)_mH}{\diagdown O(CH_2CH_2O)_nH}}$	脂肪酸ポリオキシソルビタンエステル（Tween系）

イオン性界面活性剤：
ionic surfactant

陰イオン性界面活性剤：
anionic surfactant

陽イオン性界面活性剤：
cationic surfactant

両性界面活性剤：
zwitterionic surfactant

非イオン性界面活性剤：
nonionic surfactant

親水親油バランス（HLB）：
hydrophile-lipophile balance

1) イオン性界面活性剤

親水基が電荷を有しており，電荷の種類に応じて更に3種類に分類される.

① 陰イオン性界面活性剤

負電荷の本体はカルボキシル基，硫酸基，スルホン基などである. 洗剤，乳化剤，湿潤剤など，最も広く用いられる界面活性剤である.

② 陽イオン性界面活性剤

正電荷の本体はアミノ基，四級アンモニウム，ピリジニウム基などである. 四級アンモニウムは抗菌活性が強いため，殺菌・消毒剤として汎用されている.

③ 両性界面活性剤

正電荷は四級アンモニウム，負電荷はカルボキシル基やリン酸基に由来する. レシチンは細胞膜の主要な構成成分であり，薬物キャリアーとして利用されるリポソームの調製にも利用される.

2) 非イオン性界面活性剤

親水基に電荷がない. ポリオキシエチレン構造を親水基とする Brij 系，アルコールの脂肪酸エステルを親水基とする Span 系，アルコールの脂肪酸エステルの他，ポリオキシエチレン構造も有する Tween 系などがある. Span 系は脂溶性が高く，脂溶性界面活性剤の代表である.

5.2.2　界面活性剤の性質

5.2.2.1　HLB（親水親油バランス）

界面活性剤はその構造中に脂溶性基と親水基の両方を持ちあわせる. 分子内の親水基，脂溶性基のサイズのバランスによって，その界面活性剤の性質が大きく異なり，その使用用途が決定される. 界面活性剤中の脂溶性基と親水基の大きさのバランスを示す数値を HLB という. HLB は様々な基準で計算されるが，HLB が小さい界面活性剤は脂溶性基の占める割合が大きく，脂溶性界面活性剤である. 一方，HLB が大きい界面活性剤は親水基の占める割合が大きく，水溶性界面活性剤である.

必要とする HLB を持つ界面活性剤を調製するために，数種類の界面活性剤を組み合わせて調製した混合物が使用される場合がある. 界面活性剤混合物の HLB は以下の式で計算される.

$$\mathrm{HLB_{AB}} = \frac{\mathrm{HLB_A W_A + HLB_B W_B}}{\mathrm{W_A + W_B}}$$

$\mathrm{HLB_{AB}}$：混合した界面活性剤の HLB

$\mathrm{HLB_A}$, $\mathrm{HLB_B}$：界面活性剤 A 及び B の HLB

$\mathrm{W_A}$, $\mathrm{W_B}$：混合した界面活性剤 A 及び B の質量

つまり，各界面活性剤の HLB に混合物中の質量割合をかけて足し合わせることで，界面活性剤混合物の HLB が計算可能である．

5.2.2.2 界面活性剤の分子集合体（ミセル）

界面活性剤を水に溶解すると，界面活性剤分子が水中でランダムに分散するとともに，水表面には親水基を下向きに，脂溶性基を上向きにして，界面活性剤が配向する．界面活性剤の濃度が上昇し，ある濃度以上になると，界面活性剤分子どうしが溶液中で会合し，集合体を形成する（図 5.8）．界面活性剤分子が会合して形成される集合体をミセルと呼び，ミセルが形成される界面活性剤の濃度を臨界ミセル濃度と呼ぶ．

ミセル：micelle

臨界ミセル濃度：
 critical micelle
 concentration（cmc）

界面活性剤は分子中に脂溶性構造と水溶性構造を持つために，水中でランダムに分散している状態は熱力学的に不安定である．濃度の上昇とともに，より安定な状態になろうとする傾向が強まり，その結果，形成される集合体がミセルである．界面活性剤の脂溶性基はもともと水となじみにくい．この脂溶性構造を水分子から遠ざけるためにミセル内側に脂溶性基を向け，また，親水基が水分子と接触できるように，外側に親水基を向けて，界面活性剤はミセルを形成する．したがって，ミセルの内部は脂溶性の高い状態である．ミセルは脂溶性物質を内側に取り込むことができるが，この性質によって難水溶性物質の可溶化や汚れの除去が可能となる．非極性溶媒（有機溶媒）の中では，極性がミセルの内・外で逆になり，脂溶性基を外側に，親水基を内側に向けて，界面活性剤が配向したミセルが形成される．裏表逆のミセルを逆ミセルという．ミセルには図 5.9 に示すような種々の形状が知られている．

逆ミセル：reverse micelle

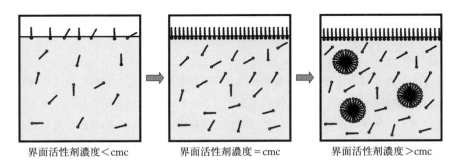

図 5.8　界面活性剤の溶解（cmc とミセル形成）

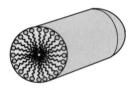 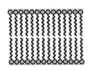

球状ミセル　　　　　　棒状ミセル　　　　　　層状ミセル

小型ミセル　　　　　　逆ミセル

図 5.9　ミセルの様々な形状

5.2.2.3　界面活性剤の溶解度の温度変化（クラフト点と曇点）

　界面活性剤の水に対する溶解度は温度に大きく依存する．また，温度による溶解度の変化はイオン性界面活性剤と非イオン性界面活性剤で大きく異なり，溶解度が大きく変化する温度にそれぞれ独特の名称がつけられている．

1) クラフト点

　イオン性界面活性剤の水への溶解度はある温度で急激に上昇する．ある温度以上でないと，イオン性界面活性剤がミセルを形成しないためである．イオン性界面活性剤に関して，その溶解度が急激に大きくなる温度をクラフト点という．クラフト点はイオン性界面活性剤の融点に相当する温度である．親水基が同じ場合，脂溶性基であるアルキル基の炭素数の増大に伴って，クラフト点は高くなることが知られている（図 5.10）．

クラフト点：Kraft point

2) 曇　点

　非イオン性界面活性剤はその親水基に水分子が弱く会合した状態で水に溶解している．低温状態では水分子の熱運動が激しくないため，水分子が会合したままで界面活性剤の溶解度は維持される．ところが，温度が上昇すると熱運動が激しくなって，界面活性剤の親水基に会合していた水分子が界面活性剤との相互作用を振り切るため，界面活性剤は安定に分散できなくなり，界面活性剤の水への溶解度は急激に低下する．非イオン性界面活性剤の水溶液の温度を上昇させると，ある温度で溶解度が激減するため，界面活性剤が溶液中で析出し，その結果，もともと透明であった溶液が白濁する．このような現象から非イオン性界面活性剤の溶解度が大きく変化する（温度の上昇とともに，大きく低下する）温度を曇点という．曇点よりも温度を上げると，界面活性剤の溶解度が更に減少するため，界面活性剤と水溶液は

曇点：cloud point

第 5 章　界面現象と分散系

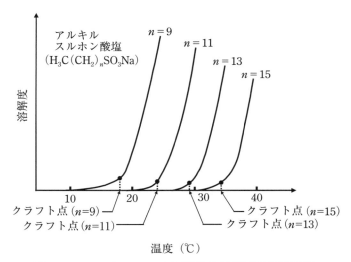

図 5.10　アルキルスルホン酸塩の溶解度の温度変化

やがて 2 層に分離する．

　イオン性界面活性剤，非イオン性界面活性剤ともに，その溶解度が急激に変化する温度があるが，非イオン性界面活性剤では溶解度は低下し，イオン性界面活性剤では，逆に溶解度が増大する．このような相違をその理由とともにしっかりと理解・記憶する必要がある．

5.2.3　界面活性剤の作用・用途

　界面活性剤の水溶液は様々な作用を有しているが，その作用は界面活性剤濃度に依存し，cmc を境に特徴的な変化を示す．界面活性剤溶液の作用・性質と濃度との関係を図 5.11 に示す．表面張力は cmc までの濃度で急激に低下し，cmc 以上の濃度領域ではほぼ一定である．これは界面活性剤の水溶液表面への吸着量が cmc 以下の濃度領域で濃度に応じて増大し，cmc で飽和するためである．浸透圧は cmc までは濃度に比例して大きく増大するが，cmc 以上の濃度領域では増大の程度が小さくなる．浸透圧への寄与は単分子 1 個でも，ミセル 1 個でも同じである．ミセルが形成されるまでは，界面活性剤は単分子で分散するため，添加量に対して大きく浸透圧が増大する．ところが，ミセルは多くの界面活性剤分子で構成されるため，cmc 以上の濃度領域では，添加量に対する浸透圧の増大の程度は小さくなる．界面活性剤溶液の洗浄力と可溶化能はミセルが汚れや難水溶性物質を内部に取り込むことによって発揮される．したがって，ミセルの形成がこれら 2 つの作用にとって重要である．界面活性剤は，まず汚れに吸着するとともに汚れと繊維のすき間に入り込み，汚れを洗浄液中へ離脱させる．また，汚れはもともとその量が多くないので，洗浄力は溶液中でミセルが形成された時点で最大となり，それ以上の濃度では大き

可溶化：solubilization

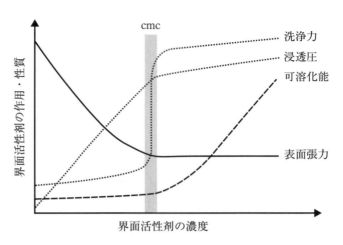

図 5.11　界面活性剤溶液の作用・性質と濃度の関係

くなることはない．ところが，可溶化できる難水溶性物質の量はミセルの量（数）に応じて多くなることから，可溶化能は cmc 以下の濃度領域では低いままで，cmc 以上の濃度で添加量（＝ミセルの形成量）に依存して増大する．

　界面活性剤の用途はその HLB によって大きく異なる．HLB が非常に小さい界面活性剤（HLB 3 以下）は水への溶解度が非常に小さいために，その利用目的は消泡作用などが主となる．HLB が小さい界面活性剤（HLB 3〜6）はバンクロフトの経験則（5.3.2.3 を参照）からも明らかなように，w/o 型乳剤の調製に用いられる．HLB が大きい界面活性剤の用途は水への溶解度が大きいため，様々である．HLB 8〜18 の界面活性剤は o/w 型乳剤の調製に用いられる．また，HLB 13〜15 の界面活性剤は洗浄剤（洗剤）として，HLB 15〜18 の界面活性剤は可溶化剤として利用される（図 5.12）．

バンクロフトの経験則：
　Bancroft rule
乳剤：emulsion

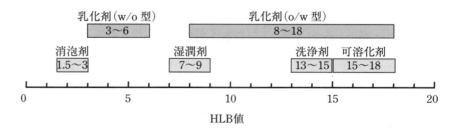

図 5.12　界面活性剤の用途と HLB

5.3 分散系

5.3.1 コロイド

コロイド：colloid

コロイド分散系に含まれる粒子のサイズは分子分散系に比べると大きく，ブラウン運動などのコロイド分散系に特有の現象が観察される．粒子の表面状態によっては，粒子が沈降しやすく，分子分散系に比べると不安定である．

コロイド分散系：
colloidal dispersion
system

5.3.1.1　コロイドの種類と性質

コロイド粒子のサイズは小さく，周囲の溶媒分子のサイズと大きな相違がないため，溶媒分子が衝突すると，その反動でコロイド粒子が動く．また，溶媒分子はランダムに衝突するため，コロイド粒子の運動は非常に不規則である．粒子サイズの大きい粗大分散系では溶媒分子の衝突の影響は小さく，粒子が動くことはない．コロイド粒子が示す不規則な運動はブラウン運動と呼ばれる．コロイド溶液に光を当てると，光路が明るく輝いて見える．コロイド粒子により光が散乱されるためであり，チンダル現象と呼ばれる．コロイド粒子は小さいため，通常の光学顕微鏡で観察することはできないが，光の散乱を利用すると観察が可能となる[注1]．コロイド粒子を観察できるように工夫された顕微鏡を限外顕微鏡と呼ぶ．限外顕微鏡では視野の横方向から光が当てられ，光の入射方向に対して，90度の方向から散乱光を観察する．観察している対象はコロイド粒子が散乱した光であって，コロイド粒子そのものではない．

コロイド粒子：
colloidal particles

ブラウン運動：
Brownian motion

チンダル現象：
Tyndall phenomenon

限外顕微鏡：
ultramicroscope

コロイド粒子が帯電している場合，その周辺には溶液中の反対電荷を持つイオンが引き寄せられ，コロイド粒子表面とその周辺に電荷の異なる二重のイオン層が形成される．この二重の層を電気二重層という．更に，コロイド粒子のごく近傍にあって，イオンが自由に動くことができない層を固定層，その外側にあってイオンが自由に移動・拡散できる層を拡散層という．固定層の外側表面の電位をゼータ電位といい，コロイド粒子の有効電位である．

電気二重層：
electric double layer
固定層：Stern layer
拡散層：diffusion layer
ゼータ電位：
zeta（ζ）potential

コロイドはその中に含まれるコロイド粒子の性質によって分類される．コロイド粒子がタンパク質などで構成されるとき，粒子は多くの水分子を周囲に配位し，水中で非常に安定なコロイド溶液を形成する．このようなコロイドを親水コロイドと

親水コロイド：
hydrophilic colloid

注1：光学顕微鏡の分解能は光の波長や対物レンズの口径等により影響を受けるが，通常0.2 μm 程度が限界となる．

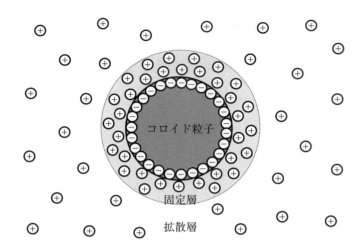

図 5.13 荷電コロイド粒子と電気二重層

疎水コロイド：
　hydrophobic colloid

いう．一方，金属などの疎水性物質で構成されるコロイド粒子を疎水コロイドという．表面の性質から粒子どうしが凝集・沈降しやすく，安定性は悪い．このような疎水コロイドに親水コロイド溶液を添加すると，疎水コロイドの周囲に親水コロイド粒子が配位し，疎水コロイドが安定化する．疎水コロイドを安定化させるために加える親水コロイドを保護コロイドという．また，ミセルのように溶質分子が集合・会合して大きくなり，コロイド次元のサイズとなったコロイドを会合コロイドという．

保護コロイド：
　protective colloid
会合コロイド：
　association colloid

5.3.1.2　コロイドの安定性

親水コロイドはもともと安定で，凝集・沈降しにくいが，無機塩類を大量に添加することで，コロイド粒子が周囲の水分子を失い，凝集・沈降する．このように大量の塩類を添加することで，親水コロイドが沈降・凝集する現象を塩析という．塩析に用いる塩はその電荷や価数，イオン半径などによって，塩析に対する効果が異なることが知られている．イオンを塩析に有効なものから順番に並べた配列をホフマイスター系列という（表 5.4）．アルカリ金属，アルカリ土類金属ではイオンサイズ（原子量）の増大に伴い，塩析効率は低下する．また，水と混合可能な少量の有機溶媒（エタノールやアセトン）を添加することによっても，コロイド粒子は凝集・沈殿する．有機溶媒によって，コロイド粒子が凝集・沈殿する現象をコアセルベーションという．

塩析：salting out

ホフマイスター系列：
　Hofmeister series

コアセルベーション：
　coacervation

表 5.4　ホフマイスター系列

陽イオン	1 価	$Li^+ > Na^+ > K^+ > Rb^+$
	2 価	$Mg^{2+} > Ca^{2+} > Sr^{2+}$
陰イオン		$SO_4^{2-} > F^- > Cl^- > Br^- > NO_3^- > I^- > SCN^-$

第5章　界面現象と分散系　　*91*

5.3.2　乳　剤

乳剤とは，ある液体の微粒子が互いに混合しないもう1種類の液体の中に均一に分散した溶液である．液体微粒子を分散相，微粒子を含む液体を連続相又は分散媒という．2種類の液体とは通常，油と水である．

5.3.2.1　乳剤の種類

乳剤の種類としては2種類が存在する．連続相が水，分散相が油の場合（水の中に微細な油滴が分散した乳剤）と連続相が油で分散相が水の場合（油の中に微細な水滴が分散した乳剤）がある．前者を水中油型乳剤（o/w型乳剤）と呼び，身近な例では牛乳，マヨネーズなどがあげられる．後者は油中水型乳剤（w/o型乳剤）と呼ばれ，マーガリンなどが代表例である．その他，w/o型乳剤が分散相，水が連続相という乳剤もあり，w/o/w型乳剤と呼ばれる．同様に，o/w型乳剤が分散相で，油が連続相という乳剤はo/w/o型乳剤と呼ばれる．これらは複合乳剤と呼ばれる．乳剤の型の変化（w/o型→o/w型，o/w型→w/o型）を転相という．転相はo/w型乳剤への油の添加，w/o型乳剤への水の添加，あるいは温度の変化によって起こる．

o/w型乳剤：
　oil-in-water emulsion
w/o型乳剤：
　water-in-oil emulsion

複合乳剤：
　multiple emulsion

転相：phase inversion

5.3.2.2　乳剤型の判定法

乳剤型（o/w型か，w/o型か）を判別する方法としては，以下の3種類がある．

1）希釈法
乳剤の一部を水に添加したとき，水表面で乳剤が容易に広がる場合は連続相が水，つまりo/w型乳剤である．容易に広がらない場合はw/o型である．

2）色素法
水溶性色素あるいは脂溶性色素を用いる．メチレンブルーやメチルオレンジなどの水溶性色素を乳剤に添加して，色素が乳剤表面を容易に広がる場合，連続相は水つまりo/w型乳剤である．ズダンⅢなどの脂溶性色素を用いた場合でも，同様にして，乳剤型の判別が可能であり，色素が全体的に広がる場合は，連続相は油つまりw/o型乳剤である．

3）電気伝導度法
水の電気伝導度が高く，油の電気伝導度は低いことを利用する．乳剤の電気伝導度を測定し，電気伝導度が高い場合は水が連続相，つまりo/w型乳剤である．逆に電気伝導度が低い場合は，連続相が油，つまりw/o型乳剤である．

5.3.2.3　乳剤の調製法

　乳剤の調製の基本は，連続相中に分散相を添加することであるが，液体−液体間の界面は物理的に不安定であるため，連続相に分散相を添加するだけで，自発的に乳剤ができることはまれである．乳剤を調製するためには，外から何らかのエネルギーや機械的な力を加える必要があり，ホモジナイザー，コロイドミル，超音波乳化機などを利用して，乳剤は調製される．

　安定な乳剤を調製するためには，適切な界面活性剤（乳化剤）の利用が不可欠である．用いる界面活性剤の性質と調製できる乳剤の型には一定の関係があり，この関係はバンクロフトの経験則として知られている．バンクロフトの経験則によると，用いた乳化剤が溶けやすい液体が連続相になる．つまり，脂溶性が高い（HLB が小さい）界面活性剤を用いて乳剤を調製すると，油が連続相，つまり w/o 型乳剤が調製できる．逆に，HLB が大きい水溶性の界面活性剤を利用すると o/w 型乳剤が調製できる．

転相乳化：
　phase inversion
　emulsification

1）転相乳化
　バンクロフトの経験則から，使用する界面活性剤が溶けやすい相が連続相となる．また，非イオン性界面活性剤の水への溶解度は温度によって大きく変化する．曇点以下の温度では水への溶解度が高いが，曇点以上の温度では水への溶解度が激減する結果，相対的に油への溶解度が高くなる．つまり，非イオン性界面活性剤を乳化剤として利用すると，その曇点以上の温度では w/o 型乳剤が生成しやすく，逆に，曇点以下の温度では o/w 型乳剤が生成しやすい．したがって，乳剤の温度を変化させることによって，転相を起こさせることが可能である．温度変化に伴う転相をうまく利用すると，微細な液滴を含む安定な乳剤を調製することが可能で，転相を利用した乳剤の調製を転相乳化と呼ぶ．転相乳化では，非イオン性界面活性剤を乳化剤として用いて，まず，高温で w/o 型乳剤を調製する．その後，乳剤の温度を曇点よりも下げることで乳剤を転相させ，o/w 型乳剤を調製する．

5.3.2.4　乳剤の安定性

クリーミング：creaming

　乳剤を放置すると，クリーミング及び凝集と呼ばれる現象が起こる．通常，水と油ではその比重が異なるため，o/w 型乳剤の場合は油滴が上方に，w/o 型乳剤の場合は水滴が下方に移動し，乳剤が不均一となる．見た目は不均一であるが，振とうすると容易に元の均一な乳剤に戻る．このような変化をクリーミングという．クリーミング自体は可逆的で，元の分散状態に容易に戻るため，大きな問題ではない．しかし，乳剤の不均一化の最初のステップであるため，クリーミングを防止することが乳剤の安定化につながる．溶液中の微粒子の沈降（浮上）速度はストークスの

式（第4章参照）で表現される．ストークスの式によると，沈降（浮上）速度を小さくする条件は以下の通りである．

ストークスの式：Stokes equation

① 分散相と連続相の密度差を小さくする．
② 液滴のサイズを小さくする．
③ 連続相の粘度を大きくする．

クリーミングと同時に，あるいはクリーミングの後に，いくつかの液滴が集まった集合体が生成する．液滴の集合体が生成する現象を凝集と呼ぶ．凝集が起こった後，さらに時間が経過すると，複数の液滴どうしが融合して1つになり，サイズが大きい液滴が生じ始める．この現象を合一といい，合一の状態まで進むと振とうしても元の分散状態に戻らなくなる．合一が更に進行すると，最後は2層に分離する．不安定化した乳剤の最後の姿がこの2層分離である（図5.14）．

凝集：aggregation

合一：coalescence

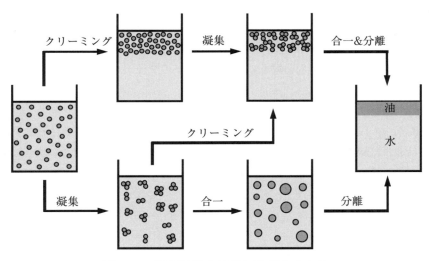

図5.14 乳剤粒子の沈降と乳剤の安定性

5.3.3 懸濁剤

懸濁剤では液体中に固体粒子が分散している．乳剤とともに，コロイド分散系又は粗大分散系に分類される．

懸濁剤：suspension

5.3.3.1 懸濁剤の安定性

日本薬局方製剤総則の定義の通り，懸濁剤に含まれる固体粒子は微細均等に懸濁している必要があり，固体粒子の分散が不均一になると懸濁剤とはいえなくなる．一般に，固体の密度は液体よりも大きいため，懸濁剤を構成する固体粒子は重力に従って沈降する．固体微粒子の沈降を抑制することによって，懸濁剤が長期間安定

沈降：sedimentation

表 5.5　懸濁剤粒子の沈降と懸濁剤の安定性

沈降の種類	沈降の様子	沈降速度	沈積体の特徴
分散沈降		遅い （懸濁剤は比較的安定）	緻密で，固い沈積層が形成され，振とうしても，容易に均一な懸濁剤にはならない． （ケーキング）
凝集沈降		速い （懸濁剤は不安定）	隙間が多く，柔らかい沈積層が形成されるため，振とうにより容易に再分散し，均一な懸濁剤とすることができる．
足場構造形成		沈降しにくい （懸濁剤は非常に安定）	

に保たれる．懸濁剤中の固体粒子の沈降には以下の3種類がある（表5.5）．

1）分散沈降

　懸濁剤中の固体粒子が単独で液体中を沈降する．微粒子が容器の底に形成する沈積層は非常に緻密である．一度，形成された沈積層の再分散は非常に困難であり，懸濁剤の再構成は不可能である．このように再分散不可能な緻密な沈積層が生成する現象をケーキングという．

ケーキング：caking

2）凝集沈降

　微粒子がいくつか集合して，大きな二次粒子を形成し，二次粒子として沈降する．粒子径が大きいため沈降速度は大きく，短時間で沈積層が形成される．しかし，沈積層は比較的隙間が多く，容易に分散可能で，懸濁剤を再構成することができる．

3）足場構造形成

　凝集沈降のように大きな二次粒子を形成するのではなく，多くの懸濁剤粒子がつながった足場のような網目状構造を形成し，構造全体がゆっくりと沈降する．沈積層の形成に時間がかかり，生成した沈積層の再分散も容易である．

　懸濁剤中の固体粒子の沈降は，乳剤中の液滴のようにストークスの式に従うため，固体粒子の沈降速度を小さくするための条件は，乳剤の場合と同様，以下の通りである．
　　① 固体粒子と液体の密度差を小さくする．
　　② 固体粒子のサイズを小さくする．

第5章　界面現象と分散系

③ 液体の粘度を大きくする.

長期間，安定な懸濁剤を調製するためには，上記の分散沈降を避けるということも重要である.

5.4　ポイントと問題

A　問　題：次の文の正誤を答えよ.

1. 溶媒分子間の相互作用（引力）が強いほど，その液体の表面張力は大きくなる.
2. 液体表面の溶質の過剰量はヒクソン-クロウェルの式で表される.
3. 溶媒表面に吸着しやすい物質は溶液の表面張力を増大させる.
4. 接触角は毛管上昇法とストークスの式から求めることができる.
5. 接触角の大きさは，拡張ぬれ＞付着ぬれ＞浸漬ぬれ　である.
6. 接触角が 80°のぬれは付着ぬれと呼ばれる.
7. 固体表面への気体分子の多重層吸着はヤングの式で表される.
8. HLB の小さい界面活性剤ほど水に溶けやすい.
9. 界面活性剤溶液の表面張力は，cmc よりも高い濃度において顕著に低下する.
10. 界面活性剤溶液は，cmc よりも高い濃度において強い洗浄力を発揮する.
11. 石けんの水への溶解度は，その曇点以上の温度で急激に増大する.
12. HLB 12 の界面活性剤 A と HLB 6 の界面活性剤 B を混合した界面活性剤の HLB は，混合比に関係なく 9 である.
13. コロイド粒子の動きは，蛍光顕微鏡により観察することができる.
14. 親水コロイドは一般に安定であるが，コロイド粒子への水和がその安定性に大きく寄与している.
15. 疎水コロイドは一般的に安定であるが，コロイド粒子の表面電荷による電気的反発によって，安定化されている.
16. 大量の塩を加えることによって，親水コロイドを凝集・沈降させる操作を塩析という.
17. 塩析に対して，効果の高い順にイオンを並べた配列をマクスウェル系列という.
18. 少量の有機溶媒を加えることによって，親水コロイドを凝集・沈降させる操作をコアセルベーションという.
19. 水を添加して，容易に希釈される乳剤は w/o 型乳剤である.
20. 電気伝導度が高い乳剤は o/w 型乳剤である.
21. 添加したズダンⅢが表面を容易に広がる乳剤は o/w 型乳剤である.
22. 一般に油相の密度が小さいほど，o/w 型乳剤の安定性は良好となる.
23. HLB が小さい界面活性剤は，o/w 型乳剤を調製する際の乳化剤として用いられる.
24. 転相乳化ではイオン性界面活性剤を用いる.
25. クリーミングは不可逆的な過程で，クリーミングが起こった乳剤の再分散は不可能である.
26. 懸濁剤粒子が足場構造を形成して沈降し，柔らかい沈積層を形成する現象をケーキングという.

96

27. ケーキングを引き起こした沈積層の再分散は困難である.

28. 高分子物質を添加して溶液の粘度を増大させると, 懸濁剤の安定性は向上する.

29. 懸濁剤中の固体粒子の密度と液体の密度の差が大きいほど, 懸濁剤は安定である.

30. 懸濁剤中の固体粒子の粒子径が小さいほど, 懸濁剤は安定である.

B 解 答

1. 正. 例えば, 水分子間の引力は分子間に水素結合が生じるために大きく, このため, 水素結合を生じない有機溶媒に比較すると, 水の表面張力は大きい. 実際, 水, n-ヘキサンの表面張力はそれぞれ 73, 18 (mN/m) である.

2. 誤. 液体表面の溶質の過剰量を表す式はギブスの吸着等温式である. ヒクソン-クロウェルの式は固体粒子の溶解に関する式で, 未溶解の粉体質量の経時変化から, 溶解速度定数を求める時に利用する.

3. 誤. 溶媒表面に吸着しやすい物質は液体表面に入り込み, 液体表面の分子間相互作用 (引力) を低下させる. その結果, 溶液の表面張力は低下する.

4. 誤. ストークスの式は, 液体中を等速沈降する粒子の沈降速度と粒子径との関係を示す式である.

5. 誤. 拡張ぬれは接触角 = 0°, 浸漬ぬれは 0° < 接触角 ≦ 90°, 付着ぬれは 90° < 接触角 ≦ 180° である. したがって, 接触角の大きさは「付着ぬれ>浸漬ぬれ>拡張ぬれ」である.

6. 誤. 接触角が 80° のぬれは, 浸漬ぬれである. また, 付着ぬれは 90° < 接触角 ≦ 180° である.

7. 誤. 固体表面への気体分子の多重層吸着を表す式は BET 式である. ヤングの式は, 液体を固体表面に滴下した際, 固体, 液体, 気体が接する点における 3 種類の界面張力のつりあいを示す式である.

8. 誤. HLB の小さい界面活性剤は脂溶性が高い界面活性剤で, 一般的に非イオン性界面活性剤である. したがって, 水には溶けにくい.

9. 誤. 界面活性剤は, 液体表面への吸着によって液体の表面張力を低下させる. 界面活性剤の液体表面への吸着量は cmc 以下の濃度で添加濃度とともに増大し, cmc 以上の濃度ではほぼ一定である. したがって, 溶液の表面張力は cmc 以下の濃度で顕著に低下し, cmc 以上の濃度では低下したまま, ほぼ一定となる.

10. 正. 界面活性剤溶液の洗浄力は, 界面活性剤の吸着による汚れ成分の繊維からの離脱及びミセル内部への汚れの取込みに基づく. したがって, 界面活性剤溶液の洗浄力は, cmc までの濃度では弱く, ミセルが形成される cmc よりも高い濃度で強い.

11. 誤. 石けんはイオン性界面活性剤で, 曇点ではなく, クラフト点を持つ. イオン性界面活性剤の溶解度はクラフト点以上の温度で増大し, 非イオン性界面活性剤の溶解度は曇点以上の温度で低下する.

12. 誤. 界面活性剤の混合物の HLB は, それぞれの界面活性剤の HLB と混合物中での質量分率の積を足し合わせることで計算できる.

13. 誤. 光の散乱を利用してコロイド粒子の動きを間接的に観察することができる顕微鏡は, 限外顕微鏡である.

14. 正. 親水コロイド表面は極性に富むため, 水和が容易に起こる. 水和水分子により, その表面がコートされる結果, 粒子どうしの凝集・沈降が抑制される. このように, 親水コロイドの安定性は, 主としてコロイド粒子の水和に起因する.

15. 誤. 疎水コロイドの安定性は, 主としてコロイド粒子の表面電荷による電気的反発に起因するが, この

表面電荷は少量の電解質の添加により容易に中和されるため，疎水コロイドは一般的に不安定である．

16. 正．大量の塩による親水コロイドの凝集・沈降は塩析と呼ばれる．

17. 誤．塩析に対して，効果の高い順にイオンを並べた配列はホフマイスター系列である．「マクスウェル」のモデルは粘弾性モデルの１つで，バネとダッシュポットが直列に接続されている．

18. 正．少量の有機溶媒による親水コロイドの凝集・沈降はコアセルベーションと呼ばれる．

19. 誤．水を添加して容易に希釈される乳剤は，連続相が水つまり o/w 型乳剤である．

20. 正．油は電気を通しにくく，水は電気を容易に通す．したがって，電気伝導度が高い乳剤は連続相が水つまり o/w 型乳剤である．

21. 誤．ズダンⅢは脂溶性の色素である．脂溶性色素が容易に広がる場合，その乳剤の連続相は油つまり w/o 型乳剤である．

22. 誤．ストークスの式によれば，粒子の液体内沈降（浮上）速度は液体と粒子の密度の差に比例する．一般に，油の密度は水と比較すると小さい．したがって，油の密度が大きいほど，密度の差が小さくなり，乳剤の安定性は良好となる．

23. 誤．バンクロフトの経験則によると，乳化剤として界面活性剤を利用した場合，界面活性剤が溶けやすい相が連続相となる．HLB が小さい界面活性剤は脂溶性が高く，油相への溶解度が高いため，生成する乳剤は連続相が油つまり w/o 型乳剤である．

24. 誤．転相乳化では，まず高温で w/o 型乳剤を作成し，その後温度を下げることで転相させ，o/w 型乳剤を調製する．したがって，転相乳化では高温（曇点以上）で油への溶解度が高く，低温（曇点以下）で相対的に水への溶解度が高まる界面活性剤つまり非イオン性界面活性剤を乳化剤として用いる．

25. 誤．クリーミングは，分散相の液滴が不均一に上方又は下方に集合した状態であり，液滴の合一がまだ起こっていない状態である．したがって，振とうにより容易に再分散することが可能である．

26. 誤．ケーキングは，懸濁剤粒子が自由沈降することにより，固い緻密な沈積層を形成する現象である．

27. 正．ケーキングにより生成した沈積層は緻密で固く，その再分散は困難である．

28. 正．ストークスの式によれば，粒子の液体内沈降速度は液体の粘度に反比例する．したがって，溶液の粘度を増大させることにより，粒子の沈降を遅らせて，懸濁剤を安定化することができる．

29. 誤．ストークスの式によれば，粒子の液体内沈降速度は液体と固体粒子の密度の差に比例する．したがって，固体粒子と液体の密度の差を小さくすることにより，粒子の沈降を遅らせて，懸濁剤を安定化することができる．

30. 正．ストークスの式によれば，粒子の液体内沈降速度は粒子径の二乗に比例する．したがって，固体粒子の粒子径を小さくすることにより，粒子の沈降を遅らせて，懸濁剤を安定化することができる．

第 6 章

レオロジーと高分子

物質の変形と流動を物理的に扱う科学をレオロジー（流動学）という．力を加えると変形するという固体の性質を弾性，力を加えると流動するという液体の性質を粘性と呼ぶ．粘性に関しては，溶媒に様々な溶質が溶解することによって，力と流動との関係が変化する．特に，高分子物質を溶解した場合は，溶液のレオロジー的な特性が顕著に変化する．レオロジーと高分子には密接な関係がある．

以下，レオロジーと高分子の性質について解説する．軟膏剤や眼軟膏剤，坐剤などの半固形製剤は固体と液体の両方の性質をあわせ持つ．レオロジーに関する知識はこれらの製剤の製造，品質管理に必要不可欠である．

レオロジー：rheology
弾性：elasticity
粘性：viscosity

6.1 弾　性

固体に力を加えると変形する．変形の程度をひずみという．加えた力を除去すると，ひずみは消滅し，固体は元の状態に戻る．このような固体の性質を弾性という．

6.1.1　フックの法則

バネは典型的な弾性を示す．バネの一端を固定し，もう一端におもりをぶら下げる．固体に加わる力はおもりに作用する重力，固体に生じるひずみはバネの伸びに相当する．バネの場合，おもりに作用する重力とバネの伸びとの間には比例関係が成立する．すなわち，

固体に加わる力 = G ×固体に生じるひずみ

この関係をフックの法則という．比例定数 G は弾性率と呼ばれる．後述する粘弾性のモデルでは，弾性を示すモデルとしてバネが用いられている．

フックの法則：Hooke's law
弾性率：coefficient of
　　elasticity

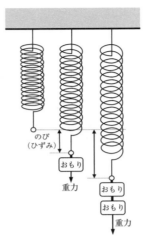
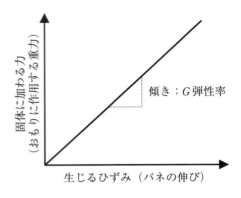

図 6.1　フックの法則：バネの場合

6.2　粘　性

　液体に力を加えると，流動する．加えた力が強いほど，生じる流動の速度は大きい．力を除去すると，流動は停止するが，固体のように元の状態には戻らない．このような液体の性質を粘性という．

6.2.1　ニュートンの粘性の法則

　液体に力を作用させると，流動が生じる．ニュートンの粘性の法則とは流動体に作用させた力とその結果生じる流動速度との関係を示す法則である．
　レオロジーの分野で用いられる用語について解説する．流動体に作用させる力をずり応力あるいはせん断応力，流動速度をずり速度，せん断速度と呼ぶ．ずり応力とずり速度との関係を示すグラフをレオグラムという．横軸にずり応力，縦軸にずり速度をとるグラフが一般的であるが，逆の場合もあるので，注意が必要である．
　ずり応力とずり速度は厳密には以下のように定義される．図 6.2 左図に示すように，液体中の 2 枚のプレート，プレート ①（面積 A で，一定の力 F が加わり移動する）とプレート ②（固定されて動かない）を考える．プレート表面に存在する溶媒分子はプレートとともに同じ動きをすると仮定する．つまり，プレート ① に接する分子はプレートと同じ速度で移動し，プレート ② 表面の分子は動かない．分子間に摩擦力が存在するため，プレート間の溶媒分子にはその位置に応じた摩擦力が作用し，溶媒分子はプレート ① の移動方向に移動する．プレート ① の近くに存在する分子ほど移動速度が大きい．その結果，2 枚のプレート間には直線的な速

ずり応力：shear stress
ずり速度：shear rate
レオグラム：rheogram

度勾配が生じる．プレート ① に加わる単位面積当たりの力（*F/A*）がずり応力，2枚のプレート間に生じる速度勾配の直線の傾きがずり速度である．ニュートンの粘性の法則では，両者に比例関係が存在する．

ニュートンの粘性の法則：
Newton's law of viscosity

$$ずり応力 = \eta \times ずり速度$$

ニュートンの粘性の法則に従う流動をニュートン流動と呼び，レオグラムは原点を通る直線である．水などの溶質を含まない純粋な低分子溶媒がニュートン流動を示す．

ニュートン流動：
Newtonian flow

ニュートンの粘性の法則で定義される比例定数は粘性率あるいは粘度と呼ばれる．粘度の単位は圧力・時間で，Pa・sec が一般に用いられる．図 6.2 右のレオグラムは横軸：ずり速度，縦軸：ずり応力で，粘度はグラフの傾きであるが，一般的なレオグラム（横軸：ずり応力，縦軸：ずり速度）では，粘度はグラフの傾きの逆数である．後述する非ニュートン流動では，レオグラムが直線にならない．この場合の粘度は曲線の接線の傾きあるいは接線の傾きの逆数である．

粘度：viscosity

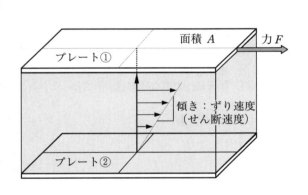
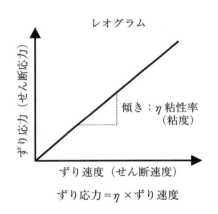

図 6.2　ニュートンの粘性の法則

6.2.2 非ニュートン流動

ニュートン流動の場合，ずり応力に比例したずり速度が生じる．溶媒に線状高分子などが溶解した溶液では，線状高分子が液体の流動を妨げるため，ニュートンの法則に従わない流動が観察される．このような流動を非ニュートン流動という．

非ニュートン流動：
non-Newtonian flow

ニュートン流体が示すレオグラムの特徴は，
①原点を通る．
②直線である．
の二点であるが，非ニュートン流動のレオグラムでは，これらの性質の一方あるいは両者が認められない．以下，4 種類の非ニュートン流動に関して解説する．

塑性流動：plastic flow

（1）塑性流動（ビンガム流動）

　レオグラムは直線であるが，原点を通らない．この特徴はある程度大きなずり応力を加えないと流動が生じないことを示している．一定の力が加わるまで流動が生じない性質を塑性，流動が始まるときのずり応力を降伏値という．

塑性：plasticity
降伏値：yield value

　塑性流動は懸濁剤や濃厚な乳剤で観察される．静止状態の液体内部では，懸濁剤中の固体粒子が網目構造を形成して，流動を妨げている．降伏値以上のずり応力でこの構造が破壊されないかぎり，流動が生じない．これが塑性の生じる理由である．レオグラムが直線であることから，流動が始まると流動体の粘度は変化せず，一定である．分散した固体粒子は流動体の流動を妨げないことがわかる．

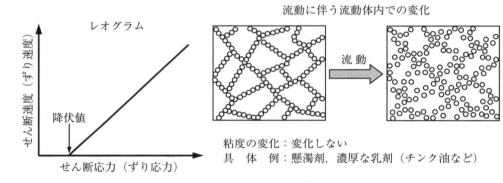

図6.3　塑性流動（ビンガム流動）

準塑性流動：pseudoplastic flow

（2）準塑性流動

　名称に「塑性」が含まれていることから，レオグラムが原点を通らない．更に，レオグラムは曲線である．ニュートン流動の両方の特徴を満たしていない流動である．塑性流動との相違はレオグラムの形状である．下に凸の曲線であることから，流動速度の増大とともに，接線の傾きは増大する．横軸：ずり応力，縦軸：ずり速度のレオグラムであるから，粘度が低下することを示している．ずり速度が小さい状態では，ドロドロとした粘度が高い状態であるが，ずり速度の増大とともに，サラサラとした粘度が低い状態に変化することを示している．

　準塑性流動は高濃度の線状高分子が溶解している液体（水溶性のセルロース誘導体の濃度2％以上の水溶液）で観察される．静止状態では高濃度の線状高分子が絡み合って，流動を妨げている．流動が始まると，徐々に流動の方向に線状高分子の向きが揃うため，高分子の絡みがほどけ，流動を妨げる力が弱まる．その結果，ずり速度の増大とともに流動しやすくなり，粘度が低下する．

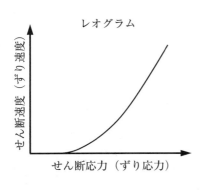
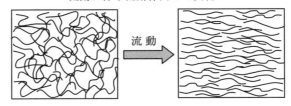

図 6.4 準塑性流動

(3) 準粘性流動

準粘性流動：
pseudoviscous flow

レオグラムが原点を通る曲線である．力を加えると，すぐに流動が始まることから，静止状態で流動を妨げる構造が存在しないことがわかる．線状高分子の濃度が低い場合，流動を妨げる力が弱いため，塑性は生じない．流動とともに，粘度が低下し，サラサラの状態になる理由は準塑性流動と同様で，線状高分子の配向する向きが流動の方向に揃うためである．

準塑性流動と準粘性流動との相違は，流動体中の線状高分子の濃度である．準粘性流動は水溶性のセルロース誘導体の濃度1%以下の溶液で観察される．

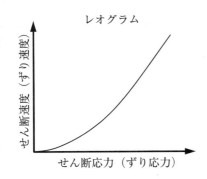
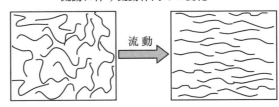

図 6.5 準粘性流動

(4) ダイラタント流動

ダイラタント流動：
dilatant flow

レオグラムは原点を通り，上に凸の曲線である．ダイラタント流動の最大の特徴は粘度の変化である．曲線の形状が上に凸であるということは，ずり速度の増大に伴って，粘度が高くなることを示している．つまり，最初，サラサラな状態であるが，ずり速度の増大にともなって，ドロドロの状態に変化する．

ダイラタント流動を示す流動体の典型例が高濃度の懸濁剤である．静止状態の懸

濁剤では固体粒子が沈降して，密に堆積し，隙間が少ない状態である．力が加わり流動が始まると，固体粒子も浮遊・運動する．固体粒子の含量が高いため，この時，固体粒子同士の摩擦が強く働くようになる．これが流動を妨げるため，流動速度の増大とともに粘度が増大する．

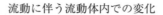
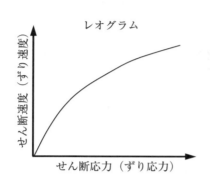
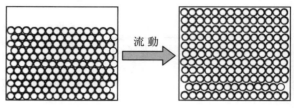

図 6.6　ダイラタント流動

6.2.3　チキソトロピー

非ニュートン流動では，溶液内の線状高分子や固体粒子の存在によって，流動が妨げられる結果，塑性が生じ，粘度が変化する．4種類の非ニュートン流動のうち，3種類のレオグラムは曲線で粘度が変化する．このように流動の状態に応じて粘度が変化する性質をチキソトロピー（揺変性）という．非ニュートン流動に固有の性質である．

チキソトロピー：
　thixotropy

準塑性流動と準粘性流動を示す流動体に対して，ずり応力を増大させた後，低下させるという一連の操作を行う．この時，観察されるレオグラムを図 6.7 に示す．ずり応力の増大過程とずり応力の低下過程でレオグラムは一致しない．この時，レオグラムはループを描くが，このループをヒステリシスループという．グラフの接線の傾きは，ずり速度の増大過程よりもずり速度の低下過程で小さい．つまり，ず

ヒステリシスループ：
　hysteresis loop

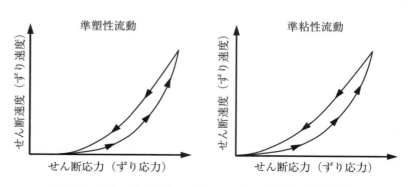

図 6.7　チキソトロピー：非ニュートン流動が示す性質

第 6 章　レオロジーと高分子　　　　　　　　　　　*105*

り速度の低下過程における粘度が小さいことを示している．非ニュートン流動の粘度の変化は，液体中で高分子が形成する構造に基づく．このような理由で生じる粘性を構造粘性という．粘度に変化を与える構造はゆっくりと時間をかけて形成されるため，構造粘性の回復には時間がかかる．これがずり応力の低下過程における粘度が小さい理由である．

6.3　粘弾性モデル

　固体と液体の中間の性質を粘弾性という．粘弾性を示すモデルでは，弾性を示すモデルと粘性を示すモデルを組み合わせて，中間の性質が表現される．

粘弾性：viscoelasticity

　弾性を示すモデルとしては，バネが用いられる．粘性を示すモデルとしては，ダッシュポットと呼ばれる仮想の装置が用いられる．ダッシュポットとは円筒（シリンダー）の中にピストンが入った装置であり，シリンダー内には，ニュートン流動を示す液体が封入されている．ピストンとシリンダーとの接触部分に摩擦はないと考える．ピストンの移動に伴い，ピストンとシリンダーとの隙間を液体が移動し，ピストンの位置が変化する．シリンダー内の流動体の移動が液体の流動に相当し，ピストンの移動速度が液体の流動速度を意味する．2 種類の粘弾性モデルがあり，バネとダッシュポットの接続方法が異なる．

6.3.1　マクスウェルモデル

　図 6.8 左に示すバネとダッシュポットが直列に接続されたモデルである．図 6.8 右にマクスウェルモデルに力（重力）を加えた場合の変形と流動の経時変化を示す．バネ，ダッシュポットが直列に接続されているため，両者に同じ力が作用する．力が加わった瞬間にバネは伸びる（変形する）．ゆっくりとダッシュポットのピストンは移動し，A 点の位置も変化する．ピストンの移動速度が一定であるために，時間に対して A 点の位置は直線的に変化する．ある時点でおもりを取り除くと，バネはその瞬間に元の状態に戻るが，ダッシュポットのピストンは停止する．A 点は元の位置からずれたままである．

マクスウェルモデル：
　Maxwell model

6.3.2　フォークトモデル

　図 6.9 左に示すバネとダッシュポットが並列に接続されたモデルである．フォークトモデルに力を加えると，ダッシュポットのピストンがゆっくりと移動をはじめる．弾性は，力を加えるとその瞬間にひずみが生じる性質であるが，時間の経過とともにゆっくりとひずみが増大する現象をクリープと呼ぶ．ダッシュポットに加わ

フォークトモデル：Voigt
　model

クリープ：creep

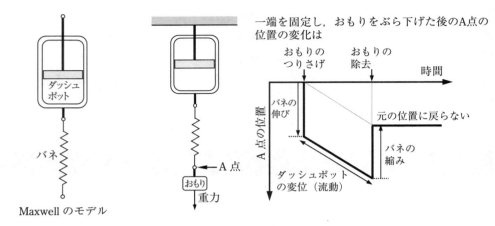

図 6.8　マクスウェルモデル

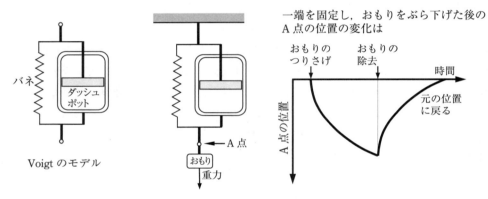

図 6.9　フォークトモデル

る力は，おもりに作用する重力とバネが縮む力との差であるため，次第にダッシュポットに加わる力は弱くなり，ピストンの移動速度が低下する．最後は，おもりの重力とバネが縮む力が釣り合った位置で，ダッシュポットに加わる力がゼロとなり，変形と流動は停止する．おもりを取り除くと，逆の変化が起こり，最終的には最初の状態に戻る．

　マクスウェルモデルでは，力を加えた結果，生じた変形が元に戻らない．したがって，マクスウェルモデルは粘性の性質が強いモデルといえる．対照的に，フォークトモデルでは，時間はかかるものの最後は元の状態に戻る．つまり，フォークトモデルは弾性の性質が強いモデルと考えられる．

第6章　レオロジーと高分子

6.4　粘度とその測定

6.4.1　粘度の種類

　ニュートン流動で定義される粘度の他に，様々な粘度が定義されている．その他の様々な粘度と区別するために，ニュートン流動の粘度は絶対粘度と呼ばれることがある．動粘度は流動体の密度に応じて変化する粘度で，下述の毛細管粘度計で直接測定できる粘度である．また，溶解させる高分子化合物の濃度を変化させながら粘度を測定し，高分子化合物の濃度がゼロにおける推定粘度を極限粘度という．極限粘度から，高分子化合物の平均分子量を推定することができる．

動粘度：kinematic viscosity

極限粘度：limiting viscosity

表6.1　様々な粘度とその定義

名　称	単　位	定義・説明
粘　度 （絶対粘度）	圧力・時間 （Pa・sec）	ニュートンの粘性の法則の比例定数の逆数（横軸にずり速度，縦軸にずり応力をとったグラフ（直線）の傾き）
動粘度	面積/時間 （m²/sec）	絶対粘度を流動体の密度で除したもの（毛細管粘度計で求めることができる）
比粘度	単位なし	溶媒の粘度に対するポリマー添加溶液の粘度変化の割合（溶液の粘度－溶媒の粘度）/溶媒の粘度
極限粘度	濃度$^{-1}$ （L/mol）	比粘度の濃度変化を濃度0に外挿して得られる粘度 → ポリマーの平均分子量が推定可能

6.4.2　粘度計

　粘度を測定する装置として，毛細管粘度計と回転粘度計がある．それぞれの装置に特徴があり，測定対象の流動が異なっている．

（1）毛細管粘度計

毛細管粘度計：capillary viscometer

　ガラス管の中央部に毛細管が通っており，毛細管の中を測定対象の流動体を流下させる．一定の高さを液体が流下する時間から，粘度を算出する．オストワルド型あるいはウベローデ型の毛細管粘度計が利用可能である．

オストワルド型：Ostwald-type viscometer
ウベローデ型：Ubbelohde-type viscometer

　毛細管粘度計におけるずり応力は流動体に作用する重力である．このため，ずり応力を変化させながら，流動速度を測定することは不可能である．非ニュートン流動の場合，ずり速度に応じて粘度が変化するため，ずり応力を変化させながら，流

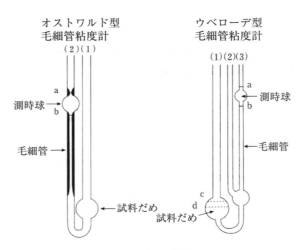

図 6.10　毛細管粘度計

動を測定する必要がある．したがって，毛細管粘度計で非ニュートン流体の粘度を測定することは不可能で，ニュートン流動を示す液体のみが測定対象である．

　また，ずり応力は重力であるため，同じ粘度を示す液体であっても，流動体の密度によって，作用する重力が異なる．このため，毛細管粘度計で測定できる粘度は絶対粘度ではなく，流動体の密度によって変化する動粘度である．動粘度に流動体の密度をかけ算することにより，絶対粘度を求めることができる．

回転粘度計：rotational viscometer

(2) 回転粘度計

　流動体と接触した一方の面を回転・運動させて，ずり応力を作用させて，液体を流動させる．流動の結果，流動体と接触したもう一方の面に生じる応力を測定することにより，粘度を測定する装置である．回転速度の変化がずり応力の変化に対応し，ずり応力を変化させながら，粘度の変化を測定することができる．つまり，非ニュートン流体の粘度測定が可能である．

　回転粘度計には円筒型と円錐平板型（コーンプレート型）がある．円筒型粘度計では，測定対象の液体を円筒型容器に入れ，その液体の中に更に円筒を入れる．外側容器を回転させて，内側円筒に生じる応力（トルク）を測定するタイプ（外筒回転型）と内部円筒を回転させて，外部容器に生じるトルクを測定するタイプ（内筒回転型）がある．測定するためにある程度の体積の試料が必要である．円錐平板型粘度計は平面金属板と逆円錐型の金属板（コーンプレート）の狭い隙間に液体を注入し，コーンプレートを回転させ，平面金属板に生じる応力を測定する．測定に必要な試料の量が少ないという長所がある．

　日局 17「2.53　粘度測定法」では，「第 1 法毛細管粘度計法」（ウベローデ型毛細管粘度計を使用）と「第 2 法回転粘度計法」（共軸二重円筒形回転粘度計，単一

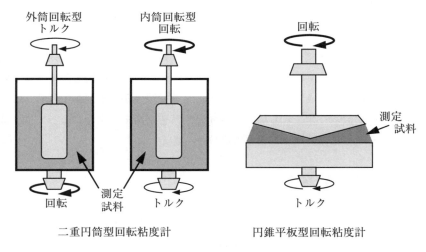

図 6.11 回転粘度計

円筒形回転粘度計，円すい‐平板形回転粘度計を使用）があり，上記の粘度計を用いた粘度測定が規定されている．

6.5 高分子

　高分子とは文字通り分子量の大きな化合物である．分子量の目安は 10 kDa 以上である．流動体のレオロジー特性は溶解した高分子の性質と濃度によって異なるため，適切な高分子を適切な濃度で溶解することによって，レオロジー特性を制御することができる．また，高分子は医薬品，特に内用固形製剤の製造に製剤添加物として利用され，医薬品の製造においても重要である．

　本節では，高分子の種類，構造とレオロジー特性との関係，製剤添加物として用いられる高分子について解説する．

高分子：macromolecule

6.5.1 高分子の種類と構造

　高分子は 1 種類あるいは数種類の低分子化合物（単量体あるいはモノマー）が数多く結合（重合）した重合体（ポリマー）である．2 種類以上のモノマーを構成単位とするポリマーはコポリマーとも呼ばれる．ポリマーが生成する反応を重合というが，縮合重合ではエステル結合，エーテル結合，アミド結合などが形成され，付加重合では 2 本の二重結合が切れて，1 本の単結合が新たに形成される．一般にポリマー中のモノマーの結合数（重合度）は一定ではないため，高分子は様々な重合度のポリマー分子の混合物である．このようなポリマーの分子量は混合物中のポリ

モノマー：monomer
ポリマー：polymer
コポリマー：copolymer

マーの平均分子量として表現される．天然由来高分子の分子量分布は比較的狭いが，合成高分子の分子量分布は広い．

高分子の構造はモノマーの結合の仕方によって異なる．モノマーが結合を2本のみ形成する場合，生成する高分子は単純に一本の長い線状の構造を持つ．モノマーが3本以上の結合を形成する場合，そのモノマーで枝分かれ構造が生じる．このようなモノマーが数多く含まれる場合，枝分かれ構造が増え，場合によっては，網目状構造のような複雑な構造を形成する高分子もある．

6.5.2 高分子溶液の性質

溶液中でのポリマーの存在状態は，ポリマーと溶媒分子との親和性によって異なり，この存在状態が溶液のレオロジー的性質と深い関係がある．なお，溶質の溶解度が高い溶媒を良溶媒，溶解度が低い溶媒を貧溶媒という．

良溶媒：good solvent
貧溶媒：poor solvent

良溶媒中の高分子は，多くの溶媒分子と相互作用（溶媒和）しながら，溶媒中で広がり，立体的な構造をとる．空間に広がった高分子は折れ曲がり，ランダムに配置し，他の高分子と複雑に絡み合う結果，溶液の流動を妨げる．濃度によっては流動そのものを阻止する．つまり，レオロジー特性を変化させる高分子は溶媒に溶けやすく，溶解した後に広がる性質を持つ高分子である．

対照的に貧溶媒中の高分子は溶媒と親和性のない構造が溶媒分子との接触を避けるために集合し，溶液中で球状構造を形成する．界面活性剤のミセル形成と同じメカニズムである．濃度にもよるが，粒子間に摩擦が生じる可能性が低く，溶液のレオロジー特性への影響は小さい．

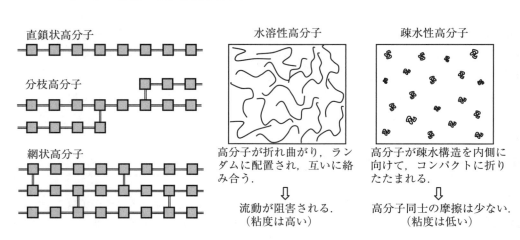

図 6.12 高分子の構造と水溶液中での存在状態

第 6 章　レオロジーと高分子　　　111

6.5.3　医薬品の製造で汎用される高分子

(1)　天然高分子

　デンプンは α-グルコースが $\alpha 1 \rightarrow 4$ グリコシド結合で縮合重合した直鎖状のアミロース及び一部のグルコースが $\alpha 1 \rightarrow 6$ グリコシド結合を形成し，枝分かれ構造を持つアミロペクチンの混合物である．賦形剤，結合剤，崩壊剤（高濃度添加時）など，その用途は広い．グルコースには数多くの水酸基があり，デンプンは水に溶解しても不思議ではないが，実際は水に不溶である．その理由は，デンプン分子内で生じるグルコースの水酸基同士の水素結合である．分子内水素結合の結果，デンプンはらせん状構造をとり，周辺の水分子と水和できる水酸基はほとんど残っていない．デンプンの懸濁剤を煮沸すると，分子内水素結合が切れて，水に可溶となり，溶液はゲル化する．デンプン濃度が高いためにゲル化するが，これがいわゆるデンプン糊である．これを希釈した溶液が湿式造粒の際に結合剤水溶液として用いられる．

デンプン：starch
アミロース：amylose
アミロペクチン：amylopectin

　ゼラチンは動物の皮膚や骨，腱などの結合組織の主成分であるコラーゲンに熱を加えて抽出し，精製したもので，タンパク質が主成分である．ゼラチンは熱することによりゾル化して溶け，冷却するとゲルとなって固形化する性質を持つ．カプセルの基剤である．

ゼラチン：gelatin

　アルギン酸ナトリウムは食物繊維で，海藻類のヌルヌルやネバネバに含まれる多糖類（主成分はグルクロン酸とマンヌロン酸）である．結合剤，増粘剤として用いられる．

アルギン酸ナトリウム：sodium alginate

(2)　半合成高分子

　セルロースは β-グルコースが $\beta 1 \rightarrow 4$ グリコシド結合で縮合重合した直鎖状の高分子である．デンプンと同じ理由で，セルロースも水に不溶である．β-グルコースの水酸基をメチル基やエチル基などで化学修飾することで，分子内水素結合が阻害され，水に対する溶解度が改善される．このような化学修飾を施されたセルロース誘導体が製剤添加物として汎用されている．メチルセルロースは結合剤，フィルムコーティング剤として利用される．水溶液を加熱すると，ゼリー状に変化する．エチルセルロースは水に対する溶解度が十分ではないため，徐放性のコーティング剤として利用される．ヒドロキシプロピルセルロース（略称：HPC）は結合剤，フィルムコーティング剤として利用される．重合度が高い HPC は水に溶解するとゲル状となるため，徐放性のコーティング剤である．また，修飾率が低い HPC（低置換度 HPC，L-HPC）は水に溶けにくく，水に触れると，膨潤する性質が強いた

セルロース：cellulose

メチルセルロース：methylcellulose
エチルセルロース：ethylcellulose
ヒドロキシプロピルセルロース：hydroxypropylcellulose

ヒドロキシメチルプロピル
メチルセルロース：
　hydroxypropylmethylcellu-
　lose
ヒプロメロース：
　hypromellose
カルボキシメチルセルロー
　ス：carboxymethylcellu-
　lose
カルメロース：carmellose
ポリエチレングリコール：
　polyethylene glycol
マクロゴール：macrogol

め，崩壊剤として用いられる．ヒドロキシメチルプロピルメチルセルロース（略
称：HPMC，一般名：ヒプロメロース）は結合剤，フィルムコーティング剤である．
カルボキシメチルセルロース（略称：CMC，一般名：カルメロース）とそのナト
リウム塩（略称：CMC-Na，一般名：カルメロースナトリウム）は結合剤として利
用される．

(3) 合成高分子

　エチレングリコールをモノマーとする合成高分子がポリエチレングリコール（略
称：PEG，一般名：マクロゴール）である．平均分子量 400 Da から 20 kDa までの
5 種類のマクロゴールが日本薬局方に収載されている．凝固点は平均分子量の増大
とともに高くなる．「マクロゴール 400」は常温で液体，それ以外のマクロゴール
は固体である．水にもアルコールにも可溶であり，単位分子量当たりの水酸基の数
が多いため，きわめて水分子との親和性が高い．軟膏，坐剤の代表的な水溶性基剤
として利用されるほか，結合剤としても用いられる．非イオン性界面活性剤の水溶
性部分の構造が PEG と同じ構造である場合が多い．

ポリビニルアルコール：
　polyvinyl alcohol
ポビドン：povidone
ポリビニルピロリドン：
　polyvinylpyrrolidone

　ポリビニルアルコール（PVA）はビニルアルコールをモノマーとする高分子で，
水に徐々に溶解するが，重合度が高い PVA は溶けにくい．ポビドン（ポリビニル
ピロリドン，PVP）は水，アルコールに可溶であるが，水溶液の粘度は高くない．
いずれも結合剤として利用される．

6.6　ポイントと問題

A　問　題：次の文の正誤を答えよ．
1. 液体がニュートン流動をするとき，一定温度ではずり速度はずり応力に比例する．この関係の比例定数
　は粘度と呼ばれる．
2. 液体に加わるせん断応力とせん断速度との間に直線関係が成り立つ場合のすべてをニュートン流動とい
　う．
3. 軟膏剤は一般にニュートン流動を示す．
4. 塑性流動の場合，流動が始まると粘度は低下する．
5. 準粘性流動を示すものには降伏値は認められない．
6. メチルセルロースの 1% 水溶液は塑性を示さないが，メチルセルロースの 5% 水溶液は塑性を示す．
7. デンプンの 60% 水性懸濁液では，ずり応力の増加とともに粘度が増加する．
8. 流動曲線を描くとき，チキソトロピーを示すものでは，上昇曲線と下降曲線は同一とはならない．
9. 塑性流動では，チキソトロピーは観察されない．
10. 粘弾性モデルでは，弾性を示すモデルとしてバネが，粘性を示すモデルとして，ダッシュポットが用い

第6章　レオロジーと高分子　　　　　　113

られる.

11. 粘弾性モデルには，マクスウェルモデルとフォークトモデルがあるが，前者はバネとダッシュポットの並列結合，後者は直列結合によって構成されている.

12. 毛細管粘度計は，非ニュートン液体の粘度測定に適している.

13. 溶液の粘度は，温度が上昇しても変化しない.

14. ウベローデ型粘度計は毛細管粘度計の1つであり，動粘度が求められる.

15. 液体の動粘度は，液体の絶対粘度を同温度の液体の密度で除したものである.

16. 高分子溶液の極限粘度を測定すれば高分子の分子量を知ることができる.

17. 回転粘度計法はニュートン液体だけでなく非ニュートン液体に対しても適用できる.

B　解　答

1. 誤. 粘度は，ずり速度がずり応力に比例する場合の比例定数の逆数である.

2. 誤. ニュートン流動のレオグラムは直線で，さらに原点を通る必要がある. 塑性流動のレオグラムは直線であるが，原点を通らない.

3. 誤. 軟膏剤の粘度はかなり大きく，小さな力では流動は起こらない. 軟膏剤がニュートン流動を示すことはあり得ない.

4. 誤. 塑性流動のレオグラムは直線で，ずり速度が変化しても，粘度は変化しない.

5. 正. 塑性と降伏値が認められる流動は，塑性流動と準塑性流動である.

6. 正. 準塑性流動と準粘性流動の相違は塑性の有無である. 塑性の有無は線状高分子の濃度であり，濃度が高い場合に塑性が生じ，濃度が低い場合は塑性は生じない.

7. 正. デンプンの60%水性懸濁液はダイラタント流動を示す. ダイラタント流動では，ずり速度の増大とともに粘度が増大する.

8. 正.

9. 正. 塑性流動は粘度が変化しない流動である. この場合，チキソトロピー性はない.

10. 正

11. 誤. マクスウェルモデルはバネとダッシュポットは直列接続，フォークトモデルは並列接続されている.

12. 誤. 毛細管粘度計で，非ニュートン液体の粘度測定はできない.

13. 誤. 一般に，粘度は温度の上昇とともに低下する.

14. 正

15. 正

16. 正

17. 正

第 7 章

製剤と日本薬局方

　医薬品の有効性と安全性を担保するためには，医薬品の品質を確保することが必要不可欠である．ここでいう品質とは，例えば，その医薬品に含まれる有効成分や添加剤以外の異物が含まれていないこと，均一な製品であること，などを指し，医薬品の品質を確保するためには，有効成分や添加剤の品質の確保と製剤としての品質の確保の両方が重要となる．医薬品の創製から製造販売後の安全管理に至るまで，さまざまな基準やガイドライン等が定められているが，日本薬局方は，我が国の医薬品の品質を適正に確保するために必要な規格・基準及び標準的試験法等を示す公的な規範書である．以下，日本薬局方の概要を解説する．

7.1　日本薬局方とは

　厚生労働大臣は，医薬品の性状及び品質の適正を図るため，薬事・食品衛生審議会の意見を聴いて，日本薬局方を定め，これを公示する（医薬品，医療機器等の品質，有効性及び安全性の確保等に関する法律（薬機法と略する）第 41 条第 1 項）．また，厚生労働大臣は，少なくとも 10 年ごとに日本薬局方の全面にわたって薬事・食品衛生審議会の検討が行われるように，その改定について薬事・食品衛生審議会に諮問しなければならない（薬機法第 41 条第 2 項）．現在では，5 年毎に改定が実施されており，その間，2 回の追補が行われている．日本薬局方は厚生労働大臣告示をもって公布されるが，薬機法により規定されるので，法律に準じた機能が付与されている．すなわち，日本薬局方は薬機法を補完する文書である．初版は 1886 年発布であり，2016 年，第十七改正版が公布された．第十七改正日本薬局方は，通則，生薬総則，製剤総則（製剤通則，製剤包装通則，製剤各条，生薬関連製剤各条），一般試験法，医薬品各条，参照スペクトル（紫外可視吸収，赤外吸収），参考情報，附録からなる．

7.2 通 則

通則には，日本薬局方に共通したルール，用語の定義などがまとめられている．概要を表 7.1 に示した．

表 7.1　通 則

	項 目	概 要
名称に関する規定		
1	正式名と略名	正式名称は第十七改正日本薬局方である．また，その略名は「日局十七」，「日局 17」，「JP XVII」又は「JP 17」とする．
2	英名	「The Japanese Pharmacopoeia Seventeenth Edition」とする．
医薬品各条に関する規定		
3	日本薬局方の医薬品とは	医薬品各条に規定するものをいう．その名称とは医薬品各条に掲げた日本名又は日本名別名である．また，医薬品各条においては，英名を掲げ，必要に応じて化学名又はラテン名を掲げる．
4	「生薬等」	生薬及びこれらを有効成分として含むエキス剤，散剤，チンキ剤，シロップ剤，酒精剤，流エキス剤，坐剤などの製剤を「生薬等」としてまとめ，医薬品各条の末尾に配置する．
5	医薬品の適否の判定	医薬品各条の規定，通則，生薬総則，製剤総則及び一般試験法の規定によって判定する．ただし，医薬品各条の規定中，性状の項及び製剤に関する貯法の項は参考に供したもので，適否の判断基準を示すものではない．
6	動物由来医薬品に用いる動物	別に規定する場合を除き，当該動物は，原則として，健康なものでなければならない．
7	医薬品の表記法	「　　　」を付けて示す．
8	化学的純物質の表記法	医薬品名，又は物質名の次に（　　）で分子式又は組成式を付けたものは化学的純物質を意味する．原子量は，2010 年国際原子量表による．また，分子量は，小数第 2 位までとし，第 3 位を四捨五入する．
9	主な単位の規定	m, cm, mm, μm, nm, kg, g, mg, μg, ng, pg, ℃, mol, mmol, cm^2, L, mL, μL, MHz, cm^{-1}, N, kPa, Pa, Pa·s, mPa·s, mm^2/s, lx, mol/L, mmol/L, %, ppm, ppb, vol%, volppm, w/v%, μS·cm^{-1}, EU, CFU を用いる．ただし，核磁気共鳴スペクトル測定法で用いる ppm は化学シフトを示す．
10	力価を示すとき用いる単位	力価を示すときに用いる単位は医薬品の量とみなす．
11	「別に規定する」とは	医薬品，医療機器等の品質，有効性及び安全性の確保等に関する法律に基づく承認の際に規定することを示す．
12	製造過程において留意すべき要件	品質確保の観点から，必要に応じて，規格に加え，製造過程において留意すべき要件を医薬品各条の製造要件（原料・資材，製造工程及び中間体の管理に関する要件など）の項に示す．なお，製造要件の項がないものについても，重要である．
一般試験法に関する規定		
13	試験の省略	品質が日本薬局方に適合することが恒常的に保証される場合には，出荷時の検査などにおいて，必要に応じて各条の規格の一部について試験を省略できる．
14	代替試験法への変更	日本薬局方に規定する試験に代わる方法で，それが規定の方法以上の真度及び精度がある場合は，その方法を用いることができる．ただし，その結果について疑いのある場合は，規定の方法で最終の判定を行う．

第7章　製剤と日本薬局方　　117

表7.1　つづき

	項　目	概　要
15	生物学的試験法の一部変更	試験の本質に影響のない限り試験方法の細部については変更することができる.
16	試験又は貯蔵に用いる温度	原則として，具体的な数値で記載する．ただし，以下の記述を用いることができる．標準温度は20℃，常温は15～25℃，室温は1～30℃，微温は30～40℃とする．冷所は，別に規定するもののほか，1～15℃の場所とする．冷水は10℃以下，微温湯は30～40℃，温湯は60～70℃，熱湯は約100℃の水とする．加熱した溶媒又は熱溶媒とは，その溶媒の沸点付近の温度に熱したものをいい，加温した溶媒又は温溶媒とは，通例，60～70℃に熱したものをいう．水浴上又は水浴中で加熱するとは，別に規定するもののほか，沸騰している水浴又は約100℃の蒸気浴を用いて加熱することである．通例，冷浸は15～25℃，温浸は35～45℃で行う.
17	滴数を量るには	20℃において水20滴を滴加するとき，その質量が0.90～1.10 gとなるような器具を用いる.
18	減圧	別に規定するもののほか，2.0 kPa以下とする.
19	液性の試験方法	酸性，アルカリ性又は中性として示した場合は，別に規定するもののほか，リトマス紙を用いて検する．液性を詳しく示すにはpH値を用いる.
20	切度及び粉末度の名称	粗切（4号ふるい）～微末（200号ふるい）の7段階で示す.
21	試験に用いる水	試験を行うのに適した水とする.
22	水溶液の表記法	溶質名の次に溶液と記載し，特にその溶媒名を示さないものは水溶液を示す.
23	溶液の濃度及び混液の表記法	(1→3)，(1→10)，(1→100)などで示したものは，固形の薬品は1 g，液状の薬品は1 mLを溶媒に溶かして全量をそれぞれ3 mL，10 mL，100 mLなどとする割合を示す．また，混液を(10:1)又は(5:3:1)などで示したものは，液状薬品の10容量と1容量の混液又は5容量と3容量と1容量の混液などを示す.
24	質量を「精密に量る」とは	量るべき最小位を考慮し，0.1 mg，10 μg，1 μg又は0.1 μgまで量ることを意味し，また，質量を「正確に量る」とは，指示された数値の質量をその桁数まで量ることを意味する.
25	数値の桁数の取扱い方	nけたの数値を得るには，通例，($n+1$)けたまで数値を求めた後，($n+1$)けた目の数値を四捨五入する.
26	試験の操作温度	別に規定するもののほか常温で行い，操作直後に観察するものとする．ただし，温度の影響のあるものの判定は，標準温度における状態を基準とする.
27	試験における「直ちに」とは	通例，前の操作の終了から30秒以内に次の操作を開始することを意味する.
28	性状の項における色，澄明性等	白色と記載したものは白色又はほとんど白色，無色と記載したものは無色又はほとんど無色を示すものである．色調を試験するには，別に規定するもののほか，固形の医薬品はその1 gを白紙上又は白紙上に置いた時計皿にとり，観察する．液状の医薬品は内径15 mmの無色の試験管に入れ，白色の背景を用い，液層を30 mmとして観察する．液状の医薬品の澄明性を試験するには，黒色又は白色の背景を用い，前記の方法を準用する．液状の医薬品の蛍光を観察するには，黒色の背景を用い，白色の背景は用いない.
29	性状の項におけるにおい	無臭又はにおいがないと記載したものは，においがないか，又はほとんどにおいがないことを示すものである．においを試験するには，別に規定するもののほか，固形の医薬品1 g又は液状の医薬品1 mLをビーカーにとり，行う.
30	性状の項における溶解性	別に規定するもののほか，医薬品を固形の場合は粉末とした後，溶媒中に入れ，20±5℃で5分ごとに強く30秒間振り混ぜるとき，30分以内に溶ける度合をいう．極めて溶けやすい（溶質1 g又は1 mLを溶かす溶媒量が1 mL未満）からほとんど溶けない（溶質1 g又は1 mLを溶かす溶媒量が10000 mL以上）の7段階で示す.
31	「溶媒に溶け又は混和する」とは	澄明に溶けるか又は任意の割合で澄明に混和することを示し，繊維などを認めないか又は認めても極めてわずかである.
32	確認試験	医薬品又は医薬品中に含有されている主成分などを，その特性に基づいて確認するための試験である.

表 7.1 つづき

	項　目	概　要
33	純度試験	医薬品中の混在物を試験するために行うもので，医薬品各条のほかの試験項目と共に，医薬品の純度を規定する試験でもあり，通例，その混在物の種類及びその量の限度を規定する．
34	医薬品の管理	医薬品各条において規定する場合を除き，原則として一般試験法の残留溶媒に係る規定に従って，適切に管理を行う．
35	有害物質の混入	医薬品への意図的な混入が報告されている有害物質については，必要に応じて，医薬品各条の意図的混入有害物質の項に混入の有無の管理要件を示す．当該物質は，原料・資材，製造工程，中間体又は最終製品の試験によって管理される．
36	乾燥又は強熱するときの恒量とは	別に規定するもののほか，引続き更に 1 時間乾燥又は強熱するとき，前後の秤量差が前回に量った乾燥物又は強熱した残留物の質量の 0.10% 以下であることを示し，生薬においては 0.25% 以下とする．
37	定量法とは	医薬品の組成，成分の含量，含有単位などを物理的，化学的又は生物学的方法によって測定する試験法である．
38	「約」，「乾燥し」とは	「約」とは記載された量の ±10% の範囲をいう．「乾燥し」とあるのは，その医薬品各条の乾燥減量の項と同じ条件で乾燥することを示す．
39	成分含量における上限値	単にある % 以上を示し，その上限を示さない場合は 101.0% を上限とする．
40	無菌／滅菌とは	無菌とは，定められた方法で対象微生物が検出されないことをいう．滅菌とは，被滅菌物の中の全ての微生物を殺滅又は除去することをいう．無菌操作とは，無菌を維持するために管理された方法で行う操作をいう．

容器に関する規定

41	容器とは	医薬品を入れるもので，栓，蓋なども容器の一部である．容器は内容医薬品に規定された性状及び品質に対して影響を与える物理的，化学的作用を及ぼさない．
42	密閉容器とは	通常の取扱い，運搬又は保存状態において，固形の異物が混入することを防ぎ，内容医薬品の損失を防ぐことができる容器をいう．密閉容器の規定がある場合には，気密容器を用いることができる．
43	気密容器とは	通常の取扱い，運搬又は保存状態において，固形又は液状の異物が侵入せず，内容医薬品の損失，風解，潮解又は蒸発を防ぐことができる容器をいう．気密容器の規定がある場合には，密封容器を用いることができる．
44	密封容器とは	通常の取扱い，運搬又は保存状態において，気体の侵入しない容器をいう．
45	遮光とは	通常の取扱い，運搬又は保存状態において，内容医薬品に規定された性状及び品質に対して影響を与える光の透過を防ぎ，内容医薬品を光の影響から保護することができることをいう．

表示に関する規定

46	含量，最終有効年月などの表示	医薬品各条において表示量，表示単位又は有効期限の規定があるものについては，その含量，含有単位又は最終有効年月を，直接の容器又は直接の被包に記載しなければならない．
47	基原などの表示	医薬品各条において基原，数値，物性等，特に表示するよう定められているものについては，その表示を，直接の容器又は直接の被包に記載しなければならない．

国際調和事項に関する規定

48	国際調和	日本薬局方，欧州薬局方及び米国薬局方（三薬局方という）での調和合意に基づき規定した一般試験法及び医薬品各条については，それぞれの冒頭にその旨記載する．また，三薬局方で調和されていない部分は「◆　　◆」又は「◇　　◇」で囲むことにより示す．

7.3　製剤総則

　製剤総則は，製剤通則，製剤包装通則，製剤各条及び生薬関連製剤各条から構成
される．製剤通則には製剤全般に共通する事項が記載されている．また，製剤包装
通則は，医薬品包装の原則及び包装適格性を示すものである．

7.3.1　製剤通則及び製剤包装通則

　製剤通則及び製剤包装通則の概要を，各々，表7.2，表7.3に示した．

表7.2　製剤通則

	項　目	概　要
1	位置づけ	製剤全般に共通する事項を記載する．
2	剤形の分類	製剤各条において，主に投与経路及び適用部位別に分類し，更に製剤の形状，機能，特性から細分類する．なお，主として生薬を原料とする製剤は生薬関連製剤各条に記載する．
3	製剤各条等にある製剤	製剤各条及び生薬関連製剤各条は，広く，一般に用いられている剤形を示したものであり，これら以外の剤形についても，必要に応じて，適切な剤形とすることができる．
4	製剤各条等における規定	製剤各条及び生薬関連製剤各条においては，剤形に応じた製剤特性を規定する．製剤特性は，適切な試験により確認する．
5	有効成分の放出速度の調節	製剤には，有効成分の放出速度を調節する機能を付与することができる．また，当該製剤に添付する文書及びその直接の容器又は直接の被包には，通例，付与した機能に対応した記載を行う．
6	添加剤	製剤に含まれる有効成分以外の物質で，有効成分及び製剤の有用性を高める，製剤化を容易にする，品質の安定化を図る，又は使用性を向上させるなどの目的で用いられる．ただし，用いる添加剤はその製剤の投与量において薬理作用を示さず，無害でなければならない．また，添加剤は有効成分の治療効果を妨げるものであってはならない．
7	製剤に使用する精製水等	製剤の製造に使用する精製水は「精製水」又は「精製水（容器入り）」を示し，注射用水は「注射用水」又は「注射用水（容器入り）」を示す．製剤に用いる植物油とは，医薬品各条に収載する植物性脂肪油中，通例，食用に供するものをいう．また，単にデンプンと記載するときは，別に規定するもののほか，医薬品各条に収載する各種デンプンのいずれを用いてもよい．なお，vol%を規定したエタノールとは，エタノールをとり，精製水又は注射用水を加え，規定のvol%に調整したものである．
8	無菌製剤とは	無菌であることを検証した製剤である．無菌製剤の基本的な製造法には，最終滅菌法と無菌操作法がある．最終滅菌法は，製剤を容器に充填した後，滅菌する方法をいう．無菌操作法は，微生物の混入リスクを適切に管理する方法で，原料段階又はろ過滅菌後から，一連の無菌工程により製剤を製造する方法をいう．
9	非無菌製剤の扱い	非無菌製剤であっても，微生物による汚染や増殖を避け，必要に応じて，微生物限度試験法を適用する．
10	製剤均一性試験法等の適用外	製剤均一性試験法のうちの含量均一性試験及び溶出試験法は，生薬又は生薬関連製剤を原料とする製剤中の生薬成分については適用されない．
11	保存温度等	別に規定するもののほか，室温で保存する．製剤の品質に光が影響を与える場合，遮光して保存する．

表 7.3　製剤包装通則

	項　目	概　要
1	位置づけ	製剤包装の原則及び包装適格性を示すものである．
2	製剤包装の原則	製剤開発段階において，製剤の有効期間にわたって規定される製剤品質規格を保証するために適格性を十分に検討することが重要である．製剤包装の適格性の最終的評価は製剤の安定性試験により確認される．
3	包装適格性	保護，適合性，安全性及び機能の要素が含まれる．

7.3.2　製剤各条及び生薬関連製剤各条

　製剤各条及び生薬関連製剤各条には，剤形の定義，製法，試験法，容器・包装及び貯法が示されている．試験法及び容器・包装に関する記述は基本的な要求事項であり，また，製法は一般的な製法を示したものである．製剤各条及び生薬関連製剤各条にある製剤の定義等を，各々，表 7.4，表 7.5 に示した．

表 7.4　製剤各条

分　類	概　要	関係する一般試験法	容　器
1.　経口投与する製剤			
1.1 錠剤	経口投与する一定の形状の固形の製剤	製剤均一性試験法，溶出試験法，崩壊試験法	密閉
1.1.1 口腔内崩壊錠	口腔内で速やかに溶解又は崩壊させて服用できる錠剤		
1.1.2 チュアブル錠	咀嚼して服用する錠剤		
1.1.3 発泡錠	水中で急速に発泡しながら溶解又は分散する錠剤		
1.1.4 分散錠	水に分散して服用する錠剤		
1.1.5 溶解錠	水に溶解して服用する錠剤		
1.2 カプセル剤	経口投与する，カプセルに充填又はカプセル基剤で被包成形した製剤	製剤均一性試験法，溶出試験法，崩壊試験法	密閉
1.3 顆粒剤	経口投与する粒状に造粒した製剤	製剤均一性試験法（分包品），溶出試験法，崩壊試験法	密閉
1.3.1 発泡顆粒剤	水中で急速に発泡しながら溶解又は分散する顆粒剤		
1.4 散剤	経口投与する粉末状の製剤	製剤均一性試験法（分包品），溶出試験法	密閉
1.5 経口液剤	経口投与する，液状又は流動性のある粘稠なゲル状の製剤	製剤均一性試験法（分包品）	気密
1.5.1 エリキシル剤	甘味及び芳香のあるエタノールを含む澄明な液状の経口液剤	製剤均一性試験法（分包品）	
1.5.2 懸濁剤	有効成分を微細均質に懸濁した経口液剤	製剤均一性試験法（分包品），溶出試験法	
1.5.3 乳剤	有効成分を微細均質に乳化した経口液剤	製剤均一性試験法（分包品）	
1.5.4 リモナーデ剤	甘味及び酸味のある澄明な液状の経口液剤	製剤均一性試験法（分包品）	
1.6 シロップ剤	経口投与する，糖類又は甘味剤を含む粘稠性のある液状又は固形の製剤	製剤均一性試験法（分包品），溶出試験法	気密
1.6.1 シロップ用剤	水を加えるとき，シロップ剤となる顆粒状又は粉末状の製剤	製剤均一性試験法（分包品），溶出試験法，崩壊試験法	密閉
1.7 経口ゼリー剤	経口投与する，流動性のない成形したゲル状の製剤	製剤均一性試験法，溶出試験法	気密
2.　口腔内に適用する製剤			
2.1 口腔用錠剤	口腔内に適用する一定の形状の固形の製剤	製剤均一性試験法	密閉
2.1.1 トローチ剤	口腔内で徐々に溶解又は崩壊させ，口腔，咽頭などの局所に適用する口腔用錠剤		

第7章　製剤と日本薬局方

表7.4　つづき

分　類	概　要	関係する一般試験法	容　器
2.1.2 舌下錠	有効成分を舌下で速やかに溶解させ，口腔粘膜から吸収させる口腔用錠剤	製剤均一性試験法	密閉
2.1.3 バッカル錠	有効成分を臼歯と頬の間で徐々に溶解させ，口腔粘膜から吸収させる口腔用錠剤		
2.1.4 付着錠	口腔粘膜に付着させて用いる口腔用錠剤		
2.1.5 ガム剤	咀嚼により，有効成分を放出する口腔用錠剤		
2.2 口腔用液剤	口腔内に適用する液状又は流動性のある粘稠なゲル状の製剤	製剤均一性試験法（分包品）	気密
2.2.1 含嗽剤	うがいのために口腔，咽頭などの局所に適用する液状の製剤		
2.3 口腔用スプレー剤	口腔内に適用する，有効成分を霧状，粉末状，泡沫状又はペースト状などとして噴霧する製剤		気密又は耐圧性容器
2.4 口腔用半固形剤	口腔粘膜に適用する製剤であり，クリーム剤，ゲル剤又は軟膏剤がある		気密
3. 注射により投与する製剤			
3.1 注射剤	皮下，筋肉内又は血管などの体内組織・器官に直接投与する，通例，溶液，懸濁液若しくは乳濁液，又は用時溶解若しくは用時懸濁して用いる固形の無菌製剤	無菌試験法，エンドトキシン試験法，注射剤の不溶性異物検査法など	密封又は微生物の混入を防ぐことのできる気密
3.1.1 輸液剤	静脈内投与する，通例，100 mL 以上の注射剤		
3.1.2 埋め込み注射剤	長期にわたる有効成分の放出を目的として，皮下，筋肉内などに埋め込み用の器具を用いて，又は手術により適用する固形又はゲル状の注射剤		
3.1.3 持続性注射剤	長期にわたる有効成分の放出を目的として，筋肉内などに適用する注射剤		
4. 透析に用いる製剤			
4.1 透析用剤	腹膜透析又は血液透析に用いる液状若しくは用時溶解する固形の製剤		
4.1.1 腹膜透析用剤	腹膜透析に用いる無菌の透析用剤	無菌試験法，エンドトキシン試験法，注射剤の不溶性異物検査法など	密封，又は必要に応じて，微生物の混入を防ぐことができる気密
4.1.2 血液透析用剤	血液透析に用いる透析用剤	エンドトキシン試験法	微生物の混入を防ぐことのできる気密
5. 気管支・肺に適用する製剤			
5.1 吸入剤	有効成分をエアゾールとして吸入し，気管支又は肺に適用する製剤		
5.1.1 吸入粉末剤	吸入量が一定となるように調製された，固体粒子のエアゾールとして吸入する製剤		密閉
5.1.2 吸入液剤	ネブライザなどにより適用する液状の吸入剤		気密
5.1.3 吸入エアゾール剤	容器に充填した噴射剤と共に，一定量の有効成分を噴霧する定量噴霧式吸入剤		密封（耐圧性）
6. 目に投与する製剤			
6.1 点眼剤	結膜嚢などの眼組織に適用する，液状，又は用時溶解若しくは用時懸濁して用いる固形の無菌製剤	無菌試験法，点眼剤の不溶性異物検査法	気密
6.2 眼軟膏剤	結膜嚢などの眼組織に適用する半固形の無菌製剤	無菌試験法，眼軟膏剤の金属性異物試験法など	微生物の混入を防ぐことのできる気密
7. 耳に投与する製剤			
7.1 点耳剤	外耳又は内耳に投与する，液状，半固形又は用時溶解若しくは用時懸濁して用いる固形の製剤	無菌試験法（無菌に製するもの）	気密
8. 鼻に適用する製剤			
8.1 点鼻剤	鼻腔又は鼻粘膜に投与する製剤		
8.1.1 点鼻粉末剤	鼻腔に投与する微粉状の点鼻剤		密閉
8.1.2 点鼻液剤	鼻腔に投与する液状，又は用時溶解若しくは用時懸濁して用いる固形の点鼻剤		気密

表 7.4　つづき

分　類	概　要	関係する一般試験法	容　器
9. 直腸に適用する製剤			
9.1 坐剤	直腸内に適用する，体温によって溶融するか，又は水に徐々に溶解若しくは分散することにより有効成分を放出する一定の形状の半固形の製剤	製剤均一性試験法	密閉
9.2 直腸用半固形剤	肛門周囲又は肛門内に適用する製剤であり，クリーム剤，ゲル剤又は軟膏剤がある		気密
9.3 注腸剤	肛門を通して適用する液状又は粘稠なゲル状の製剤		気密
10. 腟に適用する製剤			
10.1 腟錠	腟に適用する，水に徐々に溶解又は分散することにより有効成分を放出する一定の形状の固形の製剤	製剤均一性試験法	密閉
10.2 腟用坐剤	腟に適用する，体温によって溶融するか，又は水に徐々に溶解若しくは分散することにより有効成分を放出する一定の形状の半固形の製剤	製剤均一性試験法	密閉
11. 皮膚などに適用する製剤			
11.1 外用固形剤	皮膚（頭皮を含む）又は爪に，塗布又は散布する固形の製剤	製剤均一性試験法（分包品）	密閉
11.1.1 外用散剤	粉末状の外用固形剤		
11.2 外用液剤	皮膚（頭皮を含む）又は爪に，塗布又は散布する液状の製剤	製剤均一性試験法（分包品，乳化，懸濁したものを除く）	気密
11.2.1 リニメント剤	皮膚にすり込んで用いる液状又は泥状の外用液剤		
11.2.2 ローション剤	有効成分を水性の液に溶解又は乳化若しくは微細に分散させた外用液剤		
11.3 スプレー剤	有効成分を霧状，粉末状，泡沫状，又はペースト状などとして皮膚に噴霧する製剤		
11.3.1 外用エアゾール剤	容器に充填した液化ガス又は圧縮ガスと共に有効成分を噴霧するスプレー剤		耐圧性の容器
11.3.2 ポンプスプレー剤	ポンプにより容器内の有効成分を噴霧するスプレー剤		気密
11.4 軟膏剤	皮膚に塗布する，有効成分を基剤に溶解又は分散させた半固形の製剤		気密
11.5 クリーム剤	皮膚に塗布する，水中油型又は油中水型に乳化した半固形の製剤		気密
11.6 ゲル剤	皮膚に塗布するゲル状の製剤		気密
11.7 貼付剤	皮膚に貼付する製剤	製剤均一性試験法（経皮吸収型製剤），粘着力試験法，皮膚に適用する製剤の放出試験法	
11.7.1 テープ剤	ほとんど水を含まない基剤を用いる貼付剤		密閉
11.7.2 パップ剤	水を含む基剤を用いる貼付剤		気密

表 7.5　生薬関連製剤各条

分　類	概　要	一般試験法	容　器
生薬関連製剤			
1. エキス剤	生薬の浸出液を濃縮して製したもの	重金属試験法	気密
2. 丸剤	経口投与する球状の製剤	崩壊試験法	密閉又は気密
3. 酒精剤	揮発性の有効成分をエタノール又はエタノールと水の混液に溶解して製した液状の製剤		気密
4. 浸剤・煎剤	生薬を，通例，常水で浸出して製した液状の製剤		気密
5. 茶剤	通例，生薬を粗末から粗切の大きさとし，一日量又は一回量を紙又は布の袋に充填した製剤		密閉又は気密
6. チンキ剤	通例，生薬をエタノール又はエタノールと精製水の混液で浸出して製した液状の製剤		気密
7. 芳香水剤	精油又は揮発性物質を飽和させた，澄明な液状の製剤		気密
8. 流エキス剤	生薬の浸出液で，その 1 mL 中に生薬 1 g 中の可溶性成分を含むように製した液状の製剤	重金属試験法	気密

7.4 製剤に関する一般試験法

　一般試験法は，化学的試験法，物理的試験法，粉体物性測定法，生物学的試験法 /
生化学的試験法 / 微生物学的試験法，生薬試験法，製剤試験法，容器・包装材料試
験法，標準品等に大別されており，計 78 の試験法が掲載されている．製剤に関す
るものを表 7.6 にまとめた．製剤原料の物性に関するものなど，基礎的な試験法に
ついては第 3 章〜第 6 章を参照のこと．一方，製剤試験法等については第 8 章以降
で詳述する．

表 7.6　製剤に関係する一般試験法

分　類	製剤に関係する代表的な一般試験法
化学的試験法	1.01　アルコール数測定法 1.05　鉱油試験法 1.07　重金属試験法 1.13　油脂試験法
物理的試験法	2.47　浸透圧測定法（オスモル濃度測定法） 2.48　水分測定法（カールフィッシャー法） 2.53　粘度測定法 2.58　粉末 X 線回折測定法
粉体物性測定法	3.01　かさ密度及びタップ密度測定法 3.02　比表面積測定法 3.03　粉体の粒子密度測定法 3.04　粒度測定法 3.05　収着−脱着等温線測定法及び水分活性測定法
生物学的試験法 / 生化学的試験法 / 微生物学的試験法	4.01　エンドトキシン試験法 4.04　発熱性物質試験法 4.05　微生物限度試験法 4.06　無菌試験法
製剤試験法	6.01　眼軟膏剤の金属性異物試験法 6.02　製剤均一性試験法 6.03　製剤の粒度の試験法 6.04　制酸力試験法 6.05　注射剤の採取容量試験法 6.06　注射剤の不溶性異物検査法 6.07　注射剤の不溶性微粒子試験法 6.08　点眼剤の不溶性微粒子試験法 6.09　崩壊試験法 6.10　溶出試験法 6.11　点眼剤の不溶性異物検査法 6.12　粘着力試験法 6.13　皮膚に適用する製剤の放出試験法
容器・包装材料試験法	7.01　注射剤用ガラス容器試験法 7.02　プラスチック製医薬品容器試験法 7.03　輸液用ゴム栓試験法

7.5 局方の国際調和

　　平成 17 年の薬事法（現在の薬機法）の改正により，医薬品を製造する業者ではなく，医薬品を市場に供給する業者が最終的な責任を負うことになった．これにより，医薬品の製造施設を保有しなくとも医薬品の製造販売の承認を得ることが可能となり，ここ 10 年余りの間にビジネスモデルは急速に多様化した．現在，いわゆる新薬は，日米欧医薬品規制調和国際会議によるガイドラインに準拠して品質管理が行われている．第十七改正日本薬局方の公布にあたっても，このような経緯が反映されており，例えば，今回通則に新たに追加された製造要件（通則 12）や有害物質の混入に関する管理要件（通則 35）がこれに該当する．また，計 78 の試験法のうち 15 の試験法は日本薬局方，欧州薬局方及び米国薬局方（三薬局方という）での調和合意に基づき規定されている．

7.6 ポイントと問題

A　問　題：次の文の正誤を答えよ．
1. 日本薬局方は我が国の医薬品の品質を適正に確保するために必要な規格・基準及び標準的試験法等を示す公的な規範書であり，薬剤師法に従って，少なくとも 10 年ごとに改定されている．
2. 日本薬局方に共通したルール，用語の定義等は総則に記載されている．
3. 日本薬局方の医薬品は，その医薬品各条の規定によって判定し，一般試験法の規定は適否の判断基準を示すものではない．
4. 日本薬局方の医薬品は，その医薬品の前後に「　」を付けて示す．
5. 日本薬局方において用いる原子量は 2016 年国際原子量表による．
6. 日本薬局方の医薬品の分子量は小数第 1 位までとする．
7. モル濃度を M で示す．
8. 標準温度は 25℃ である．
9. 冷所は，別に規定するもののほか，1～10℃ の場所とする．
10. 滴数を量るには，20℃ において水 20 滴を滴加するとき，その質量が 0.90～1.10 g となるような器具を用いる．
11. 減圧は，別に規定するもののほか，2.0 kPa 未満とする．
12. 切度及び粉末度は 8 段階で示す．
13. 溶質名の次に溶液と記載し，特にその溶媒名を示さないものは水溶液を示す．
14. 質量を「精密に量る」と「正確に量る」は同じ意味である．

第7章　製剤と日本薬局方　　125

15. 医薬品の試験は，別に規定するもののほか，室温で行う．

16. 液状の医薬品の澄明性を試験するには，黒色の背景を用い，白色の背景を用いない．

17. 溶質 1 g を溶かすのに要する溶媒量が 10 mL 以上，30 mL 未満であるとき，「溶けやすい」という．

18. 「約 10 g を採取する」とは，「9 g から 11 g を採取する」ことを指す．

19. 無菌とは，被滅菌物の中の全ての微生物を殺滅又は除去することをいう．

20. 容器とは，医薬品を入れるもので，栓や蓋は含めない．

21. 気密容器とは，通常の取扱い，運搬又は保存状態において，固形の異物が混入することを防ぎ，内容医薬品の損失を防ぐことができる容器をいう．

22. 気密容器の規定がある場合には，密閉容器を用いることができる．

23. 一般試験法の一部は，日本薬局方，欧州薬局方及び米国薬局方での調和合意に基づき規定されている．

B　解　答

1. 誤．薬剤師法ではなく，医薬品，医療機器等の品質，有効性及び安全性の確保等に関する法律（薬機法）である．

2. 誤．通則に記載されている．

3. 誤．医薬品各条の規定，通則，生薬総則，製剤総則及び一般試験法の規定によって判定する．

4. 正．

5. 誤．2010 年国際原子量表による．

6. 誤．小数第 2 位までとする．

7. 誤．mol/L で示す．

8. 誤．20℃ である．

9. 誤．別に規定するもののほか，1～15℃ の場所とする．

10. 正．

11. 誤．別に規定するもののほか，2.0 kPa 以下とする．

12. 誤．粗切～微末の 7 段階で示す．

13. 正．

14. 誤．「精密に量る」とは，量るべき最小位を考慮し，0.1 mg，10 μg，1 μg 又は 0.1 μg まで量ることを意味し，「正確に量る」とは，指示された数値の質量をその桁数まで量ることを意味する．

15. 誤．別に規定するもののほか，常温で行う．

16. 誤．黒色又は白色の背景を用いる．

17. 誤．この場合，「やや溶けやすい」という．

18. 正．「約」とは記載された量の ± 10% の範囲をいう．

19. 誤．無菌とは，定められた方法で対象微生物が検出されないことをいう．滅菌とは，被滅菌物の中の全ての微生物を殺滅又は除去することをいう．

20. 誤．栓や蓋も容器の一部である．

21. 誤．説明は密閉容器のものである．

22. 誤．気密容器の規定がある場合には，密封容器を用いることができるが，密閉容器を用いることはできない．

23. 正.

第8章

固形製剤

　本章では，第17改正日本薬局方（以下，日局17）に投与経路あるいは適用部位別に分類されている固形製剤のうち，経口投与する製剤として，錠剤，カプセル剤，顆粒剤，散剤，口腔内に適用する製剤として，口腔用錠剤，腟に適用する製剤として，腟錠，皮膚などに適用する製剤として，外用固形剤，生薬関連製剤として丸剤に関して，局方上の定義，特徴，製造に用いられる製剤機器及び添加剤について主として解説した．保存容器及び試験法は，適用されるものを羅列するにとどめた．詳細については，第14章及び第15章に記載されているので参照してほしい．

8.1　経口投与する製剤　preparations for oral administration

8.1.1　錠剤　tablets

➤　定　義

　錠剤は，経口投与する一定の形状の固形の製剤である．本剤には，口腔内崩壊錠，チュアブル錠，発泡錠，分散錠及び溶解錠が含まれる．

➤　特　徴

　錠剤は，わが国において，生産金額，処方件数ともに最も多い．これは，患者側にとっても，医療者側にとっても，最も長所が多い製剤であるためである．
　具体的には，錠剤の利点としては，以下のものがあげられる．

・製剤中の成分含量が正確である．
・調剤及び服用に際して，個数単位で簡便に取り扱える．
・患者にとって携帯しやすい．
・大量生産が可能であり，経済性が高い．

経口投与する製剤：「口腔用錠剤」（8.2.1）も「経口投与する錠剤」と製法及び形状は同一であるが，有効成分の作用機序の違いから，異なる製剤として扱われる．すなわち，「経口投与する製剤」は，投与された製剤中の有効成分が，消化管粘膜から吸収され，全身作用を期待するものをさす．

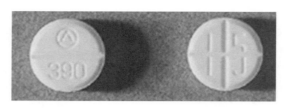 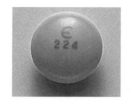

図 8.1a　素錠の識別コード及び割線
（武田薬品工業　アクトス錠）

図 8.1b　糖衣錠の識別コード
（エーザイ　ノイキノン糖衣錠）

- 錠剤そのものに，製品名，製造会社，成分含量などを，識別コードとして刻印（図 8.1 a）もしくは印刷できるため（図 8.1 b），調剤過誤の防止に役立つ．
- コーティングなどの製剤技術を施すことにより，苦味，悪臭のマスキング，有効成分の安定化，徐放性，腸溶性などの放出制御などを行うことができる．

　このように，錠剤には，数多くの長所が存在するが，錠剤のほとんど唯一の欠点とされるのが，乳幼児や高齢者など嚥下能力の低い者にとって服用しにくいことである．しかし，最近では，この欠点を克服するために，唾液程度の水分でも崩壊し嚥下困難な患者に対しても安全に使用できる口腔内崩壊錠が開発され，普及しつつある．一方，有効成分の放出制御を目的として製剤加工した錠剤は，調剤時や服用時の粉砕により，その製剤特性が失われるため，注意が必要である．

➢ 形状による分類（図 8.2）

(a) 素錠　plain tablets

　コーティング処理を施していない錠剤で，苦味を示さない薬物や安定性が高い薬物に対し用いられる．

(b) コーティング錠　coated tablets

　素錠の表面を剤皮で被った錠剤で，糖類をコーティングした糖衣錠，種々の高分

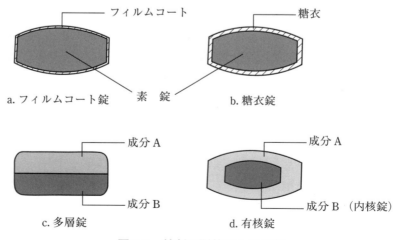

図 8.2　錠剤の形状による分類

子をコーティングしたフィルムコーティング錠がある．フィルムコーティング錠では，コーティング剤の種類により，徐放性や腸溶性などの放出特性を与えることができる．

(c) 多層錠　multi-layer tablets

成分間の相互作用を避けるために，それぞれの成分を層状に積み重ねて圧縮成形した錠剤である．

(d) 有核錠　compression coating tablets

核となる小錠剤（内核錠）を組成の異なる外層で覆った錠剤である．多層錠のように，成分間の相互作用を避ける他に，放出特性の異なる成分を同一錠剤として設計することもできる．

➤　錠剤の種類

(a) 口腔内崩壊錠　orally disintegrated tablets/orodispersible tablets

特徴の項にすでに記したように，錠剤は，数多くの長所を有する製剤であるが，嚥下困難な患者には，危険であるという欠点を持つ．また，普通錠 conventional tablet の場合は，コップ一杯程度の水とともに服用することが勧められており，これは，水なしで服用すると，喉頭蓋谷などに錠剤の破片が残り，炎症を引き起こすなどの危険性があるためである．水なしで服用しても口腔内で容易に崩壊する錠剤として，1990 年代に製品化された Zydis® が最初の口腔内崩壊錠（OD 錠）である．FDA（米国食品医薬品局）による口腔内崩壊錠に関するガイドライン（2008 年度）によると，口腔内崩壊錠の定義は，舌の上に置いただけで崩壊するように設計されたもので，唾液と接触することにより速やかに溶解あるいは崩壊するため，咀嚼や錠剤を飲み込むことは不要であり，水で飲む必要もないものと定義されている．しかし，日局 17 による定義では，(1) 口腔内で速やかに溶解又は崩壊させて服用できる錠剤であることと (2) 適切な崩壊性を有することとされており，この製剤の開発の動機の一つであった「水なしで服用できる製剤」という定義は，安全性の観点から採用されていない．

Zydis® により製造された口腔内崩壊錠は，鋳型錠製剤の製法で製造されており，空隙率の大きい多孔性の錠剤として設計されているため，崩壊に必要な時間は非常に短く数秒程度である．しかし，錠剤の強度を高めるために打錠操作を行って製造した口腔内崩壊錠は，崩壊又は溶解するまでの時間が長くなる．一般に，30 秒以内に崩壊又は溶解することが推奨されている．また，口腔内崩壊錠は，「経口投与する製剤」に分類されるため，口腔中で崩壊した錠剤中の有効成分は口腔粘膜から吸収されず，唾液とともに飲み込んだ後，すべて消化管粘膜から吸収されることになる．

もともと口腔内崩壊錠は，乳幼児，高齢者など嚥下能力が低い者でも安全に服用

喉頭蓋谷：喉頭部は，食道と気道の分岐点にあり，喉頭蓋は，通常は，開いているが，飲食物を嚥下する瞬間に気道に蓋をする役割を果たしている．この喉頭蓋の前部にあるくぼみは，喉頭蓋谷と呼ばれ，錠剤の破片が蓄積することがある．

することができる製剤として開発されたが，水分摂取制限を受けている患者にも適することや，生活習慣病などで長期にわたって薬を服用しなければならない患者の服薬コンプライアンスを高めることが明らかとなり，現在では，数多くの薬物に適用されるようになり，急速に普及している．口腔内崩壊錠の開発は現在も進行中であり，通常の錠剤と同様な取り扱いが可能な口腔内崩壊錠が製造できるようになった．初期の口腔内崩壊錠では困難であった PTP 包装の使用，自動錠剤分包機の適用，識別コードの刻印及び印字，薬物放出制御特性の付与なども可能となっている．

> PTP 包装：press through package. 錠剤，カプセル剤等を熱可塑性高分子フィルムのくぼみに入れ，アルミニウムにラミネートしたフィルムでふたをするように加熱圧着したものである．

(b) チュアブル錠　chewable tablets

日局 17 による定義では，(1) 咀嚼して服用する錠剤であることと (2) 服用時の窒息を防止できる形状とするとされている．噛み砕いて唾液とともに服用する製剤であり，水なしで服用できるため，どこでも場所を選ばず服用できる製剤として，乗り物酔い止めなどの OTC 薬によく使用される．また，医療用医薬品としても，通常錠剤の服用が苦手な小児や水分制限のある腎臓病患者に適した製剤である．

チュアブル錠には，崩壊時間の規定はなく，どちらかというと崩壊の遅い製剤である．そのため，服用時の窒息を防止するため，直径の大きな場合には，ドーナツ状の形状をしたものも使用されている．

(c) 発泡錠　effervescent tablets

日局 17 による定義では，水中で急速に発泡しながら溶解又は分散する錠剤である．錠剤中に，炭酸ナトリウムと有機酸（クエン酸又は酒石酸など）が含まれており，服用前に水に投入すると発泡しながら急速に崩壊する．口中に清涼感をもたらし，服用感を改善する．

(d) 分散錠　dispersible tablets

日局 17 による定義では，水に分散して服用する錠剤である．普通錠が服用できない小児に対し，用時，少量の水に分散させ，経口投与する．放出制御型錠剤を除き，普通錠が服用できない患者に対しては，錠剤の粉砕を行う場合があるが，粉砕調剤を行わなくとも，容易に服用できる利点を有する．

➤ 製　法

日局 17 には，錠剤の製造方法として，(1) 有効成分に賦形剤，結合剤，崩壊剤などの添加剤を加えて混和して均質とし，水又は結合剤を含む溶液を用いて適切な方法で粒状とした後，滑沢剤を加えて混和し，圧縮成形する間接打錠法（顆粒圧縮法），(2) 有効成分に賦形剤，結合剤，崩壊剤などの添加剤を加えて混和して均質としたものを圧縮成形して製するか，又は，あらかじめ添加剤で製した顆粒に有効成分及び滑沢剤などを加えて混和して均質とした後，圧縮成形する直接打錠法（直接圧縮法），(3) 有効成分に賦形剤，結合剤などの添加剤を加えて混和して均質と

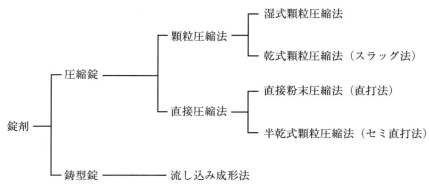

図 8.3　錠剤の種類と製法

し，溶媒で湿潤させた練合物を一定の型に流し込んで成形した後，適切な方法で乾燥する流し込み成形法が記載されている（図 8.3）．また，(1) 及び (2) の方法で製造された錠剤を圧縮錠，(3) で製造された錠剤を鋳型錠と呼ぶ．

(1) 顆粒圧縮法
　湿式造粒法で製造した顆粒を打錠する方法を湿式顆粒圧縮法，乾式造粒法で製造した顆粒を打錠する方法を乾式顆粒圧縮法と呼ぶ．顆粒圧縮法による錠剤の製造工程を図 8.4 に示した．

(a) 乾式顆粒圧縮法（スラッグ法）（図 8.4 a）
　乾式造粒法によって製造した顆粒を整粒した後，滑沢剤を加え混合し，打錠して圧縮成形する方法である．アスピリンやアスコルビン酸など，水や熱に不安定な薬物に適する．また，流動性が悪いため直接打錠法が適用できない場合にも利用される．

(b) 湿式顆粒圧縮法（図 8.4 b）
　押出造粒法，流動層造粒法，撹拌造粒法などによって製造される湿式顆粒の粒度を整え，滑沢剤を加え混合した後，打錠して圧縮成形する方法である．造粒条件を変えることにより，崩壊性，硬度などの錠剤の特性を調節しやすく，日本においては最も一般的に用いられる方法である．打錠用顆粒を湿式法により製造するため，水や熱に対して不安定な薬物には適用できないという制約がある．

(2) 直接圧縮法
　主薬を顆粒状にせずに，粉末のまま打錠機を用いて圧縮成形することにより錠剤を製造する方法である．

a. 乾式顆粒圧縮法（スラッグ法）

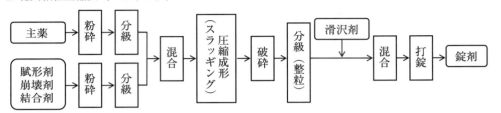

b. 湿式顆粒圧縮法

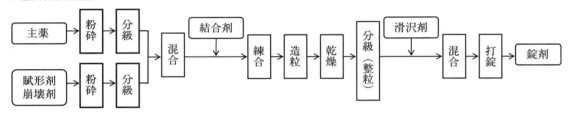

c. 直接粉末圧縮法（直打法）

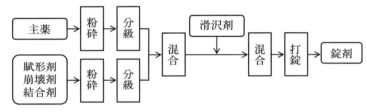

d. 半乾式顆粒圧縮法（セミ直打法）

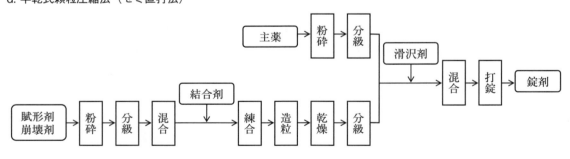

e. 流し込み成形法

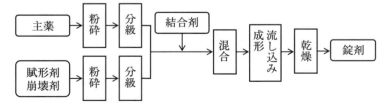

図 8.4　錠剤の製造工程

第8章　固形製剤　　　133

(a) 直接粉末圧縮法（直打法）（図8.4 c）

主薬と医薬品添加剤の混合物に滑沢剤を加え，よく混合し，粉末の状態のまま打錠し圧縮成形する方法である．造粒操作が省略されるため，製造工程が短く経済的にも利点を有する．粉末粒子同士の結合力が弱い場合でも，結晶セルロースを結合剤として添加することにより，直打法による製造が可能となる場合が多い．水や熱に不安定な薬物にも適した方法であるが，粒子径の小さい粉末は一般的に流動性が悪くなる傾向があり，錠剤の質量にばらつきを生じるため，顆粒圧縮法に比べて用いられることが少ない．

(b) 半乾式顆粒圧縮法（セミ直打法）（図8.4 d）

粉末に顆粒を混合することにより，流動性が増加し，錠剤の成形性を高めることができる．セミ直打法の場合，主薬は粉末のままで，医薬品添加剤を顆粒とし，滑沢剤の添加後，打錠するため，水や熱に不安定な薬物にも適用できる．

(3) 流し込み成形法（図8.4 e）

打錠による圧縮成形を行わない鋳型錠の製造法である．薬物懸濁液をPTPポケットなどの鋳型に充填し，凍結乾燥あるいは通風乾燥することにより，水の浸入を容易とする多孔質（空隙率50%以上）構造となり，口中で速やかに崩壊するため，口内のわずかな水分で崩壊が可能となる．初期の口腔内崩壊錠の製造に用いられた方法である．

➤ 単位操作と製剤機器

圧縮錠の製造においては，粉末あるいは顆粒を圧縮成形する打錠（製錠）操作が特徴的であり，本項では，打錠機を用いた打錠操作について解説する．これらの圧縮錠原料（打錠末）を製造するための単位操作と製剤機器に関しては，8.1.3 顆粒剤及び8.1.4 散剤の項で述べる．圧縮成形により製造された素錠は，必要に応じて，糖衣，フィルムコーティングなどのコーティング操作が行われる．本項ではコーティング機の種類と特徴についても解説する．

(1) 打　錠　tableting

顆粒あるいは粉体を圧縮して，一定の型に成形する操作を打錠といい，この操作に用いられる製剤機器が打錠機である．

(a) 打錠機

圧縮錠を製造するのに用いられる打錠機には単発式打錠機（エキセントリック型打錠機）とロータリー型打錠機の2種がある．いずれも，基本構造として材料の供給部（ホッパー），圧縮装置，杵及び臼をその構成単位として持つ．打錠操作の基本的な工程は，充填（ホッパーから臼内への原料の供給），すり切り（フィーダー

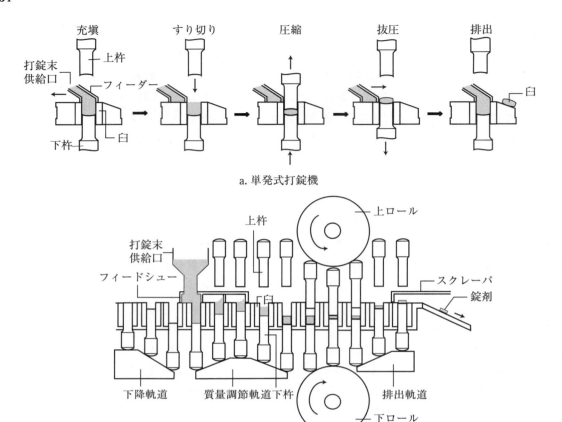

図 8.5　打錠機の種類

の移動により臼内の原料を一定量とする），圧縮（上下1組の杵で原料を加圧することにより原料粒子を密着・結合させる），抜圧（上杵が臼外に移動する），排出（下杵の上昇により，成形された錠剤を臼外にはじき出す）からなる．

① **単発式打錠機**　single punch tablet press

上下1組の杵と，1個の臼からなる最も単純な構造を持つ打錠機である．上杵の上下運動が偏心軸の回転により行われるために，エキセントリック型打錠機とも呼ばれる（図 8.5 a）．下杵の下降により生じた臼内の空間に，ホッパーから原料が供給され，ホッパーの移動により余剰な原料がすり切られることにより，一定量の原料が充填される．次に，上杵の下降により圧縮成形が行われ，上杵の臼外への移動により抜圧が行われ，下杵が上昇することにより，臼外に錠剤が排出される．単発式打錠機の場合，圧縮圧は上杵により与えられるため，錠剤の下面より上面側に応力が働く．

② **ロータリー型（回転）打錠機**　rotary tablet press

数十組の臼と杵のセットが，回転盤（ターンテーブル）に取り付けられており，個々の臼がホッパーを通過するとき，一定量の原料が臼内に充填され，回転する上

第8章　固形製剤　　135

下の圧縮ロールを上下の杵が通過する時，上下の杵が移動し，充填された原料が上下両方向から同時に圧縮される（図8.5 b）．成形された錠剤は，下杵の上昇により，臼外に排出され，再び，ホッパーの位置にもどる．すなわち，回転盤が1回転するごとに，充填，すり切り，圧縮，抜圧，排出の各工程が，外周上の異なる場所で行われるため，回転盤に取り付けられている臼と杵の組数だけの錠剤が製造されることになる．錠剤の製造が高速に行え（最高毎分約8,000錠），大量生産に適した打錠機である．また，成形性の低い粉末などを圧縮成形するために，圧縮過程を数回に分けて行う多段圧縮打錠機や杵と圧縮ロールとの接触時間を長くし圧縮時間を延長させる傾斜ロール型打錠機も実用化されている．

③ 有核打錠機，多層打錠機

　有核錠の製造に用いられる特殊打錠機を有核打錠機という．有核錠の外層成分となる粉末を打錠機の臼内に充填した後，下杵を更に下降させ，核となる小錠剤を加えた後，臼の空間を残りの粉末で埋める．次に，上杵の下降による圧縮操作が行われ，有核錠が製造される（図8.6 a）．核錠の外層部分は，コーティング剤皮とみなすことができるため，有核打錠機の製法は，圧縮コーティングとも呼ばれる．一方，多層錠の製造に用いられる多層打錠機では，圧縮成形が行われた後に，下杵を下降させ，次の層の原料となる粉末を臼内の空間に充填し，再び上杵が下降することにより，異なる成分を積み重ねて一つの錠剤に成形する（図8.6 b）．

(b) 打錠障害

① キャッピング　capping（図8.7 a），ラミネーション　lamination（図8.7 b）

　錠剤の上杵側が帽子状に剥がれる現象をキャッピングといい，側面から層状に割れる現象をラミネーションという．これらの現象は，顆粒の乾燥しすぎ，結合剤の不足，滑沢剤の過多により結合力が弱まることや粉末中に残存する空気が圧縮時に特定の場所に集まることが原因として起こる．また，顆粒中における微粉末の過剰混入や圧縮速度が大きすぎることも原因となる．

② バインディング　binding（図8.7 c）

　顆粒の乾燥不足，結合剤の過剰，滑沢剤の不足が原因となり，打錠時に，錠剤の臼への接着が起こり，排出の際に，錠剤の表面に図のような垂直の引っかき傷が生じる現象である．ダイフリクション die friction ともいう．

③ スティッキング　sticking（図8.7 d），ピッキング　picking（図8.7 e）

　バインディングと同様の原因によって，錠剤が上杵表面に付着し，杵面から離れなくなる結果，図のように，錠剤の表面が剥がれる（スティッキング），あるいは凹凸状の斑点が現れる（ピッキング）現象をいう．

④ チッピング　chipping（図8.7 f）

　顆粒中における微粉末の過剰混入，圧縮圧の過剰などの原因により，図のように，錠剤の端が欠け破断化する現象をいう．

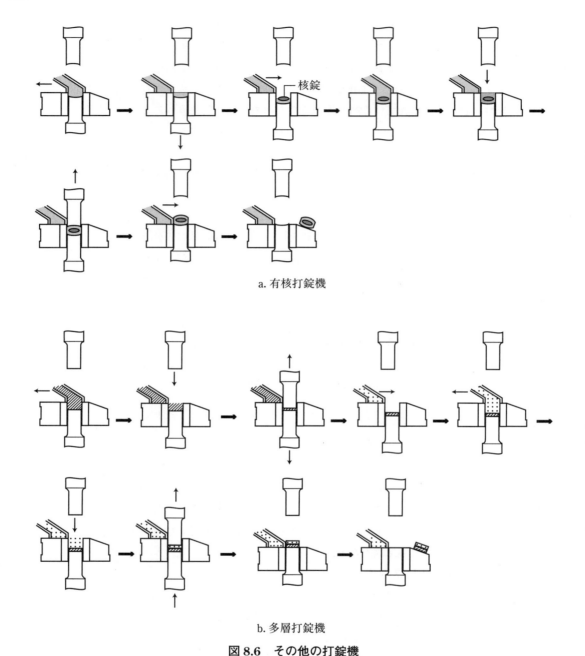

a. 有核打錠機

b. 多層打錠機

図 8.6　その他の打錠機

(2) コーティング　coating

　錠剤をはじめとする固形製剤の表面を適切な剤皮で被覆する操作をコーティングと呼ぶ．コーティング操作は，以下のようなさまざまな目的のために行われる．
- 苦味，不快な臭いをマスキングし，服用性を高める．
- 発塵による刺激アレルギーを防止する．
- 水分，酸素，光との接触を防ぎ，主薬の安定性を高める．

第 8 章 固形製剤　　　　　　　　　　　　　　　　　　　　　　　　　　　　137

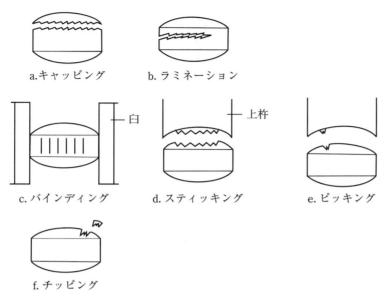

図 8.7　打錠障害の種類

・外観を改善し，商品的価値を高める．
・徐放性，腸溶性などの主薬の放出制御を可能にする．

　コーティング操作は糖衣及びフィルムコーティングに大別され，コーティング工程及びコーティングに用いられる製剤機器も異なる．有核錠の製法もコーティング操作（圧縮コーティング）の一種とみなすことができるが，これについては，打錠機の項を参照のこと．

(a) コーティングの種類

① 糖衣（シュガーコーティング）（図 8.8）
　糖衣は，フィルムコーティングと比べ，剤皮の厚みが大きいため，苦味，不快な臭いや刺激の遮断効果が大きく，錠剤に含まれる主薬の空気酸化，吸湿による加水分解及び光分解に対する抑制効果が大きい．また，光沢を持ち美しい外観を持つとともに，表面が滑らかであるため服用感もよい．糖衣は，数段階からなる複雑な工程によって行われる．最初に行われる工程は，素錠への水分移行を防ぐための防水膜掛け protective coating であり，通例，セラックのアルコール溶液を用い，錠剤の表面にセラックの防水膜を施す．次に行われる下掛け subcoating では，単シロップ等の糖衣液を錠剤に噴霧した後，散布剤を添加し，乾燥させる工程を繰り返すことにより，錠剤のエッジ部を埋め，表面に丸みを持たせる．引き続いて行われる中掛け smoothing では，単シロップなどの糖衣液にタルクや沈降炭酸カルシウムを懸濁させた混合液を用いて噴霧・乾燥を繰り返しながら滑らかな表面を形成させる．更に，緻密な着色層を形成させるために，上掛け coloring を行い，着色剤及びゼラチンを加えた比較的希薄な単シロップを用いて噴霧・乾燥を繰り返す．緻密な白糖結

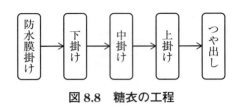

図 8.8 糖衣の工程

キャンバス：麻製の布地.

晶からなる上掛け層が，透気性及び透湿性に対する抑制効果に主として関与する．最後に行われるつや出し polishing では，内面をキャンバスで覆ったパン（ポリッシングパン）に糖衣錠を移し，有機溶媒に溶解させたワックス類を数回に分けて加えながら回転させることにより，糖衣の表面に光沢を持たせる．

② フィルムコーティング

フィルムコーティングは，種々の高分子溶液を顆粒や錠剤の表面に噴霧し，乾燥させることにより剤皮を形成させる方法で，糖衣と比較して，操作が簡単で，工程時間が短く，また自動化することも容易である．また，フィルムコーティング剤の選択によって，腸溶化や徐放化などの主薬の放出制御を行うことが可能である．コーティング剤の溶剤としては，有機溶媒と水の両者が用いられるが，有機溶媒を用いた場合，主薬の水に対する安定性を心配する必要がなく，また乾燥しやすいという利点を持つものの，溶媒の残留，爆発の危険性，大気汚染などの観点から，最近では，有機溶媒を用いない水系フィルムコーティングが主として用いられるようになっている．糖衣と比べて，剤皮の占める質量比はわずかであり，製剤全体の質量のばらつきも小さい．しかし，フィルムコーティングの剤皮は通気性があり，防湿性も期待できないため，糖衣に比べ主薬の酸化や加水分解に対する抑制効果は低い．

(b) コーティング機

① パン式コーティング機（図 8.9 a）

傾斜させて置かれたコーティング・パンと呼ばれる金属製の鍋に錠剤を入れ，回転させながらコーティング液をスプレーガンから噴霧し，送風ダクトから加熱空気を送ることにより乾燥を行う．糖衣及びフィルムコーティングの両方に用いられるが，糖衣には，円錐形をしたピア pear 型パンが，フィルムコーティングには，円筒形をしたオニオン onion 型パンが用いられることが多い．加熱空気は錠剤の表面のみを流れるため，比較的乾燥にかかる時間が長い．また，開口部から異物が混入するおそれがある．

② 通気式乾燥コーティング機（図 8.9 b）

パン式コーティング機の低い乾燥効率を改善したもので，コーティング・パンの内部から外部に加熱空気を通過させることにより，乾燥時間を短縮するとともに，コーティング液をむらなく乾燥させることができる．蒸発させにくい水でも乾燥させることが可能なため，特に，水系フィルムコーティングに適したコーティング機である．また，密閉式のためパン式コーティング機のように，異物が混入するおそ

れがない．

③ 流動層コーティング機（図8.9 c）

　コーティング容器内に暖められた空気を送り込むことにより，顆粒あるいは小型の錠剤を浮遊させ，コーティング液をスプレーガンから噴霧することにより，コーティングを行うもので，流動層造粒機の部品を交換することにより使用できる．コーティング液の噴霧と乾燥を同時に行うため，コーティングにかかる時間を短縮できる．特に，比表面積の大きい粉粒体のフィルムコーティングに適したコーティング機である．糖衣液は粘性が大きいため，糖衣錠の製造には用いることができない．

④ 転動流動層コーティング機（図8.9 d）

　コーティング容器底部に回転ロータを備え，コーティング容器内に供給された顆粒あるいは小型の錠剤は，ロータの回転により転動運動をしながら容器壁に偏在する．槽壁の近くでは下から送り込まれた熱風によって流動状態にあり，コーティング液をスプレーガンから噴霧すると同時に，熱風による乾燥が行われる．粉体同士の付着・凝集性が強いため，コーティングが行えないようなかさ高い微粉末でもコーティングを行うことが可能である．

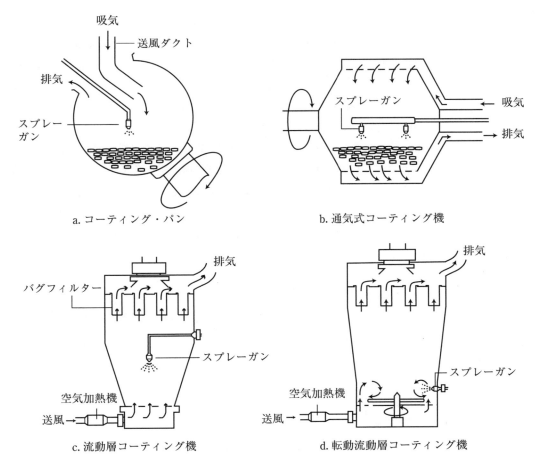

図8.9　コーティング機の種類

➤ 添加剤

顆粒圧縮法により錠剤を製造する際には，湿式造粒法及び乾式造粒法において用いられる賦形剤，結合剤，崩壊剤などの添加剤が用いられる．詳細については，8.1.3 顆粒剤及び8.1.4 散剤の各項を参照のこと．直打法による粉末の圧縮成形において，結合剤を必要とする場合は，賦形剤，崩壊剤としての用途を兼ねる結晶セルロースが使用される．顆粒圧縮法及び粉末圧縮法における打錠操作においては，臼及び杵への吸着を防ぐなどの目的のために，打錠操作の直前に原料混合物に滑沢剤が添加される．コーティングを行う場合は，コーティングの目的に応じてさまざまなコーティング剤を用いる．本項では，滑沢剤及びコーティング剤について述べる．

(1) 滑沢剤　lubricants

滑沢剤は，打錠障害を防止するために，打錠操作の直前に全質量の0.5〜3％加えられる．滑沢剤の添加は，薬物の流動性を高め臼への充填性をよくする，臼内の薬物への圧縮圧を均等にする，上下杵や臼への付着を防止する，錠剤に光沢を与えるなどの効果があるが，過量に添加した場合に，➤単位操作と製剤機器 (1) 打錠(b) 打錠障害の項（p.135）に記したように，錠剤の硬度が低下する，崩壊性・溶出性が低下するなどの悪影響をもたらす．そこで，従来行われていた原料混合物内部への滑沢剤の添加（内部滑沢打錠法）に代わる方法として，滑沢剤を強制帯電させ，上下杵の表面と臼の側壁に直接噴霧することにより薄い被膜を形成させた後に，臼内に充填した粉粒末を打錠操作により圧縮成形する外部滑沢打錠法が開発され実用化されている．外部滑沢打錠法を用いた場合，滑沢剤の添加量を微小量とすることができ（0.1％以下），錠剤原料の内部に滑沢剤を含まないため，成形性が向上することにより錠剤硬度が増加すると同時に，弱い圧縮圧で打錠操作を行うことができる．滑沢剤として最も汎用されるのは，ステアリン酸マグネシウム（0.2〜0.5％），タルク（0.5〜2％）である．その他，ステアリン酸，ショ糖脂肪酸（オレイン酸，パルミチン酸，ステアリン酸）エステル（1〜2％）なども用いられる．

(2) コーティング剤

錠剤をはじめとして，顆粒剤，丸剤などの固形製剤表面を被覆する医薬品添加剤である．コーティング目的の違いにより，以下のような異なるコーティング剤が使い分けられる．

(a) 糖　衣
① 糖衣液

白糖の水溶液である単シロップの他に，ゼラチン，アラビアゴム末の水溶液等が用いられる．

膠衣：糖衣液として，ゼラチンを用いる場合，特に膠衣と呼ばれることがある．

ゼラチン：牛皮，豚皮や牛骨を酸・アルカリ処理し加熱することにより変性させた可溶性コラーゲンである．

② 散布剤

糖衣操作の下掛け工程において，糖衣液を噴霧した後に添加することにより錠剤の流動性を高め，その後の乾燥を容易にする．沈降炭酸カルシウム，タルクなどが用いられる．

③ 光沢剤

糖衣操作のつや出し工程において，錠剤表面に光沢を与えるために添加される．白ろう，カルナウバロウなどが用いられる．

④ 着色剤

糖衣操作の着色がけ工程において添加される．酸化チタン（白色）や水溶性の色素が単シロップ溶液に加えられる．

(3) フィルムコーティング剤（表8.1）

セルロース誘導体などの各種高分子が用いられる．水を溶剤とするものと有機溶媒を溶剤とするものがあり，いずれも溶媒を蒸発させることにより，柔軟性を持ち，機械的強度の大きい被膜を形成する性質を持つ．

表8.1 コーティング剤の種類

コーティング剤の種類	セルロース誘導体	R	名 称
徐放性コーティング剤		-H 又は -C₂H₅	エチルセルロース
水溶性コーティング剤		-H 又は -CH₃	メチルセルロース
		-H 又は -CH₃-CH(CH₃)-OH	ヒドロキシプロピルセルロース
		-H，-CH₃ 又は -CH₃-CH(CH₃)-OH	ヒプロメロース
腸溶性コーティング剤		-H，-O-CO-CH₃ 又は フタル酸	セラセフェート
		-H，-CH₃，-CH₃-CH(CH₃)-OH 又は フタル酸	ヒプロメロースフタル酸エステル
	その他	メタクリル酸コポリマー構造	メタクリル酸コポリマー

(a) 徐放性コーティング剤
① エチルセルロース（EC）

セルロースのヒドロキシ基の一部をエトキシ基（-OC$_2$H$_5$）に置換したセルロース誘導体であり，水に不溶なため，被膜として錠剤などの製剤表面を覆うことにより，製剤からの薬物の放出を遅らせることができる．アルコールなどの有機溶媒に溶かして使用されるが，乳化剤とともに水に分散させ（エチルセルロース水分散液），水系フィルムコーティング液として用いられることもある．

(b) 水溶性フィルムコーティング剤
① メチルセルロース（MC），ヒドロキシプロピルセルロース（HPC），ヒプロメロース（HPMC）

それぞれ，セルロースのヒドロキシ基の一部を，メトキシ基（-OCH$_3$），ヒドロキシプロポキシ基（-OC$_3$H$_6$OH），メトキシ基及びヒドロキシプロポキシ基に置換したセルロース誘導体であり，いずれも水に可溶である．また，ヒドロキシプロピルセルロースはアルコールにも溶解する．

(c) 腸溶性コーティング剤
① ヒプロメロースフタル酸エステル，セラセフェート

ヒプロメロースフタル酸エステルは，フタル酸がモノエステルの形でヒプロメロースに結合したものであり，セラセフェートはセルロースのヒドロキシ基に酢酸とともに，フタル酸がモノエステルの形で結合したものである．両者とも水にはほとんど溶けない．酸性領域では溶解度は低いが，中性から弱アルカリ性にpHが変化するに伴い，塩を形成して溶けるため，錠剤や顆粒剤の腸溶性コーティング剤として用いられる．

② メタクリル酸コポリマー

メタクリル酸とメタクリル酸メチルあるいはメタクリル酸エチルとの共重合体で，水にはほとんど溶けないが，アルコールに溶解する．酸性領域では溶けず，中性から弱アルカリ性にかけて溶解するため，錠剤や顆粒剤の腸溶性コーティング剤として用いられる．

③ セラック

ラックカイガラムシより得られる樹脂状物質を精製したもので，水にはほとんど溶けないが，アルコールに溶解する．酸性領域では溶けず，中性から弱アルカリ性にかけて溶解するため，錠剤や顆粒剤の腸溶性コーティング剤として用いられる．

➤ 保存容器

本剤に用いる容器は，通例，密閉容器とする．製剤の品質に湿気が影響を与える場合は，防湿性の容器を用いるか，又は防湿性の包装を施す．

錠剤の包装：PTP包装（press through package）あるいはSP包装（strip package）が用いられることが多く，特にPTP包装が汎用される．これらの容器は，気密容器であるが，通則42の規定にあるように，密閉容器に保存する錠剤は，気密容器に保存できる．PTP包装やSP包装を束ねラミネートフィルムで包装したものはピロー包装と呼ばれ，防湿性に優れるため，湿気の影響を受けやすい錠剤に適した容器・包装である．

第8章　固形製剤　　　　　　　　　　　　　　　　　　　　　　　　　143

➤ 試験法

錠剤は，以下の試験法に適合することが求められている．その他，錠剤の生産工程を管理することを目的として，錠剤の摩損度試験及び硬度試験が適用される．

(1) 製剤均一性試験法

有効成分含量が 25 mg 以上で，かつ有効成分の割合が質量比で 25％以上の素錠及びフィルムコーティング錠に対しては，含量均一性試験に代えて質量偏差試験を適用することができる．糖衣錠は，剤皮の全質量に対する比率が大きいため，含量均一性試験に代えて，質量偏差試験を適用することはできない．製剤均一性試験法の詳細については 15 章 15.1.1 を参照のこと．

(2) 崩壊試験法と溶出試験法

崩壊試験法及び溶出試験法の詳細については 15 章 15.1.2 及び 15.1.3 を参照のこと．

(3) 錠剤の摩損度試験法

日・米・欧三薬局方の調和合意に基づき規定された試験法であり，日局 17 に参考情報として収載されている．錠剤の摩損度試験法は，剤皮を施していない素錠を対象としており，また流し込み成形法によって製造される非圧縮錠に対しては適用されない．試験装置は，内径 283〜291 mm，深さ 36〜40 mm の内面が滑らかで透明な合成樹脂製のドラムであり，ドラムの中央から外壁まで伸びる湾曲した仕切り板が取り付けられている．錠剤を入れたドラムを回転させ，錠剤をドラム壁や仕切り板に，あるいは錠剤同士で衝突させることにより，衝撃力及び摩擦力を与える．1 錠の質量が 650 mg 以下のときは，6.5 g にできるだけ近い質量に相当する n 錠を，1 錠の質量が 650 mg を超えるときは，10 錠を試料とし，ドラム内に入れ，25 rpm で 100 回転させた後，錠剤の質量の減少を測定する．通常，試験を 1 回行い，錠剤試料に明らかにひび，割れ，あるいは欠けが観察されるときは，不適合である．質量減少が目標値より大きい場合は，更に 2 回の試験を繰り返し，最大平均質量減少は 1.0％以下であることが望ましい．

錠剤の摩損度試験法：一般に剤皮を施した錠剤は，衝撃や摩擦力に対してかなりの抵抗力を有するため，錠剤の摩損度試験法の対象とされない．

(4) 硬度試験法

錠剤を直径方向に両端から力 P を加えるとき，図 8.10 に示すように，錠剤内部に中心線から左右に引き離そうとする引っ張り応力が働く．P を次第に増すと，応力も大きくなり，錠剤内部の粒子間結合力よりも応力が大きくなると錠剤が中心線方向に割れることになる．このときの P を硬度 H と呼び，H に対する応力を引っ張り強度という．錠剤成分が同一の場合，錠剤が大きくなるほど，錠剤を破壊するのに必要な力は大きくなるが，引っ張り強度は，硬度 / 破断面積に比例するため，

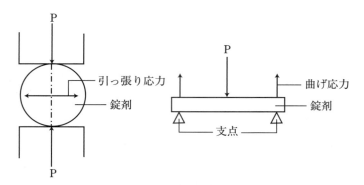

図 8.10 錠剤の硬度

この値が必要な引っ張り強度をもたせるように錠剤を設計するための目安となり，一般に，0.2 kg/mm^2（3〜7 kg/錠剤）程度である．一方，PTP から錠剤を押し出すときのように，錠剤表面に垂直方向に力を加えるとき錠剤の両端を支点として錠剤を押し曲げて破壊しようとする曲げ応力が働くが，錠剤が割れるときの応力である曲げ強度は H に比例することがわかっている．このように，錠剤の硬度は，錠剤の引っ張り強度及び曲げ強度を表す特性値として用いることができる．硬度の測定は，手動式のモンサント硬度計が簡便であるが，操作する人により誤差が生じやすいため，圧縮試験機のような物理試験機を用いることが望ましい．

➤ コラム：口腔内崩壊錠の進歩

すでに記したように，口腔内崩壊錠は，嚥下困難な患者でも安全に服用できる錠剤として開発された．1990 年代に Zydis® により最初に製品化された口腔

表 8.2 口腔内崩壊錠の進歩

分 類	製 法	特 徴
第 1 世代	鋳型錠の製法を用いる（原料懸濁液を PTP などの鋳型に流し込み，凍結乾燥あるいは通風乾燥により成形する）．	・空隙率が非常に大きく（＜80％），崩壊時間が短い（10 秒以内）． ・強度が低く（0.05 kg/mm^2），特殊な包装容器が必要．
第 2 世代	湿った状態の原料懸濁液あるいは乾燥状態にある原料粉末を低圧で圧縮成形する．その後，前者は，そのまま乾燥させ，後者は，加湿乾燥を行う．	・空隙率が比較的大きく（20〜80％），崩壊時間も比較的短い（10 秒以内）． ・PTP 包装が使用できる程度の強度を持つが（0.1〜0.2 kg/mm^2），錠剤自動分包機の使用はできない．
第 3 世代	膨潤率の高い崩壊剤や水溶性の滑沢剤を使用するなど添加剤を工夫し，外部滑沢打錠法，微粒子コーティングなどの製材技術を導入し，通常の錠剤と同様な圧縮錠として製する．	・空隙率は小さいが（10〜20％），適切な崩壊時間を持つ（30 秒以内）． ・PTP 包装，錠剤自動分包機，割線，識別コードの刻印・印字など，通常の錠剤と同様な取り扱いができる．

第 8 章　固形製剤

内崩壊錠は，水なしで服用しても，唾液程度の水分で容易に崩壊するように，鋳型錠の製法により，空隙率が非常に大きい多孔性の錠剤として設計された．Zydis® による鋳型錠の製法は，薬物等の懸濁液を，PTP 包装等を鋳型として充填し，凍結乾燥することにより，多孔性とするもので，空隙率が 80% 以上となる錠剤とすることができる．その後，国内メーカーも口腔内崩壊錠の開発に乗り出し，乾燥操作を凍結乾燥ではなく通風乾燥により行う製法が導入された．いずれの鋳型錠も，空隙率が極めて高いため，水分が浸入しやすく，10 秒以内に崩壊するものの，錠剤としての強度を全く有しておらず（< 0.05 kg/mm²），特殊な包装形態を必要とすることなどから，強度の改善が課題となった．鋳型錠の製法による口腔内崩壊錠の製法は，第 1 世代の技術として分類されることがあるが，PTP 包装に耐えうる程度の強度（0.1 ～ 0.2 kg/mm²）を与えるための第 2 世代の技術が開発された．すなわち，湿らせた状態あるいは乾燥させた状態のいずれかにある原料を低圧で打錠することにより，強度を高めようとするものである．前者は，湿製錠の製法を用いたものであり，原料粉末を湿潤練合したのちに，特殊な打錠機を用いて低圧成形し，乾燥を行う．この製法で製造された錠剤は，第 1 世代の技術で製造された錠剤ほどではないが，空隙率が大きく（20 ～ 80%），水分を吸収しやすいため，崩壊しやすいが，錠剤の表面強度は劣る傾向にあり，自動分包機に適用できるほどの強度は有していない．乾燥原料を低圧成形する方法の場合，打錠した錠剤を一定の高湿度条件下で吸湿させた後，乾燥することにより（加湿乾燥），高い空隙率を保ったまま，錠剤の強度を高めることができる．第 3 世代技術では，口腔内崩壊錠に適した添加剤の選択や製剤技術の導入により，通常の錠剤と同じく，圧縮法として製造するものであり，空隙率は低いが（10 ～ 20%），適度な崩壊性（30 秒以内）と十分な強度（> 0.2 kg/mm²）を有した口腔内崩壊錠を製造することに成功している．更に，主薬を含有する機能性粒子と糖類を崩壊剤でコーティングした速崩性粒子を混合して打錠することにより，崩壊性及び強度を改善した第 4 世代技術も開発されている（RACTAB 技術，東和薬品）．口腔内崩壊錠の製造に用いられる代表的な医薬品添加剤と製剤技術に関しては，以下にまとめた．

(1) 添加剤

(a) 賦形剤

　口腔内崩壊錠に用いられる賦形剤としては，圧倒的にマンニトールが多く，一般の錠剤で主として使用されるのが乳糖・デンプンである点と大きく異なる．口腔内崩壊錠の賦形剤としてマンニトールが使用される理由は，清涼な甘みがあること，臨界湿度が高いこと（耐湿性が高い），薬物との反応性が低いことによる．

(b) 崩壊剤

口腔内崩壊錠の製造において最も使用されているのがクロスポビドンである．その理由は，一般の錠剤に使用される崩壊剤に比べ，膨潤率が非常に大きいことによる．

(c) 滑沢剤

一般の錠剤と同様にステアリン酸マグネシウムが最も使用されるが，親水性を高めたフマル酸ステアリルナトリウムが導入されている例もある．

(d) 甘味剤

口腔内崩壊錠は，口中で崩壊するため，味付与が一般的となっている．アスパルテームなどの甘味剤が使用される．

(2) 製剤技術

(a) 外部滑沢打錠法

代表的な滑沢剤であるステアリン酸マグネシウムは疎水性のために，崩壊性を弱める原因となる．そこで，滑沢剤を錠剤内部に含まないようにするために，打錠末と混合せずに，打錠機の臼杵の表面に噴霧して打錠操作を行う外部滑沢打錠法が用いられることがある．

(b) 微粒子コーティング

球状顆粒としたマンニトールなどの賦形剤を核粒子とし，流動層コーティング機を用いて，有効成分を噴霧することにより製造した顆粒を打錠機を用いて，圧縮成形する．更に有効成分層の外側を徐放性コーティング剤や腸溶性コーティング剤でコーティングすれば，苦味マスキングと同時に，薬物の放出制御を行うことが可能である（図 8.11）．口腔内では顆粒の状態まで崩壊させた後，唾液とともに飲み込み，消化管内で放出制御が行われるように設計されているため，口腔内で崩壊した顆粒を噛み砕くことがないように，服薬指導を行う必要がある．

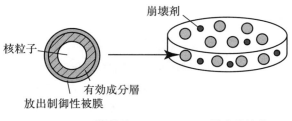

図 8.11 微粒子コーティング

第8章　固形製剤　　147

8.1.2　カプセル剤　capsules

➤　定　義

経口投与する，カプセルに充塡又はカプセル基剤で被包成形した製剤である．本剤には，硬カプセル剤及び軟カプセル剤がある．なお，カプセルという名称は，容器をさし，医薬品各条に溶解性等に関する規定がある．

➤　特　徴

カプセル剤の利点と欠点は以下のようにまとめられる．

1）利　点

・薬物をカプセル内に封入することにより，薬物の苦味や不快な臭いをマスクすることができる．
・カプセルが水に溶けやすく，消化管内で速やかに溶解・崩壊するため，錠剤よりもバイオアベイラビリティがよい．
・製造時に加圧や乾燥工程がないため，圧力や熱による薬物の変性が起こらない．
・調剤及び服用に際して，個数単位で簡便に取り扱える．
・カプセルの着色や，製品名，製造会社，成分含量などを識別コードとして印刷できるため，調剤過誤の防止が可能になる．
・充塡される顆粒やカプセル自体にコーティングを施すことにより，薬物の放出制御を行うことが可能である（硬カプセル剤）．
・液状薬物を個数単位の服用形態に製剤化できる（軟カプセル剤）．

2）欠　点

・乳幼児や高齢者などの嚥下能力の低い患者にとっては服用しにくい．十分な水とともに服用しないと，錠剤と同様に，咽頭蓋谷などにカプセル剤の一部が付着し潰瘍を形成する原因となる．
・ゼラチンを主成分とする場合，カプセルが水や熱による変性を受けやすい．
・カプセルの原価が高いため，製造コストが割高となる．

➤　カプセル剤の種類

製剤総則の定義にはあてはまらないが，固体粒子や液体状の医薬品を，高分子被膜で包埋又は被覆した微小な（数 μm～数百 μm）カプセルはマイクロカプセルと呼ばれ，被膜による薬物の保護や安定化，あるいは製剤からの薬物の放出制御の点で注目されている．以下，硬カプセル剤と軟カプセル剤の違いを解説する．

（1）硬カプセル剤　hard capsules

一端が閉じた円筒形のボディに，主として粉末状若しくは顆粒状の医薬品を充塡

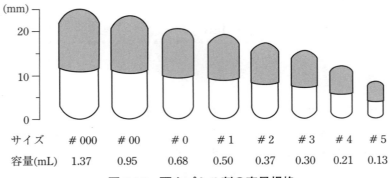

図 8.12　硬カプセル剤の容量規格

し，開口部に同様の形をしたキャップを覆いかぶせた製剤である．キャップとボディの間にバンドシールを施すことにより，液状医薬品を充填することも可能である．硬カプセル剤は，図 8.12 のように，容量の異なる 8 種類が規格化されており，2〜4 号が汎用される．

カプセルに充填される顆粒や，カプセル自身に，不溶性高分子剤皮や腸溶性剤皮でコーティングを行うことにより，徐放性や腸溶性など，薬物の放出制御を可能にすることができる．スパンスル spansules は，速放性の顆粒と徐放性（若しくは腸溶性）の顆粒のように放出特性の異なる顆粒を組み合わせた硬カプセル剤である（図 8.13 a）．また，大腸特異的放出カプセルは，大腸において薬物を放出させるように工夫された製剤であり，小腸からはほとんど吸収されないペプチドの経口投与や，潰瘍性大腸炎やクローン病などに対する局所治療への応用に期待がもたれている．具体的には，通常のゼラチン硬カプセルの表面に，内側より胃溶性被膜，水溶性被膜，腸溶性被膜の 3 種の被膜でコーティングすることにより，大腸に到達する時間に溶解し，薬物を放出させる三層コーティング被膜カプセルや，腸内細菌の作用により分解するキトサンで製した硬カプセルの外層を腸溶性の剤皮でコーティングしたキトサンカプセルなどがある（図 8.13 b）．

三層コーティング被膜カプセル：最外層が腸溶性被膜であるため，胃を通過するまではカプセルは溶解しない．胃を通過すると腸溶性被膜と水溶性被膜は速やかに溶解すると同時にカプセル内に pH 調整剤として加えられている有機酸が溶け始め，カプセル内が酸性になると胃溶性被膜が溶解し，カプセル内の医薬品が放出される．この過程は，胃を通過し大腸に至る 3 時間内に行われる．

(2) 軟カプセル剤　soft capsules

柔軟性を持つカプセル基剤の中に，医薬品の油性溶液あるいは油性懸濁液を封入した製剤である．油性溶液の溶媒としては，植物油，中鎖脂肪酸トリグリセリドな

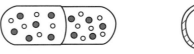

a. スパンスル

○　速溶性顆粒
●　徐放性（あるいは腸溶性）顆粒

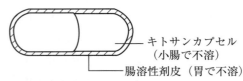

b. 大腸特異的放出カプセル

キトサンカプセル（小腸で不溶）
腸溶性剤皮（胃で不溶）

図 8.13　放出制御特性を持つ硬カプセル剤

第 8 章 固形製剤

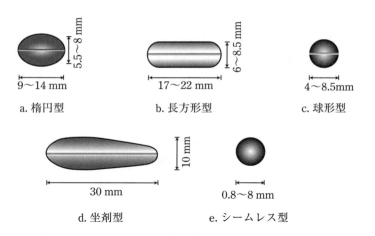

図 8.14 軟カプセル剤の種類

どを，油性懸濁液の分散媒としては，ミツロウ，水素添加硬化ヒマシ油 60, マクロゴール 400 などを用いる．軟カプセル剤の形状としては，図 8.14 のように，さまざまなものが用いられており，楕円形（図 8.14 a）の軟カプセル剤が最も多く使用され，次いで，長方形（図 8.14 b），球形（図 8.14 c）のものが使用されている．また，軟カプセル剤を直腸投与に応用し，坐剤として用いるものをレクタルカプセル rectal capsules（図 8.14 d）という．これらの軟カプセル剤の模式図にみられるつなぎ目は後述するように，ダイロール法充填機を用いた場合に残るものである．それに対して，つなぎ目のないシームレスな球形の軟カプセル剤（図 8.14 e）を製する方法もある．

➤ 製法・製剤機器

カプセル剤の製造工程における固有の単位操作は，内容物をカプセルに充填する工程である．硬カプセル剤と軟カプセル剤では操作が異なる．従来は，カプセル基剤としてもっぱらゼラチンが使用されてきたが，ゼラチンの欠点を補うような素材も開発され，実用化されている．日局 17 では，カプセル基剤として，ゼラチンを用いたものをカプセルと呼び，ヒプロメロースを用いたものをヒプロメロースカプセル及びプルランを用いたものをプルランカプセルと呼んで，名称で区別している．硬カプセル剤に充填する内容物の製法は，散剤あるいは顆粒剤の製法と同一である．充填する内容物の物性の違いにより，用いられる充填機が異なる．以下，硬カプセル剤と軟カプセル剤の充填機について説明する．

(a) 硬カプセル充填機
① オーガ auger 式充填機（図 8.15 a）
　錐状のオーガを回転させ，ホッパー内の粉粒体をカプセルボディーに押し込み，ホルダーが移動する際にその上面がすり切られ，一定量の粉粒体が充填される．ア

ジテータは，粉粒体をオーガへ移動させるのに用いられる．ホルダーの移動速度やオーガの回転速度を変えることにより，充填量を調節できる．

② ディスク disk 式充填機（図 8.15 b）

カプセルボディーを装着したホルダーを，粉粒体層の下部を通過させ，医薬品の自重により，自然充填する方法である．流動性の高い粉末や細粒には適するが，流動性の悪い粉末の場合，充填量に変動が生じる．

③ コンプレス compress 式充填機（図 8.15 c）

ディスク式充填機において，ホルダーに装填したカプセルボディーの上部から，粉粒体をタンピングパンチで数回圧することにより充填する方法であり，比較的流動性の低い粉粒体にも適用することができる．

④ ダイコンプレス die compress 式充填機（図 8.15 d）

コンプレス式充填機と異なり，粉粒体をドーセッジディスク dosage disc 中へ，一旦タンピングパンチ tamping punch を用いて押し固めた後に，カプセルボディーを装着したホルダーへ移し替える方法である．この方法は，カプセルボディーを傷めることなく，比較的多量の粉粒体を充填することが可能であり，また，ドーセッジディスクのサイズを変えることにより，充填量を調節できる．

⑤ チューブ tube 式充填機（図 8.15 e）

一定の深さの粉粒体層に，ドーセッジパンチを内挿したドーセッジチューブ dosage tube を押し込むことにより，チューブ内に粉粒体を充填した後，チューブ内に圧縮された粉粒体を，ホルダーに装着されたカプセルボディーに移す方法である．粉粒体層の深さ及びドーセッジパンチの位置により，充填量を調節できる．

(b) 軟カプセル充填機

軟カプセル剤の充填においては，カプセル被膜の形成と薬物の注入が同時に行われる．軟カプセル剤の充填法としては，ダイロール法と滴下法を用いた軟カプセル充填機が一般に用いられる．

① ダイロール法充填機（図 8.16 a）

ゼラチン溶液を冷却してフィルム状とし，カプセル鋳型を持つ一対のダイロールの両側から，楔状のセグメントに密着して送り込むと同時に，一定量の薬物溶液を注入し，ダイロールの回転とともに成形する方法である．ダイロールの圧力とセグメントから与えられる熱により，2 枚のゼラチンフィルムが接着される．ダイロールの鋳型を交換することにより，カプセルサイズや形状を変えることができる．

② 滴下法（二重ノズル法）充填機（図 8.16 b）

二重構造になったノズルの中心から核液（薬物溶液）を，その外側から被膜液（ゼラチン溶液）を溶出させることにより，核液を被膜液で包んだ同心円状の液柱（ジェット）を形成させ，ジェット下部において界面張力により形成された液滴が，流動パラフィンなどの冷却した凝固液中を落下する間に被膜液成分が硬化し，図8.14 e で表されるような継ぎ目のないシームレスカプセルを形成させる方法である．

第 8 章　固形製剤

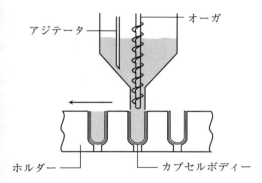

a. オーガ式充填機

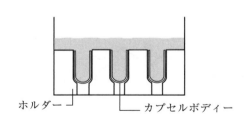

b. ディスク式充填機

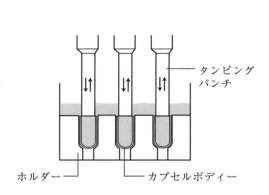

c. コンプレス式充填機

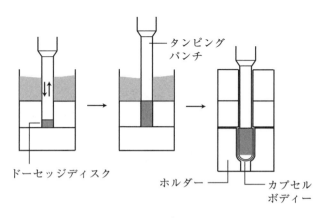

d. ダイコンプレス式充填機

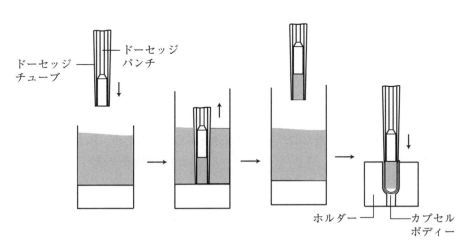

e. チューブ式充填機

図 8.15　硬カプセル充填機の種類

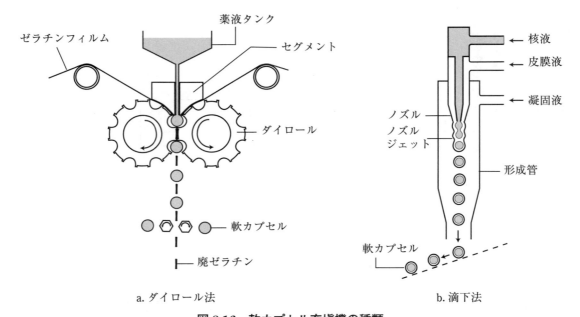

図 8.16　軟カプセル充填機の種類

滴下法充填機で製造された軟カプセル剤の形状は球形であり，サイズも比較的小さなものに限定される．

➤ 添加剤

硬カプセルの基剤として，従来，ゼラチンが主として用いられてきた．カプセル鋳型をゼラチン溶液に漬け，引き上げて冷却することにより，均一なゲル被膜とした後，通風乾燥し，所定の大きさに切断してカプセルを製造する．ゼラチンがこれまで汎用されてきた理由は，ゼラチン溶液が加熱・冷却により可逆的なゾル・ゲル変化を起こすこと，機械的強度に優れる皮膜形成能を有すること，ヒト体内で容易に崩壊吸収されること，入手が容易で安価であることなどである．しかし，ゼラチン製カプセルは，通常13〜15％の水分を有しているため，加水分解を受けやすい薬物には使いにくいことや，アルデヒド基を持つ薬物がゼラチンのアミノ基と反応し，カプセルが褐色に着色したり，不溶化したりすることなどの欠点を持つ．また，ゼラチンカプセルを低湿度下に置くことにより，変形あるいは割れやすくなる．すでに述べたように，日局17では，ゼラチンを基剤としたものをカプセルと称している．日局17には，他にプルランカプセルとヒプロメロースカプセルが収載されているが，プルランはゼラチンと同程度の水分を有するのに対し，水溶性のセルロース誘導体であるヒプロメロースは，保有水分量が2〜5％と少ないため，カプセルから内容物への水分の移動量が少なく，しかも強い乾燥条件下においても十分な機械的強度を有するため，ゼラチンに代わるカプセル基剤として普及しつつある．なお，硬カプセル剤は，経口投与する製剤であるため，カプセルが胃内で速やかに

第8章　固形製剤　　　　　　　　　　　　　　　　　　　　153

溶解する必要があり，ゼラチンカプセル及びプルランカプセルは，水中で10分以内に，ヒプロメロースカプセルは，15分以内に溶解することが規定されている．

　一方，軟カプセル剤の剤皮としても，ゼラチンがよく用いられ，柔軟性及び弾性をもたらすために，グリセリン又はソルビトールが可塑剤として適量添加される．

> ### 保存容器

　本剤に用いる容器は，通例，密閉容器とする．製剤の品質に湿気が影響を与える場合は，防湿性の容器を用いるか，又は防湿性の包装を施す．

> ### 試験法

　以下の試験法に適合することが求められている．

(1) 製剤均一性試験法
　有効成分含量が25 mg以上で，かつ有効成分の割合が質量比で25％以上の硬カプセル剤及び成分が完全に溶解した内容物を含む軟カプセル剤に対しては，含量均一性試験に代えて質量偏差試験を適用することができる．硬カプセル剤，軟カプセル剤の質量偏差試験においては，カプセル全質量から空のカプセルの質量を差し引いた内容物の質量に対して，試験が行われる．製剤均一性試験法の詳細については15章15.1.1を参照のこと．

(2) 溶出試験法と崩壊試験法
　詳細は，15章15.1.2及び15章15.1.3を参照のこと．

8.1.3　顆粒剤　granules

> ### 定　義

　顆粒剤は，経口投与する粒状に造粒した製剤である．本剤には，発泡顆粒剤が含まれる．なお，製剤の粒度の試験法を行うとき，18号（850 μm）ふるいを全量通過し，30号（500 μm）ふるいに残留するものが全量の10％以下のものを細粒剤と称することができる．また，微粒状に造粒したもの（製剤の粒度の試験法を行うとき，18号（850 μm）ふるいを全量通過し，30号（500 μm）ふるいに残留するものが全量の5％以下のもの）を散剤と称することができる．この規定は，日局15以前の局方における散剤の定義を当面の間，許容するために設けられている．

> ### 特　徴

　顆粒剤は，散剤の持つ調剤上及び服用上の不便さを改善するために導入された剤

プルラン：タピオカからとれるデンプンを原料とした多糖であり，ゼラチンと同様に，加熱・冷却により可逆的なゾル・ゲル変化を起こす．

カプセル剤の容器：特に，ゼラチン製カプセル及びプルラン製カプセルの保存に際しては，湿度の影響に注意する．一般に30〜50％ RH（相対湿度）が最適とされる．包装形態としては，PTP包装が汎用される．

合匙：サイズの異なるさじを用いて，一定量を計りとる方法．試料ごとに，質量と容量との対応が異なるため，現在では合匙が使用されることは少なく，秤量調剤が一般的である．

形であり，例えば，合匙（ごうひ）による計量が，散剤に比べてより正確であることが，当初，利点とされていた．なお，利点と欠点は以下のようにまとめられる．

1）利　点

・付着・凝集性が少なく，流動性・充填性に優れているため，自動分包機による分割が，散剤よりも正確に行える．

・散剤に比べて，飛散性が少ないため，取り扱いやすい．

・適当なコーティング剤を用いて剤皮を施すことにより，悪味・悪臭をマスクできる．また，薬物の放出部位や放出時間を調節することができる．

2）欠　点

・秤量時や分包時などの調剤操作中に，転動がみられることがある．

・粒度分布が異なるため，散剤や細粒とは，均一に混合できない．

転動：転がり動くこと．秤量や調剤の際に操作の妨げとなる．

　なお，顆粒剤同士であっても，それぞれの量比やかさ密度が異なる場合は十分な混合度を得ることが難しい．そのため，薬局調剤などで，顆粒剤に別の粉粒体製剤を混合しなければならない場合は，1種類目の製剤を分割分包した後に，2種類目の製剤を重ねて分割分包する2度撒きが行われる．

➤　顆粒剤の種類

（1）発泡顆粒剤　effervescent granules

　水に溶解又は分散させて服用するための顆粒剤であり，水中で急速に発泡する．そのために，酒石酸などの酸性物質と炭酸塩又は炭酸水素塩が添加されており，水を加えると二酸化炭素を生じ，発泡が起こる．代表的な使用用途として，胃・十二指腸のレントゲン検査における適用がある．胃内で二酸化炭素を発生させることにより，胃及び十二指腸の内壁が伸展し，硫酸バリウム造影剤が胃及び十二指腸粘膜の微細部分に均一に付着する効果をもたらす．

➤　製法・製剤機器

　顆粒剤は，主薬をそのまま，あるいは適切な添加剤を加え混合した後，造粒操作により粒状とした後，分級（整粒）操作により，粒子径を揃えることにより製造される．更に，顆粒剤からの有効成分の放出制御を行うために，コーティング操作が行われることもある．以下，造粒工程と乾燥工程に分けて説明する．

（1）造　粒

　造粒とは，主薬に賦形剤や崩壊剤などの適切な添加剤を加えた混合物を，結合剤の助けを借りて，均一な形状と粒子径を持った粒状のものとする単位操作である．造粒には，医薬品混合物に，粉末状の結合剤を添加して圧縮成形した後，粉砕，分級（整粒）操作を行うことにより顆粒とする乾式造粒法と水などの液体や溶液状の結合剤の助けを借りて，粒子同士を結合させ，乾燥，分級（整粒）操作を行うこと

a. 乾式造粒法

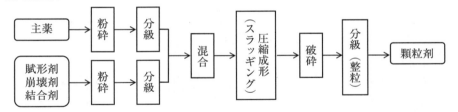

b. 湿式造粒法

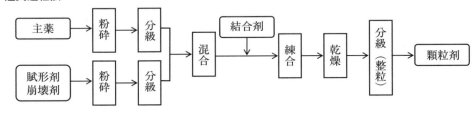

図 8.17　顆粒剤の製造工程

により顆粒状とする湿式造粒法とがある．

1) 乾式造粒法（図 8.17 a）

　製造工程中に水分の添加や乾燥操作を含まないため，水分や熱に不安定な薬物の造粒に適用することができる．圧縮成形した塊を適度に破砕して顆粒状とするため，外観は不定形であり，また粒子間の付着・凝集力が弱いため比較的もろい顆粒となる．乾式造粒法に用いられる製剤機器には以下のものがある．

① 破砕造粒機（図 8.18）

　破砕造粒とは，医薬品混合物を，圧縮成形により板状の圧縮物（スラッグ）とし，この圧縮物をカッターなどで適度に粉砕し顆粒状とする造粒法である．圧縮成形の方法としては，ローラーコンパクターを用いる方法（図 8.18）と，打錠機（スラッグマシン）を用いる方法とがある．粉砕機により得られた造粒物は，造粒機下部の

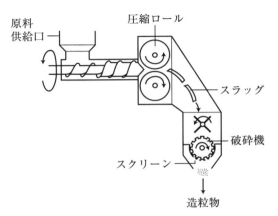

図 8.18　乾式造粒法で使用する造粒機（破砕造粒機）

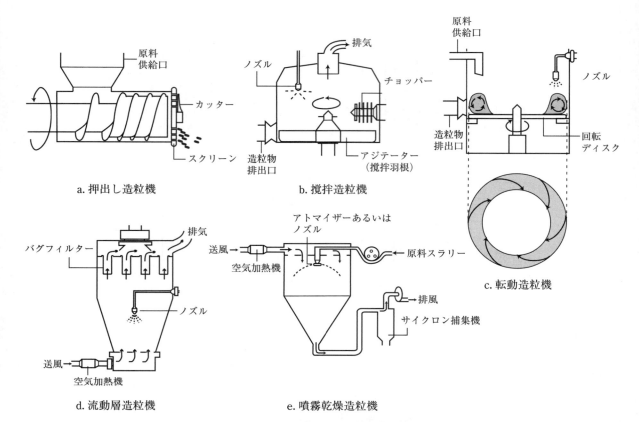

図 8.19 湿式造粒法で使用する造粒機

スクリーンを通過させることにより分級（整粒）が行われる．

2) 湿式造粒法（図 8.19）

　湿式造粒法は，水などの液体や溶液状の結合剤の助けを借りて造粒を行う方法であるため，溶媒や熱に不安定な薬物に適用する場合は注意が必要である．一般的に，湿式造粒法で製造された顆粒は，乾式造粒法に比べ，形状や粒子径が均一であり，発塵も少ない．湿式造粒法に用いられる製剤機器には以下のものがある．

① 押出し造粒機（図 8.19 a）

　押出し造粒法は，錬合物を機械的圧縮力により，強制的にスクリーンの穴から押し出し，その後，分級（整粒）・乾燥を行うことにより顆粒状とする方法であり，比較的密度の大きい，円柱状の顆粒が製造される．押出し造粒機には，円筒形の容器に供給された錬合物を回転するスクリューによりスクリーンを通過させるもの，多数の孔を持つ容器壁に錬合物を回転ロールにより押し出す機構のものなどがある．一定の大きさの穴から押し出すため粒子径の揃った顆粒を得やすく，また，穴の大きさを変えることにより，顆粒の粒子径を調節することができる．押出し造粒機により製造された円柱状の顆粒は，マルメライザーにより球状に成形することも可能である．

第8章　固形製剤　　157

② 撹拌造粒機（図 8.19 b）

　撹拌造粒は，原料粉末を撹拌しながら，溶液状の結合剤をノズルから噴霧し，球状の粒子に成長させる方法であり，原料粉末と結合剤溶液の練合及び造粒を同一の機械で短時間に行える点に特徴がある．アジテーター（撹拌羽根）の回転により容器内に分散した原料粉末に溶液状の結合剤を添加すると，粒子間に液体架橋が形成され，粉末間の付着・凝集が促進される．大きな凝集塊は撹拌羽根により粉砕されるため，全体としての顆粒の粒子径は一定に近づく．

③ 転動造粒機（図 8.19 c）

　転動造粒は，容器を回転させたり，振動させるなどの方法によって，容器内に供給された粉末原料を転動させ，これに溶液状の結合剤をノズルから噴霧することによって，粒子間に液体架橋を形成させ，粉末間の付着・凝集を引き起こし，緻密で球状の粒子に成長させる方法である．

④ 流動層造粒機（図 8.19 d）

　流動層造粒は，容器内に送り込んだ暖められた空気中に粉体を浮遊させ，ノズルから溶液状の結合剤を噴霧することにより，粒子間に液体架橋を形成させながら，粉末間の付着・凝集を引き起こし，球状の粒子に成長させる方法である．流動層造粒機の容器底部は胴径が細いため，粉体は空気の流れとともに容器上部へ上昇するが，上部の胴径は太く設計されているため空気の流れが遅くなり，粉体の自重により降下し，容器内に循環流が発生することにより，粉体は流動状態を保つ．この造粒法は，混合・練合・造粒・乾燥までの操作を，同一機械を用いて密閉状態で行えるという特徴があり，他の造粒法と比較して，これらの工程を短時間で行えるという利点を持つ．多孔質でかさ密度が小さく，溶解しやすい顆粒が得られ，成形性に優れるため，打錠用顆粒としても用いられることが多い．

⑤ 噴霧乾燥（スプレードライ）造粒機（図 8.19 e）

　噴霧乾燥造粒は，主薬に結合剤溶液を加えスラリー状とした混合物を，一定の孔径のノズルから微小な液滴として噴霧し，熱風中で乾燥させることにより顆粒とする方法である．造粒操作と乾燥操作を同一機械内で行うことができ，大量生産にも適する．液滴の比表面積が大きいため，乾燥は瞬時（ミリ秒単位）に行われ，熱に不安定な医薬品にも適した方法である．比較的粒子径の小さな（数十〜数百 μm 程度），球状の顆粒が得られる．

スラリー：粉体粒子が完全に液体に包まれた状態をいう．

(2) 乾　燥

　乾燥とは，製造された製剤あるいは製剤中間品から，水などの液体成分を除去する操作である．流動層造粒法及び噴霧（乾燥）造粒法で製造されたものを除く湿式造粒法で製造された顆粒剤は，化学的安定性を確保し輸送・貯蔵を容易にする，細菌やカビの発生を防止する，流動性や充填性を改善するなどの目的により，乾燥操作が行われる．しかし，製造した顆粒を打錠操作に用いる場合，過度な乾燥を行うと，粒子間結合力が弱まり割れやすくなるなどの打錠障害の原因となる場合があり，

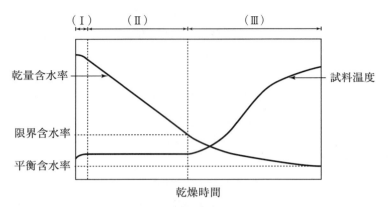

図 8.20　乾燥特性曲線

適度な水分を保持することが必要である．乾燥工程は，図 8.20 の乾燥特性曲線で表されるように，予熱期間（Ⅰ），恒率（定率）乾燥期間（Ⅱ）及び減率乾燥期間（Ⅲ）の 3 相からなっている．予熱期間においては，供給される熱量よりも放出される熱量が少ないため，試料温度が高まる一方，空気の水蒸気圧と飽和蒸気圧との差が次第に大きくなり，蒸発速度が高まる．供給される熱量と蒸発により失われる熱量が等しくなる恒率乾燥期間では，試料温度と乾燥速度が一定となる．減率乾燥期間では，乾燥速度が次第にゆるやかになり，試料温度が急激に増加する．恒率乾燥期間から減率乾燥期間に移行する時間における試料の含水率は限界含水率と呼ばれる．一方，減率乾燥期間において，見かけ上，乾燥が停止する時の含水率は，平衡含水率と呼ばれる．実際の乾燥工程では，含水率を完全に 0％ にすることはできない．

通常，顆粒剤などの乾燥には，箱型乾燥機が用いられ，熱風の流れ方の違いから，平行流箱型乾燥機と通気式箱型乾燥機に分類される．

① **平行流箱型乾燥機**（図 8.21a）

粉粒体を，棚に置かれたトレイの上に広げ，トレイと平行方向に熱風を送ることにより乾燥を行う．この乾燥機の場合，粉粒体上を流れる熱風の速度は，粉粒体が飛散する限界程度であり，また，トレイ上に積む粉粒体の厚さが大きすぎると，乾燥時間が長くなるとともに乾燥むらが生じる結果となる．装置の大きさに対して一度に処理できる量が多い利点を有する．

② **通気式箱型乾燥機**（図 8.21b）

底網式のトレイを用い，トレイに広げられた粉粒体の隙間に熱風を通過させることにより乾燥を行うもので，平行流箱型乾燥機に比べ，短時間で乾燥を行える利点がある．通気式箱型乾燥機の場合，粉粒体の持つ通気性の違いにより，粉粒体間を通過する熱風の速度が異なるため，粉粒体によって，風速及びトレイに積む粉粒体の厚さを調節する必要がある．また，一定面積当たりに投入できる量が少ないため，平行流箱型乾燥機と比べ，装置が大型化する．

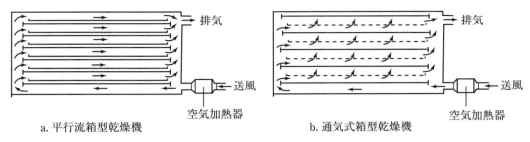

図 8.21 乾燥機の種類

➤ 添加剤

賦形剤，結合剤，崩壊剤，コーティング剤などを用いる．賦形剤については，散剤の項を，コーティング剤については，錠剤の項を参照のこと．

(1) 結合剤　binders

粉体粒子間に結合力を生じさせ，顆粒剤や錠剤などの製剤の形状を保つために用いられる．水や有機溶媒を用いない乾式造粒法では，粉体のまま添加され，一方，溶媒を用いる湿式造粒法では，水やアルコールなどの液体に溶解あるいは懸濁させて用いられる．粉体粒子間に結合力を生じさせる機構は，乾式造粒法と湿式造粒法とでは異なり，乾式造粒法の場合は，機械的圧縮により，結合剤粒子と他の医薬品粒子との間にファンデルワールス力，水素結合などの相互作用を生じさせ，更に，粒子の変形や破壊に伴い粒子表面積が増大することにより，粒子間の結合が強められる．一方，湿式造粒法の場合は，結合剤溶液を加えることにより，液体架橋による付着力が粉体粒子間に働き，溶媒成分を乾燥により除くことによって，結合剤が析出して，粒子間の結合を強固なものとする．一般的に，結合剤の量を増加させることによって，顆粒剤や錠剤の硬度を大きくすることができる．顆粒剤や錠剤などの製造に用いられる結合剤は，セルロース及びその誘導体，デンプン類，その他に分類される．

(a) セルロース及びその誘導体
① 結晶セルロース

セルロースは，グルコースが $\beta 1 \rightarrow 4$ 結合で直鎖状高分子となったもので，繊維性植物に多量に含まれる．結晶セルロースは，希塩酸などの鉱酸によって部分加水分解し，セルロース中の非結晶領域を除去したもので，平均重合度は 200～300 程度である．水及びアルコールには溶けず，化学的にも不活性であり，機械的な圧縮力により，粒子同士が絡み合い水素結合などを生じて容易に成形でき，また，水中でその結合が弱まり速やかに崩壊するため，乾式造粒法における結合剤，崩壊剤としての役割を兼ね備えた賦形剤として汎用されている．

② セルロース誘導体

セルロースのグルコース残基には，第1級アルコール基が1個，第2級アルコール基が2個あり，これらのアルコール基の一部がヒドロキシプロポキシ基（$-OC_3H_6OH$）に置換されたヒドロキシプロピルセルロース（HPC）は水，アルコールを加えると粘稠性を持つ溶液となるため，湿式造粒法における結合剤としての用途がある．セルロースのアルコール基の一部がメトキシ基（$-OCH_3$）及びヒドロキシプロポキシ基に置換されたヒプロメロース（HPMC），カルボキシメチル基（$-OCH_2COOH$）に置換されたカルメロース（CMC）及びそのナトリウム塩であるカルメロースナトリウム（CMC-ナトリウム），及びメトキシ基（$-OCH_3$）に置換されたメチルセルロース（MC）は，いずれもアルコールには溶けないが水に溶け粘稠な液となるため，湿式造粒法における結合剤としての用途がある．

(b) デンプン類

デンプンは，表8.3に示すように，グルコースが$\alpha1 \rightarrow 4$結合した直鎖成分であるアミロースと$\alpha1 \rightarrow 6$結合で枝分かれしたアミロペクチンからなる．バレイショデンプンやトウモロコシなどの植物に含まれるデンプン類は，水，アルコールに不溶であるが，水を加え加熱すると粘性を持つゲルに変化する．この糊化（α化）が部分的に引き起こされた安定な製品である部分α化デンプンや，デンプンを酸や酵素により加水分解することで低分子量化し水溶性としたデキストリンも水中で粘稠性を持つため，湿式造粒法における結合剤としての用途がある

(c) その他の高分子
① ポビドン（PVP）

ビニルピロリドンの重合体で，分子量約25,000，約30,000及び約90,000のものが用いられている．水及びアルコールに溶け，粘稠な溶液となるため，湿式造粒法における結合剤として用いられるが，その粘性はセルロース誘導体と比べ低い．

② マクロゴール

マクロゴールは，酸化エチレンと水との縮合体の混合物であり，重合度によりそれぞれの名称の後に番号がつけられ，番号が大きくなるとその分子量も大きくなる．水にもアルコールにも可溶であり，分子量4,000以上のものは，湿式造粒法における結合剤として用いられている．

③ ポリビニルアルコール（PVA）

ポリビニルアセテートの加水分解により得られる．アルコールにはほとんど溶けないが，水に溶け粘性を持つため，湿式造粒法における結合剤としての用途がある．

④ アラビアゴム

Acacia senegal Willdenow 又はその他の同属植物の幹及び枝から得た分泌液であり，アルコールにはほとんど溶けないが，水に溶け粘稠な液となるため湿式造粒法における結合剤としての用途がある．

第8章　固形製剤　161

表8.3　添加剤として用いられる高分子

種　類	構　造　式	名　称	用　途
セルロース誘導体	-H	セルロース（結晶）	結合剤，賦形剤，崩壊剤
	-H　または　-CH$_3$	メチルセルロース	結合剤，コーティング剤
	-H　または　-CH$_3$-CH-OH（CH$_3$）	ヒドロキシプロピルセルロース	結合剤，コーティング剤
	-H，-CH$_3$　または　-CH$_3$-CH-OH（CH$_3$）	ヒプロメロース	結合剤，コーティング剤
	-H　または　-CH$_2$COOH	カルメロース	結合剤
	-H　または　-CH$_2$COONa	カルメロースナトリウム	結合剤
	-H　または　-CH$_2$COO$\left(\frac{1}{2}Ca\right)$	カルメロースカルシウム	崩壊剤
デンプン類	（アミロース）,（アミロペクチン）	デンプン	結合剤，崩壊剤
その他の高分子	ポビドン（PVP）の構造式	ポビドン（PVP）	結合剤
	-CH$_2$-CH-（OH）- の構造式	ポリビニルアルコール（PVA）	結合剤
	HOCH$_2$(-CH$_2$-O-CH$_2$-)$_n$CH$_2$OH	マクロゴール	結合剤

⑤ トラガント

Astragalus gummifer Labillardiére 又はその他の同属植物の幹から得た分泌物であり，水にはほとんど溶けないが，水を加えると粘性を持つゲルとなるため湿式造粒法における結合剤としての用途がある．

(2) 崩壊剤　disintegrators

顆粒剤や錠剤などの固形製剤を服用した際に，微粒子への崩壊・分散を促進することを目的として加えられる添加剤である．崩壊の機構としては，崩壊剤粒子が水分を吸収することにより膨潤し，その膨潤圧によって崩壊を引き起こすとともに，製剤内部の空隙率を増大させ，水との接触面積を広げることにより粒子間の結合力を弱めることなどが関与している．そのため，崩壊剤は，水に不溶であるが，水を

吸収して膨潤する性質を有している．湿式造粒法で製造された顆粒剤において，可溶性の成分が多い場合は，特に崩壊剤を加えない場合もある．代表的な崩壊剤としては以下のものがある．

(a) セルロース及びその誘導体
① 結晶セルロース
結晶セルロースは，吸水性及び膨潤性を持つため，乾式造粒法における賦形剤，結合剤であると同時に，崩壊剤としての用途がある．
② セルロース誘導体
ヒドロキシプロピルセルロース中のヒドロキシプロポキシ基の含量が低い（5～16％）低置換度ヒドロキシプロピルセルロース（L-HPC）は，一般のヒドロキシプロピルセルロースとはその性質が異なり，水に不溶であり水中で膨潤する．カルメロースのカルシウム塩であるカルメロースカルシウム（CMC-カルシウム）は，水に不溶であり，水を吸収すると膨潤してその容積が数倍に増加する．クロスカルメロースナトリウムは，カルメロースナトリウムを内部架橋することにより不溶化したものであり，その容積は数倍に膨潤するため崩壊剤としての用途がある．デンプンと比較し，比較的低い割合（数％）で加えられる

(b) デンプン類
バレイショデンプン，トウモロコシデンプンなどのデンプンは，賦形剤，結合剤としての用途を持つと同時に，水中で膨潤するため崩壊剤として古くから用いられている．製剤全体の質量に対して比較的高い割合（20％）で加えられる．デンプンの崩壊剤としての性質をより高めるために，スターチ（バレイショデンプン）を内部架橋するとともに，デンプンのアルコール基をカルボキシメチル基に置換しナトリウム塩としたカルボキシメチルスターチナトリウムは，高い吸水性と膨潤性を持つため，デンプンと比較し，添加量（数％）を低くすることができる．

(c) その他の高分子
クロスポビドンは，ポリビニルピロリドンを内部架橋し，不溶化したもので，高い吸水性と膨潤性を持つため，乾式造粒法，湿式造粒法における崩壊剤として使用される．デンプンと比較し，比較的低い割合（数％）で加えられる

➤ 保存容器
本剤に用いる容器は，通例，密閉容器とする．製剤の品質に湿気が影響を与える場合は，防湿性の容器を用いるか，又は防湿性の包装を施す．

➤ 試験法
顆粒剤は，以下の試験法に適合することが求められている．

第8章　固形製剤　　　　　　　　　　　　*163*

(1) 製剤均一性試験法

　1回投与量ごとに分包した顆粒剤は，製剤均一性試験法への適合が求められる．他の有効成分及び添加剤を含まず，単一の成分からなる顆粒剤の分包品については，含量均一性試験に代えて，質量偏差試験を適用することができる．詳細は15章15.1.1を参照のこと．

(2) 溶出試験法と崩壊試験法

　顆粒剤は，別に規定するもののほか，溶出試験法又は崩壊試験法に適合する．詳細は15章15.1.2及び15章15.1.3を参照のこと．

8.1.4　散剤　powders

➤ 定　義

　散剤は経口投与する粉末状の製剤である．

➤ 特　徴

　散剤の利点と欠点は以下のようにまとめられる．

1）利　点
・他の固形製剤に比べ溶解性に優れているため，作用の発現が速やかである．
・患者の体重や，症状に応じて，投与量を調節できる．
・乳幼児，高齢者など嚥下能力の低い患者に対して，安全に使用できる．

2）欠　点
・流動性に乏しいため，付着あるいは凝集が起こりやすく，飛散性が高いため，調剤上，取り扱いにくく，服用しにくい．
・苦味，不快なにおいのある薬物には適さない．
・調剤鑑査の際に，識別しにくい．

➤ 希釈散

　薬用量の少ない（0.1 g以下）医薬品を正確かつ迅速に量りとるために，賦形剤を加えて適当な濃度に希釈する．これを希釈散という．希釈散の使用により，毒薬天秤を用いなくとも調剤天秤で秤量でき，また他の医薬品と混合する際も，混合比率が小さくなるため均質になりやすい．

　無色の医薬品の希釈散を調製する場合，主薬が賦形剤に均等に混合されていることを確認し，かつ原薬と区別する目的で，食用色素を0.1％含む着色乳糖（色調を一定にするため，結晶乳糖は用いない）を用いて，以下のように着色する（ただし，着色剤の添加は必ずしも好ましいことではない）．有色医薬品の場合は着色剤を添加しない．

希釈散：従来は，倍散という名称が用いられていたが，調剤事故防止のため，濃度表示を示す用語に変更された．

1) 毒薬：青色
   食用青色1号アルミニウムレーキ（ブリリアントブルー・FCF）
   着色濃度　0.002%
2) 劇薬：赤色
   食用赤色3号アルミニウムレーキ（エリスロシン）
   着色濃度　0.001%
3) 普通薬：黄色
   食用黄色4号アルミニウムレーキ（タートラジン）
   着色濃度　0.005%

> **製法・製剤機器**

散剤の製法としては，主薬をそのままあるいは賦形剤と混合し，粉末状の散剤とする（図8.22）．

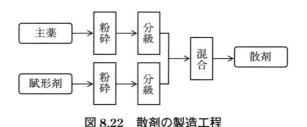

図 8.22　散剤の製造工程

（1）粉　砕

散剤を製造する上で最初に行う単位操作である．主薬や賦形剤などの原料固体あるいは粉体に打撃力，せん断力，圧縮力，衝突力，摩擦力などの機械的外力を加え，適度な粒子径とする．粉砕を行い，粒子径を小さくすることにより，固体粒子の比表面積が増大し，溶解速度が高まることにより，消化管からの吸収性が増加する．また，他の医薬品添加剤との混合を容易にし，含量均一性にすぐれた製剤とすることができる．ただし，熱を発生させる粉砕法を用いた場合，薬物によっては安定性が低下する点に注意が必要である．また，過度に粉砕すると，粉体同士が付着凝集し，ぬれにくくなり，溶解速度が低下する場合がある．粉砕操作に用いられる製剤機器として以下のものがある．

① ボールミル（図8.23 a）

金属製あるいはセラミックス製の硬質ボールとともに，医薬品原料をポット（あるいはドラム）と呼ばれる円筒形の容器に投入し，容器を回転させる．円筒内でボール同士がぶつかりあう際の打撃力及び摩擦力によって，医薬品原料は，より微細な粒子に粉砕される．ボールミルはスケールアップにも適した粉砕機であるが，小容量の粉砕を行う際でも，ある程度の容量を持つポットが必要となる．原料の容量，ボールの直径及び個数，回転時間を変えることにより，粉砕能力を調節できる．

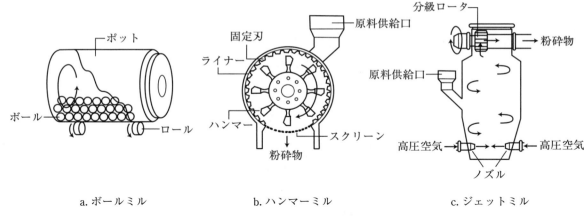

a. ボールミル　　　b. ハンマーミル　　　c. ジェットミル

図 8.23　粉砕機の種類

② ハンマーミル（図 8.23 b）

　粉砕室の内部壁面（ライナー）には固定刃が取り付けられており，粉砕室中央のロータには金属製のハンマーが複数個取り付けられている．ライナーとロータとの空間に供給された原料は，高速回転するハンマーによる打撃とライナーへの衝突により，微細に粉砕された後，容器下部のスクリーンから取り出され，分級操作が同時に行われる．長時間粉砕操作を続けると熱が発生するため，熱に不安定な医薬品や低融点医薬品をハンマーミルで粉砕する場合は，注意が必要である．スクリーンのサイズを変えることにより，粒度の異なる粉砕物を調製することができ，また，ライナー上の格子間隔，ハンマーの形状，回転速度を変えることにより，粉砕能力を調節できる．ハンマーの代わりにカッターを取り付けた構造を持つ粉砕機は，カッターミルと呼ばれ，ある程度大きな粒子径を持つ粉砕物を調製するのに用いられる．

③ ジェットミル（図 8.25 c）

　高圧の圧縮空気あるいは圧縮窒素ガスをノズルから噴出させることにより，粉砕室内に音速に近い高速気流を発生させるとともに，原料を粉砕室内に供給する．高速気流で加速された粒子同士が衝突する際の打撃力及び摩擦力により，粒子を数 μm レベルまで微細に粉砕することが可能である．高圧空気がノズルから噴出する際のジュール・トムソン効果 Joule-Thomson effect により，原料の温度上昇を抑制できるため，熱に不安定な医薬品や低融点医薬品の粉砕に適している．

ジュール・トムソン効果：高圧の気体を自由膨張させるときに，温度が降下する現象．

(2) 分　級

　粉体を粒度の揃った粒子群とする単位操作を分級といい，分級操作を適当な目開き（正方形をした網目開口部の一辺）のふるいを通過させることで行う場合を篩過という．粉末同士を混合する場合に，それぞれの粒子径の差が大きいと，均一な混合物となりにくいために，混合前に分級操作を行うことは混合を均一に行うために有効である．分級操作は，錠剤の製造における打錠操作の際に，打錠障害の原因と

なる微粉末を除去する目的でも行われる．顆粒剤の製造における造粒操作の後や，錠剤製造における打錠操作の前に行われる分級操作は，整粒と呼ばれることが多い．分級操作は，ふるい機（篩過機）を用いるふるい分け法と気流中における粉体粒子の挙動の差を利用する気流分級法とがある．

(a) ふるい分け法

ふるい番号：1インチ（25.4 mm）の間の網目の数．

適当な目開きを持つふるいを通過させることにより分級する方法で，最も広く利用されている方法である．ふるいは日本工業規格の標準網ふるい（JIS Z8801）を用い，その名称はふるい目の開きによって区別され，ふるい呼び寸法（μm）又はふるい番号で呼ばれる．ふるい分け法は，目開きの異なるふるいを積み重ね，ふるいあるいは粉体を振動させることにより，ふるいの網目を通過するものと通過しないものに分離することにより行う．ふるい分けに用いられる機器には，以下のようなさまざまな機構によるものがある．

① 振動ふるい機

モーターにより偏心機を回転させることによってふるいに振動を与える円形振動ふるい機，電磁式運動によってふるいに振動を与える電磁式振動ふるい機がある．垂直運動以外に，回転運動やねじれ運動を組み合わせた複合運動をふるいに与えることも可能であり，効率よい分級が行える．

② ロータップ Ro-Tap 振とう機

ふるいの水平楕円運動（rotation）と上部ハンマーの打撃による往復上下運動（tapping）を組み合わせたふるい振とう機である．ふるいをハンマーで連打することにより，ふるいの網目の目詰まりを除去することができる．

③ 音波ふるい機

ふるい自体は機械的に動かすことなく，音波によりふるい内部の空気を振動させ，粉体を網面より通過させる．

(b) 気流分級法

粉末の粒子径の違いにより，流体中で受ける受ける遠心力，重力，慣性力などの違いを利用して分級を行う方法である．

① 遠心式分級機

粉体を含んだ空気を，一定速度で回転する分級ロータを通過させる際に，粉体粒子が受ける遠心力の強さの違いにより分級が行われる．分級ロータの回転速度を変えることにより，粗粉末と微粉末を分離する限界粒子径を調節することができる．

② 重力式分級機

垂直の管内に，粉体を含んだ空気を，下方から上方に一定速度で送り，重力により落下する粗粒子と，浮上する微粒子とを分離する．

(3) 混　合

　2種以上の異なる固体成分を混ぜ合わせて，均一な組成とする単位操作を混合という．主薬と賦形剤から散剤を調製する他に，顆粒剤の製造における造粒操作で結合剤などの医薬品添加剤を加えるときや，錠剤の製造における打錠時に，滑沢剤を加えるときなどにも必要な操作である．なお，粉体に少量の液体を加え均質化する操作は，捏和あるいは練合と呼ばれる．混合操作が十分に行われない場合，製剤中の主薬含量が不均一となる，錠剤の崩壊性や硬度にばらつきを生じるなどの原因となる．粉体自身の物性（粒子径，粒子密度，粒子形状，粒度分布，含水率，流動性など）や粉体操作の条件（混合速度，混合時間，粉体の混合比率，容器への充填量など）は混合性に大きな影響を与える．粒子径が大きく流動性の高い粉末ほど混合しやすく，また，均質な混合物を得るためには，各粉末の粒子径の差が小さく粒度分布が揃っていること，及び各粉末成分の粒子密度が同程度であることが特に重要である．混合に用いる製剤機器には，混合容器が回転することにより混合を行う容器回転型混合機と，混合容器は固定されていて，混合容器内の撹拌装置により混合を行う容器固定型混合機に分類することができる．

(a) 容器回転型混合機

　比較的小規模の混合操作に適する混合機である．容器の回転運動により容器内の粉末粒子に遠心力が働くため，粒子径や粒子密度が異なる粉体に対して長時間混合操作を行うと，それぞれの成分への分離が進む点に注意が必要である．

① V型混合機（図 8.24 a）

　V字型をした容器に回転軸が取り付けられており，原料粉体を加え，容器を回転させることにより，粉体の集合と分割が繰り返される．

② 二重円錐型混合機（図 8.24 b）

　円錐を向かい合わせた形をした容器に回転軸が取り付けられており，原料粉体を加え，容器を回転させることにより，粉体の集合と分割が繰り返される．

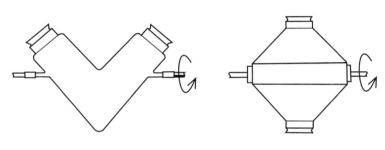

a. V型混合機　　　　　b. 二重円錐型混合機

図 8.24　容器回転型混合機の種類

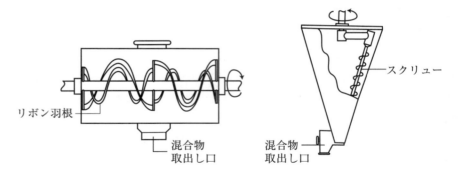

　　　　　a. リボン型混合機　　　　　　　b. スクリュー型混合機
　　　　　図 8.25　容器固定型混合機の種類

(b) 容器固定型混合機

　混合容器に粉体を充填し，リボン羽根やスクリューで粉体を撹拌する混合機であり，比較的大規模な混合操作に使用される．

① リボン型混合機（図 8.25 a）

　粉体を充填した混合容器内で，リボン型の撹拌羽根が回転することにより，粉体の混合を行う．外側のリボン羽根が粉体を中央方向に，内側の羽根が外側方向に移送し，分散を促進する．

② スクリュー型混合機（図 8.25 b）

　逆円錐形をした混合容器内に粉体が充填され，自転及び公転運動するスクリューにより混合が行われる．粉体はスクリューの自転運動によりスクリュー及び容器壁面に沿って上部方向に移動し，スクリューの公転運動によって，容器内面を旋回することにより，分散が進められる．

➤ 添加剤

　賦形剤，流動化剤などを用いる．以下，個々について詳しく解説する．

(1) 賦形剤

　主薬のみでは服用のための十分な容量が得られないときに，散剤の「かさ」を増やすことを目的として加えられる他，希釈散の調製にも用いられる．比較的加える比率が大きいため，主薬との混合性が良いこと，悪味を持たないことが必要である．顆粒剤や錠剤の製造に用いられる時には，成形性に優れた賦形剤が選択される．代表的な賦形剤としては，糖及び糖アルコール（乳糖，乳糖水和物，白糖，D-マンニトール），デンプン類（バレイショデンプン，トウモロコシデンプン），セルロース及びその誘導体［結晶セルロース，ヒドロキシプロピルセルロース（HPC）］，無機物質（リン酸水素カルシウム，炭酸カルシウム）がある．また，薬局調剤において，賦形剤の添加が必要な際に最もよく用いられるものは，乳糖である．ただし，イソニアジド及びアミノフィリンなど乳糖と配合変化を起こし変色する薬物を賦形

第 8 章　固形製剤

する場合や，乳糖不耐症患者や糖尿病患者に対する処方の場合は，代わりの賦形剤としてデンプン類が用いられる．

（2）流動化剤

粉粒体の流動性を改善し，調剤や服用を容易にするために添加されることがある．また，カプセル剤や錠剤の製造工程において，粉粒体をカプセル充填機や打錠機に充填する場合に，充填時の量的変動を防ぎ，含量均一性を高める目的にも用いられる．代表的な流動化剤としては，二酸化ケイ素（軽質無水ケイ酸あるいは含水二酸化ケイ素），タルク，メタケイ酸アルミン酸マグネシウム等がある．

➤ **保存容器**

本剤に用いる容器は，密閉容器とする．製剤の品質に湿気が影響を与える場合は，防湿性の容器を用いるか，又は防湿性の包装を施す．

➤ **試験法**

以下の試験法に適合することが求められている．

（1）製剤均一性試験法

1回投与量ごとに分包した散剤は，製剤均一性試験法への適合が求められる．他の有効成分及び添加剤を含まず，単一の成分からなる散剤の分包品については，含量均一性試験に代えて，質量偏差試験を適用することができる．詳細は15章15.1.1を参照のこと．

（2）溶出試験法

散剤は，別に規定するもののほか，溶出試験法に適合する．詳細は15章15.1.2を参照のこと．

8.2　口腔内に適用する製剤　preparations for oro-mucosal application

8.2.1　口腔用錠剤　tablets for oro-mucosal application

➤ **定　義**

口腔内に適用する一定の形状の固形の製剤である．本剤には，トローチ剤，舌下錠，バッカル錠，付着錠及びガム剤が含まれる．

乳糖不耐症：小腸内のラクターゼ不足により乳糖の分解ができず，下痢を起こす疾患．

タルク：別名，滑石とも呼ばれ，主成分は含水ケイ酸マグネシウムである．

散剤の容器：臨界相対湿度（CRH）が低く，吸湿性の高い散剤は，吸湿を避けるために，気密容器に保存することが望ましい．包装形態としては，SP（strip package）包装が汎用される．

➤ 特　徴

　経口投与する製剤に分類される錠剤（8.1.1）との違いは，主薬の消化管からの吸収を目的として設計されていないことである．口腔内への局所作用を目的としたものと，口腔内粘膜から主薬成分を吸収させ，全身作用を期待するものとがある．製法は，経口投与する製剤に分類される錠剤と基本的に同じであるが，使用目的に応じた崩壊性を有するように，製剤設計され製造される．

➤ 口腔用錠剤の種類

(a) トローチ剤　troaches/lozenges

　口腔内で徐々に溶解又は崩壊させ，口腔，咽頭などの局所に適用する口腔用錠剤である．嚥下する必要がないため，直径が大きいものがあるが，誤嚥による窒息を防ぐために，錠剤中央に穴をあけたドーナツ状のものが用いられることが多い．製造工程としては，経口投与する製剤に分類される錠剤と同様に，顆粒圧縮法あるいは直接粉末圧縮法（図 8.3）により製造されるが，口中で徐々に溶解するように，崩壊剤を加えずに硬く製造されている．硬度を増すために，アラビアゴムなどの結合剤を比較的多量に加え，強い圧縮圧により打錠操作が行われる．また，長時間口腔内に保持するために，乳糖よりも甘みの強い白糖（ショ糖）を賦形剤として用いることが多く，芳香剤や矯味剤が添加されることが多い．トローチ剤の製造では，圧縮法以外に，湿式成形法を用いることがある．湿式成形法は，主薬及び添加剤（賦形剤，芳香剤，着色剤等）に結合剤溶液を加え練合することにより湿潤塊をつくり，ローラーで延べ板状としたものを，打ち抜き機を用いて成形し，乾燥を行う．用途としては，口腔内の殺菌及び咽頭部の炎症を鎮めるために使用される．

(b) 舌下錠　sublingual tablets

　有効成分を舌下で速やかに溶解させ，口腔粘膜から吸収させる口腔用錠剤である．代表的な製剤として，狭心症治療を目的とするニトログリセリン及び硝酸イソソルビド舌下錠がある．これらの薬物は，肝初回通過効果が大きい薬物であり，口腔粘膜から吸収させることにより，肝初回通過効果を回避できる．狭心症発作の際に迅速な効果が求められるため，これらの舌下錠は，崩壊試験法において 2 分以内に崩壊することが規定されている．典型的な舌下錠の製法としては，口腔内崩壊錠の製法の一つでもある湿製錠の製法があげられる．すなわち，主薬と添加剤の浸潤混合物を，圧縮成形することにより，多孔質で崩壊しやすい錠剤として製造される．

(c) バッカル錠　buccal tablets

　有効成分を臼歯と頬の間で徐々に溶解させ，口腔粘膜から吸収させる口腔用錠剤である．バッカル錠は，舌下錠と同様に，肝初回通過効果を受けやすい薬物を口腔粘膜から吸収させることを目的とする錠剤であるが，舌下錠との違いは，舌下錠が

第8章　固形製剤　　171

迅速な作用を目的として崩壊しやすく製造されているのに対し，バッカル錠は，持続的に薬物を吸収するように設計されている点である．そのために，バッカル錠は，崩壊剤を加えずに，硬く製造される．麻薬性鎮痛剤として用いられるフェンタニルのバッカル錠が，がん性疼痛の緩和治療に適用されている．

(d) 付着錠　mucoadhesive tablets

口腔粘膜に付着させて用いる口腔用錠剤である．唾液が浸潤することでゲル化し，口腔粘膜に付着する親水性高分子が用いられており，持続的に薬物を患部局所に作用させることができる．アフタ性口内炎治療に適用されるトリアムシノロンアセトニドを有効成分とする付着錠の場合，主薬を含む付着層と支持層からなる二層錠として製造されている．

(e) ガム剤　medicated chewing gums

咀嚼により，有効成分を放出する口腔内錠剤である．製法は，直接圧縮法に準じて行う．すなわち，植物性樹脂，熱可塑性樹脂（加熱により軟化するもの）あるいはエラストマー（弾性を示すもの）などのガム基剤を加熱して融解し，やや温度を下げてから有効成分を加え混合する．必要に応じて，軟化剤（グリセリンなど），甘味剤（白糖，アスパルテームなど），芳香剤（果実精 fruit essence など），着色剤（酸化チタンなど）などを加え混合した後，滑沢剤（ステアリン酸マグネシウム）を加え，打錠機を用いて圧縮成形する．口腔内の殺菌など局所作用を目的としたものの他に，禁煙補助薬として用いられるニコチンガムのように全身作用を目的としたガム剤が用いられている．ニコチンガムの場合，ガム基剤に添加されているイオン交換樹脂に，ニコチンがイオン結合により吸着しており，咀嚼により放出されたニコチンが口腔粘膜から吸収される．

➤ 保存容器

本剤に用いる容器は，通例，密閉容器とする．製剤の品質に湿気が影響を与える場合は，防湿性の容器を用いるか，又は防湿性の包装を施す．

➤ 試験法

以下の試験法に適合することが求められている．

(1) 製剤均一性試験法

詳細は 15 章 15.1.1 を参照のこと．

8.3 腔に適用する製剤　preparations for vaginal application

8.3.1　腔錠　tablets for vaginal use

➢ 定　義

腔に適用する，水に徐々に溶解又は分散することにより有効成分を放出する一定の形状の固形の製剤である．

➢ 特　徴

腔錠は，他の錠剤と同様な製法で製造されるが，腔内で溶解あるいは分散させやすくするために，添加剤として酒石酸及び炭酸水素ナトリウムを加え，発泡錠としたものが多い．形状も通常の錠剤と同様に円形のものも使用されるが，腔に挿入しやすくするために特有の形態を持つものもある．また，経口投与する錠剤に比べて大型の腔錠（長径22 mm，短径13 mm）も用いられており，挿入のための専用アプリケーターが添付されている．腔炎の治療を目的としたものがほとんどであるが（エストリオール，メトロニダゾール，クロトリマゾール，クロラムフェニコール，イソコナゾール硝酸塩，オキシコナゾール硝酸塩など），生殖補助医療における黄体ホルモンの補充を目的としたもの（プロゲステロン腔錠）も市販されている．

➢ 保存容器

本剤に用いる容器は，通例，密閉容器とする．製剤の品質に湿気が影響を与える場合は，防湿性の容器を用いるか，又は防湿性の包装を施す．

➢ 試験法

以下の試験法に適合することが求められている．

(1) 製剤均一性試験法

詳細は15章15.1.1を参照のこと．

第 8 章　固形製剤

8.4　皮膚などに適用する製剤　preparations for cutaneous application

8.4.1　外用固形剤　solid dosage forms for cutaneous application

> **定　義**

　皮膚（頭皮を含む）又は爪に，塗布又は散布する固形の製剤である．本剤には外用散剤が含まれる．

> **特　徴**

　適用部位に塗布，散布するのに適した粒度を持つ．外用剤であるため，使用者には，誤って吸入したり，飛散させて眼，鼻などに入るようなことがないように注意を与えることが必要である．また，汚染を防ぐために，容器の先端が散布時患部に触れないように注意しなければならない．

> **外用固形剤の種類**

（a）外用散剤　powders for cutaneous application

　褥瘡や皮膚潰瘍の治療に適用するものが用いられている．患部に直接散布して用いるが，患部が化膿している場合など，潰瘍面を清拭するなどの処置が必要な場合がある．有効成分としては，組織修復促進作用を持つアルクロキサ（アルミニウムクロロヒドロキシアラントイネート），殺菌作用を示すヨウ素，抗生物質などが用いられ，基剤（デンプンやデキストリンポリマーなど）と混合されている．基剤には，患部からの分泌物を吸着除去する効果もある．

> **保存容器**

　本剤に用いる容器は，通例，密閉容器とする．製剤の品質に湿気が影響を与える場合は，防湿性の容器を用いるか，又は防湿性の包装を施す．

> **試験法**

　本剤は，以下の試験法に適合することが求められている．

（1）製剤均一性試験法

　1 回投与量ごとに分包した散剤は，製剤均一性試験法に適合する．詳細は 15 章15.1.1 を参照のこと．

8.5　生薬関連製剤　preparations related to crude drugs

8.5.1　丸剤　pills

➤　定　義

経口投与する球状の製剤である.

➤　特　徴

微量の薬物を顆粒剤よりやや大きい粒として服用する剤形として，日本においては古くから使われてきた. 丸剤の利点と欠点は以下のようにまとめられる.

1) 利　点
・調剤及び服用に際して，個数単位で簡便に取り扱える.
・錠剤などと比べると小型なため，携帯しやすく，服用も容易である.
・剤皮を施すことにより，矯味・矯臭を施したり，腸溶性などの放出制御を行うことができる.
・表面が緻密で表面積が小さいため，光，空気，水分などに対して比較的安定である.

2) 欠　点
・崩壊しにくいため，即効性を期待する薬物に対しては不適当である.
・錠剤等と比べると質量偏差が大きい.
・顆粒剤の湿式法に類似した製法により製されるため，熱や水分に不安定な薬物には不適当である.

丸剤は小規模な手工法により生産されることが多く，現在では大規模生産が可能な錠剤・カプセル剤に取って代わられ，日局17にも収載品がない. しかし，漢方薬や民間薬などとして普及している剤形である.

➤　製法・製剤機器

手工法により丸剤を調製する場合，主薬に，賦形剤，結合剤，崩壊剤又はそのほかの適当な添加剤を加えて均等に混合し，更に，結合剤溶液を加えて錬合することにより適度な弾性と粘着性を持たせた可塑性の丸剤塊とする. この丸剤塊を，延展板上で圧延し，切丸機を用いて一丸に相当する大きさに切り取る. 切り取られた丸塊を，丸衣を散布した成丸機上で転動させ，球状とし，乾燥・整粒を行う. 丸剤の製造工程を図8.26に示した.

第8章　固形製剤

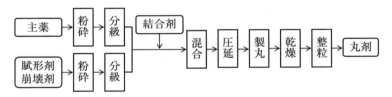

図 8.26　丸剤の製造工程

　一方，圧延，切丸，成丸の各操作を機械化した製丸機を用いることにより，大量生産を行うことも可能である．可塑性を持つ丸剤塊を延べ板状に圧延した後，かきとり歯により一定量がかきとられ，上下，左右の角度調整が行えるモミ板により，球状に成形される．製丸された丸薬を乾燥機で乾燥した後，整粒し，必要に応じて剤皮が施される．

➤ 添加剤

　丸剤の製造に用いられる賦形剤は，結合剤溶液を加えて練合することにより適度な可塑性をもたらすものが用いられている．賦形剤としては，カンゾウ末，カンゾウ粗エキス，トウモロコシデンプン，バレイショデンプンなどが用いられ，結合剤溶液としては，単に水のみを添加する場合のほかに，グリセリン，ハチミツなどが用いられる．丸皮は丸剤の製造に特徴的な医薬品添加剤であり，丸剤塊を球状に成型する際に，丸剤が相互に粘着することを防ぐ目的で加えられ，タルク，石松子などが用いられる．剤皮としては，糖衣の他に，金箔，銀箔，薬用炭などが用いられることがある．コーティングは，錠剤のパンコーティングと同様に，コーティングパン（丸衣パン）を用いて行われる．

➤ 保存容器

　本剤に用いる保存容器は，通例，密閉容器又は気密容器とする．

➤ 試験法

　以下の試験法に適合することが求められている．

(1) 崩壊試験法

　本剤は，別に規定するもののほか，崩壊試験法に適合する．詳細については 15 章 15.1.3 を参照のこと．

8.6 ポイントと問題

A 問 題：次の文の正誤を答えよ.

1. 散剤は，顆粒剤と比べ，付着性及び飛散性が高い.

2. 細粒剤は，顆粒剤に分類される剤形である.

3. 顆粒剤は流動性にすぐれるため，散剤と混合しても分離しにくい.

4. ジェットミルは，粉砕操作における薬物原料の温度上昇を防ぐことができるため，熱に不安定な医薬品や，低融点化合物の粉砕に適用できる.

5. V型混合機を用いて粉体の混合を行う場合，混合時間を長くするほど良い混合状態が得られる.

6. 二重円錐型混合機及びスクリュー型混合機は，それぞれ容器回転型及び容器固定型の混合機に分類される.

7. 押出し造粒法により製造される顆粒の形状は，球形である.

8. 流動層造粒法は，造粒操作の他に，混合操作及び乾燥操作を同時に行うことができる.

9. 撹拌造粒法とは，原料粉末を撹拌しながら，結合剤の溶液あるいは懸濁液を添加し，粒子同士を凝集させた後に乾燥を行う方法であり，球形に近い顆粒が得られる.

10. 噴霧乾燥造粒法は，主薬に結合剤溶液を加えた混合物をノズルから噴霧し，熱風中で乾燥させるため，熱に不安定な医薬品の造粒には適さない.

11. 破砕造粒機は，水や熱に不安定な医薬品を顆粒剤とするのに用いられる.

12. 結晶セルロースは，水に可溶であり，湿式法の結合剤として利用される.

13. ヒプロメロースフタル酸エステルは，腸溶性コーティング剤として用いられる.

14. カルメロースカルシウムは，水を加えると粘稠性の溶液となるため，結合剤としての用途がある.

15. クロスポビドンは，水に溶け粘稠な溶液となるため，湿式法における結合剤としての用途がある.

16. ヒドロキシプロピルセルロースは，ヒドロキシプロポキシ基をセルロースの水酸基の一部にエステル結合させ，水に対する溶解性を高めた医薬品添加剤である.

17. 硬カプセル剤の場合，号数が大きいほど，内容量が大きくなる.

18. ディスク式カプセル充塡機は，流動性の低い粉末をカプセルに充塡する際に適している.

19. ダイロール法で調製された軟カプセル剤は，継ぎ目のないシームレスカプセルとなる.

20. ゼラチンを基剤としたカプセルは，湿気の影響を受けやすいため，保存方法に注意する必要がある.

21. 速溶性顆粒と徐放性顆粒のように放出特性の異なる顆粒を組み合わせた硬カプセル剤をスパンスルという.

22. トローチ剤は，口中で容易に崩壊するように，通常の錠剤よりも多量の崩壊剤を加えて製されることが多い.

23. トローチ剤は，全身作用を目的として，有効成分を口腔粘膜から吸収させるための剤形である.

24. 打錠における滑沢剤の過剰添加や結合剤の不足は，キャッピングの原因となることがある.

25. バインディングは，スティッキングと同様の原因により引き起こされる打錠障害である.

26. 打錠時に，錠剤表面の一部あるいは全部が上杵表面に付着する打錠障害をキャッピングという.

第 8 章　固形製剤　　　177

27. 薬物をバッカル錠として投与することにより，肝臓における初回通過を回避することができる.

28. エリスロマイシンを腸溶錠とする目的は，胃液による薬物の分解を防ぐことである.

29. 口腔内崩壊錠は，口中で錠剤を崩壊させ，溶出した有効成分を口腔粘膜から吸収させるように設計されている.

30. 口腔内崩壊錠は，嚥下困難な高齢者や，水分摂取制限を受けている患者にふさわしい剤形である.

31. 口腔内崩壊錠は，崩壊しやすく製されているため強度が弱く，PTP からの押出しも不可能である.

32. リザーバー型徐放錠とは，薬物をワックスや不溶性高分子に分散させることにより錠剤からの薬物の放出を制御するものである.

33. 錠剤の製法として，医薬品を圧縮して製する方法の他に，医薬品を溶媒で湿潤させた練合物を一定の型に流し込み，成形する方法がある.

34. 直接粉末圧縮法（直打法）は，湿式顆粒圧縮法と比べ，製造工程を短縮できる利点を持っている.

35. 直接粉末圧縮法（直打法）により錠剤を製剤できる薬物は，薬物粒子自体に強い結合力を持つものに限られる.

36. アスピリンの錠剤は，一般に湿式顆粒圧縮法で製造される.

37. セミ直打法は，主薬のみを顆粒とし，粉末状態の医薬品添加剤と混合することにより，打錠末の流動性を高める方法である.

38. 単発式打錠機を用いて錠剤を製造する場合，錠剤の質量は充塡する際の下杵の位置により調整される.

39. ロータリー式打錠機は，通常，ターンテーブルが 1 回転するごとに，1 個の錠剤が製造される構造となっている.

40. 打錠用顆粒への滑沢剤の添加は，通常，造粒中に行われる.

41. フィルムコーティングには，コーティング剤を水に溶解あるいは懸濁させる水系コーティングと有機溶媒に溶解あるいは懸濁させる非水系コーティングの 2 通りの方法がある.

42. 糖衣は，フィルムコーティングよりも製造における工程数が多く，コーティング皮膜も厚い.

43. 糖衣錠は，フィルムコーティング錠と比べて，主薬の空気酸化や加水分解を受けにくい.

44. 糖衣は，一般に，流動層コーティング機によって行われる.

45. エチルセルロースは，徐放性コーティング剤として用いられる.

46. ステアリン酸マグネシウムは，滑沢剤として用いられる.

47. 丸剤は，製剤均一性試験法に適合する.

48. 錠剤の摩損度試験法は，日本薬局方の一般試験法に収載されている製剤試験法の一つである.

49. 錠剤の摩損度試験法は，フィルムコーティング錠の摩損度を測定する試験法である.

50. 錠剤の硬度の測定には，モンサント硬度計などの機械的圧縮法が一般に用いられる.

B　解　答

1. 正．散剤は，顆粒剤よりも粒子径が小さいため，付着性及び飛散性が高い．逆に，散剤は，顆粒剤よりも溶解性が高い.

2. 正．造粒した製剤は，すべて顆粒剤に分類される.

3. 誤．顆粒剤と散剤とでは，粒度分布が異なるため，混合しても分離しやすい.

4. 正．高圧空気がノズルから噴出する際のジュール・トムソン効果により，低温での粉砕が可能である.

5. 誤．比重差のある粉体を，Ｖ型混合機を用いて混合すると，混合時間が長い場合，比重の大きい粒子が下部に，小さい粒子が上部に分離することがある．

6. 正．その他，容器回転型混合機としてＶ型混合機が，容器固定型混合機としてリボン型混合機が用いられる．

7. 誤．押出し造粒法とは，主薬に結合剤溶液を加えた練合物をスクリーンから押し出すことにより顆粒状とする方法で，円柱形の顆粒が得られる．

8. 正．流動層造粒法は，混合，造粒，乾燥を同時に行うことができ，部品を交換することによりコーティング機として用いることもできる．

9. 正．湿式法による造粒操作である．

10. 誤．微小の液滴として噴霧するため液滴の比表面積が大きく，乾燥は瞬時に行われるため，医薬品の熱によるダメージは少なく，一般に，熱に不安定な医薬品にも適用することができる．

11. 正．破砕造粒機は，乾式造粒に用いられる造粒機であり，結合剤を粉末のまま添加し，圧縮成形した後，顆粒状に破砕するため，水や熱に不安定な医薬品の顆粒化にも用いられる．

12. 誤．結晶セルロースは，水に不溶であるが，粒子同士に水素結合を生じさせ，また，水中でその結合が弱まり速やかに崩壊するため，乾式法における結合剤及び崩壊剤としての用途を兼ね備えた賦形剤として利用される．

13. 正．ヒプロメロースフタル酸エステルは，酸性では水に不溶であるが，ヒプロメロースに結合するフタル酸の遊離カルボキシル基が中性から弱アルカリ性にかけて解離し溶解度が増加するため，腸溶性となる．

14. 誤．同じカルメロースの金属塩であっても，ナトリウム塩は水に溶け粘稠性を持つのに対し，カルシウム塩は水に溶けない．そのため，カルメロースカルシウムは，結合剤としての用途はないが，水を吸収し膨潤するため崩壊剤として用いられる．

15. 誤．クロスポビドンは結合剤としての用途があるポビドンを内部架橋し，不溶化したものである．結合剤としての用途はないが，高い吸水性と膨潤性を持つため，乾式法及び湿式法における崩壊剤として用いられる．

16. 誤．ヒドロキシプロピルセルロースは，ヒドロキシプロポキシ基をセルロースの水酸基の一部にエーテル結合させたものであり，結合剤及びフィルムコーティング剤としての用途がある．

17. 誤．硬カプセル剤の場合，号数が大きいほど，内容量が小さくなる．

18. 誤．ディスク式は，医薬品の自重により充填する方法であるため，流動性の低い粉末には適さない．

19. 誤．継ぎ目のないシームレスカプセルを調製する方法は，滴下法（二重ノズル法）と呼ばれる．

20. 正．湿気の影響を受けやすいというゼラチンの持つ欠点を改良するために，最近ではヒプロメロースがカプセル基剤として普及している．

21. 正．スパンスルには，放出速度の制御以外に，胃溶性顆粒と腸溶性顆粒を組み合わせ放出部位の制御を行うものもある．

22. 誤．トローチ剤は，口中で長時間をかけて徐々に溶解させて使用する外用剤であるため，崩壊剤を加えず硬く製される．

23. 誤．トローチ剤は，口腔内に対する局所作用を目的とする外用剤である．

24. 正．滑沢剤の過剰添加や結合剤の不足は，薬物粒子間の結合力を弱め，キャッピングやラミネーション

第8章　固形製剤　　179

の原因となることがある.

25. 正. バインディングは, スティッキングとともに, 結合剤の過多, 滑沢剤の不足などにより, それぞれ, 薬物の臼及び上杵への吸着力が強すぎるために引き起こされる打錠障害である.

26. 誤. 錠剤表面の一部あるいは全部が上杵表面に付着する打錠障害は, スティッキングという.

27. 正. バッカル錠より放出された有効成分は, 口腔粘膜より吸収され直接大静脈に移行するため, 肝臓における初回通過を回避することができる.

28. 正. エルスロマイシンのように, 胃液による薬物の分解を防ぐ以外に, アスピリンのように, 胃に対する障害を防ぐことを目的として腸溶錠にする場合がある.

29. 誤. 口腔内崩壊錠は, 少量の水分によって口中で崩壊するように設計されているが, 溶出した有効成分は口腔粘膜からではなく消化管粘膜から吸収される.

30. 正. 口腔内崩壊錠は, 唾液程度の水分で崩壊・溶解するため, 嚥下困難な高齢者でも安全に服用でき, また錠剤の服用に水を必要としないため, 水分摂取制限を受けている患者にとって恩恵の大きい剤形である.

31. 誤. 口腔内崩壊錠の製法の進歩により, 現在では, PTPからの取り出しが行える通常の錠剤と同程度の強度を持つものが製造されている.

32. 誤. 薬物をワックスや不溶性高分子に分散させることにより錠剤からの薬物の放出を制御するものは, マトリックス型徐放錠と呼ばれる.

33. 正. 流し込み成形法は, 口腔内崩壊錠を製造する方法の一つとして使用されている.

34. 正. 直接粉末圧縮法（直打法）は, 湿式顆粒圧縮法のように, 顆粒を製造する工程が省かれているため, 短時間で製造を行うことができる.

35. 誤. 薬物粒子自体に強い結合力を持たない場合でも, 結晶セルロースなどの結合剤を添加することにより, 圧縮成形することができる.

36 誤. アスピリンは, 加水分解を受けやすいため, 湿式顆粒圧縮法で製造することはできない.

37. 誤. セミ直打法において, 顆粒とするのは添加剤であり, 粉末状の主薬と混合することにより, 打錠末の流動性を高める.

38. 正. 単発式打錠機を用いて錠剤を製造する場合, 下杵の位置が低いほど臼内に充填される粉体の質量が大きくなる. 一方, 錠剤の質量が一定の場合, 上杵が下降する位置が低いほど, 圧縮率が高くなり, 硬い錠剤となる.

39. 誤. ロータリー打錠機は, ターンテーブル上に数十個の臼と杵のセットが取り付けられているため, ターンテーブルが1回転するごとに, 数十個の錠剤が製造される.

40. 誤. 滑沢剤は, 造粒後に添加される.

41. 正. 現在では, 環境問題や安全性の点から, 水系コーティングが主流となりつつある

42. 正. 糖衣は, 素錠に防水加工した後, 下掛け, 中掛け, 上掛け, つや出しなどの複雑な工程を経て行われる. また, 剤皮の全錠剤質量に占める割合もフィルムコーティング錠に比べ大きい.

43. 正. 糖衣錠は, 糖衣液をコーティングする前に, 防水加工を行うために, フィルムコーティング錠と比べて, 主薬の加水分解が起こりにくい.

44. 誤. 流動層コーティング機は, 粘性の大きい糖衣に使用されることはなく, フィルムコーティングに適したコーティング機である.

45. 正. エチルセルロースは，水に不溶性のため，徐放性コーティング剤としての用途がある．

46. 正. ステアリン酸マグネシウム以外に，タルクなども滑沢剤として用いられる．

47. 誤. 製剤均一性試験法は，丸剤には適用しない．

48. 誤. 錠剤の摩損度試験法は，日本薬局方の製剤試験法ではなく，参考情報に収載されている試験法である．

49. 誤. 一般に，糖衣錠やフィルムコーティング錠などの剤皮を施した錠剤は，外力に対する抵抗力が強いため，素錠のみが摩損度試験法の対象となる．

50. 誤. モンサント硬度計は手動式の硬度測定形である．

第 **9** 章

半固形製剤

本章では，第17改正日本薬局方（日局17）に投与経路あるいは適用部位別に分類されている半固形製剤のうち，経口投与する製剤として，経口ゼリー剤，口腔内に適用する製剤として，口腔用半固形製剤，直腸に適用する製剤として，坐剤，直腸用半固形製剤，腟に適用する製剤として，腟用坐剤，皮膚などに適用する製剤として，軟膏剤，クリーム剤，ゲル剤，貼付剤に関して，局方上の定義，特徴，製造に用いられる製剤機器及び添加剤について主として解説した．保存容器及び試験法は，適用されるものを羅列するにとどめた．詳細については，第14章及び第15章に記載されているので参照してほしい．

9.1 経口投与する製剤 preparations for oral administration

9.1.1 経口ゼリー剤 jellies for oral administration

➢ **定　義**

経口ゼリー剤は，経口投与する，流動性のない成形したゲル状の製剤である．

➢ **特　徴**

古くより食品として用いられてきたゼリーを，高齢者に適した製剤として開発したものである．図9.1に示すように，カップに保存されているゼリーを，スプーンで適当な大きさにして服用する．カップの開封後は，速やかに服用することが必要である．経口ゼリー剤の利点と欠点は以下のようにまとめられる．

1）利　点
・水なしで服用できるため，服薬アドヒアランスが向上する．
・高齢者や嚥下能力の低い患者でも飲み込むことができる．

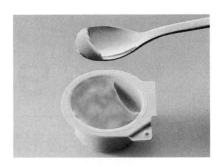

図 9.1　経口ゼリー剤
(三和化学, アーガメイト 20% ゼリー 25 g)

・携帯性に優れる.

2) 欠　点

・小児が食品と間違えて摂食することがあるため, 小児の手の届かないところに保存する必要がある.
・経口ゼリー剤の基剤の硬さによっては, 飲み込めずに, 窒息事故の原因となる可能性がある.
・開封後は, 汚染されやすいため長期保存できない.
・加熱融解して製造するため, 熱に不安定な薬物は適用できない. また, 水を多量に含む製剤であるため, 加水分解を受けやすい薬物にも適さない.

➤ 製　法

有効成分に高分子ゲル基剤, 水, 及び適切な添加剤を加熱して加え, 混和して均質なゾルとする. 混合物をカップに充填し, 冷却することにより流動性のないゲルを作成する.

➤ 添加剤

高分子ゲル基剤として使用されているものには, カラギーナン, カロブビーンガム, ペクチン, カンテン, ゼラチン, ポリアクリル酸ナトリウムなどがある. 選択する高分子ゲル基剤の種類, 濃度により, ゲルの硬さや, 主薬の溶出性に変化が生じる. その他, 保存剤 (パラオキシ安息香酸エステル類等), 矯味剤 (メントール, バニリン等), 軟化剤 (グリセリン, D-ソルビトール等) が必要に応じて加えられる.

> カロブビーンガム：マメ科イナゴ豆の種子より調製されるガラクトマンナンを主成分とする多糖類であり, カラギーナンと併用されることの多いゲル化剤である.

➤ 保存容器

本剤に用いる容器は, 通例, 気密容器とする. 製剤の品質に湿気が影響を与える場合は, 防湿性の容器を用いるか, 又は防湿性の包装を施す.

第 9 章　半固形製剤　　　183

➢ 試験法

経口ゼリー剤は，以下の試験法に適合することが求められている．

(1) 製剤均一性試験法

製剤均一性試験法の詳細については 15 章 15.1.1 を参照のこと．

(2) 溶出試験法

溶出試験法の詳細については 15 章 15.1.2 を参照のこと．

9.2　口腔内に適用する製剤　preparations for oro-mucosal application

9.2.1　口腔用半固形剤　semi-solid preparation for oro-mucosal application

➢ 定　義

口腔用半固形剤は，口腔粘膜に適用する製剤であり，クリーム剤，ゲル剤又は軟膏剤がある．

➢ 特　徴

口内炎，舌炎，歯肉炎などの治療を目的として口腔内に適用される．唾液による湿潤があり，咀嚼運動が行われる口腔内においても，付着性が強く，滞留性の高い製剤である必要がある．基剤として軟膏剤を用いる口腔用軟膏剤，クリーム剤を用いる口腔用クリーム剤，ゲル剤を用いる口腔用ゲル剤に分類することができるが，それぞれの製法については，皮膚などに適用する製剤（9.5）の項を参照のこと．

➢ 製　法

口腔用クリーム剤，口腔用ゲル剤，口腔用軟膏剤は，それぞれ，クリーム剤，ゲル剤，軟膏剤の製法に従って製する．

➢ 添加剤

口腔用軟膏剤では，ワセリン，流動パラフィン，プラスチベース（ゲル化炭化水素）などの疎水性基剤が，口腔用クリーム剤では，親水クリームなどの乳剤性基剤が，口腔用ゲル剤では，ゼラチン，アルギン酸ナトリウム，カルボキシビニルポリマーなどのゲル性基剤が用いられる．クリーム剤やゲル剤のように水分を含むもの

は，カビの発生を防止するため，パラオキシ安息香酸エステル類などの保存剤を添加する必要がある．口腔粘膜への付着性を高めるための増粘剤として，カルメロースナトリウムやヒプロメロースなどのセルロース誘導体が添加される．

➤ 保存容器

本剤に用いる容器は，通例，気密容器とする．製剤の品質に湿気が影響を与える場合は，防湿性の容器を用いるか，又は防湿性の包装を施す．

➤ 試験法

口腔用半固形剤は，口腔粘膜に適用する上で適切な粘性を有することが必要である．粘性の試験法としては，一般試験法の粘度測定法〈2.53〉第2法「回転粘度計法」が用いられることが多い（図9.2）．

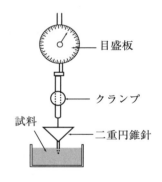

a. ペネトロメーター

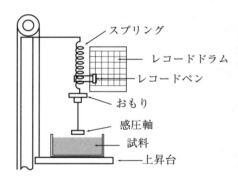

b. カードテンションメーター

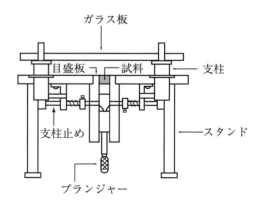

c. スプレッドメーター

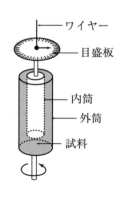

d. 共軸二重円筒型回転粘度計
（クエット型粘度計）

図9.2 半固形製剤の稠度および粘度の測定装置

第 9 章　半固形製剤

9.3　直腸に適用する製剤　preparations for rectal application

9.3.1　坐剤　suppositories for rectal application

▶ 定　義

坐剤は，直腸内に適用する，体温によって溶融するか，又は水に徐々に溶解若しくは分散することにより有効成分を放出する一定の形状の半固形の製剤である．

▶ 特　徴

肛門に挿入しやすい形状を持つ（図 9.3）．紡錘形（円錐形）のものがほとんどであるが，楕円形のものも市販されている．小児用の坐剤は成人用坐剤に比べ，やや小型に製造されている．肛門に挿入するのに必要な硬度を持ち，挿入後に体温で基剤が融解することにより有効成分を放出するものと直腸内の分泌液で基剤が溶解あるいは分散し有効成分を放出するものとがある．さまざまな理由により経口投与が難しい場合でも，投薬ができることから，在宅療法に適した製剤といえる．

坐剤は，痔疾治療のように，局所作用を目的とするものの他に，直腸粘膜から有効成分を吸収させ全身作用を目的とするものもよく使用される．軟カプセル剤を肛門に挿入しやすいようにゼラチンで被包し，直腸投与することがあり，レクタルカプセルと呼ばれるが，カプセル剤に分類すべき製剤である．坐剤の利点と欠点は以下のようにまとめられる．

1) 利　点
・内服すると消化管粘膜障害を引き起こす薬物でも，坐剤として投与すると障害が

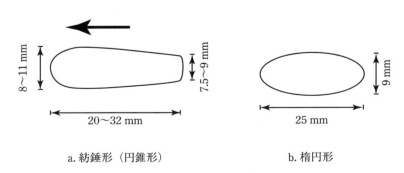

a. 紡錘形（円錐形）　　　　b. 楕円形

図 9.3　坐剤の形状
a. 紡錘形の矢印は挿入の方向を示す．

軽減される.

・胃酸で分解される薬物にも適用できる.

・不快な味やにおいがある薬物でも投与できる.

・服薬を拒否する乳幼児や，痙攣・癲癇（てんかん）を起こしていて経口投与が難しい患者でも投与ができる．また，嚥下困難な乳幼児や高齢者にも安全に投与できる.

・全身投与を目的とする坐剤の場合，直腸下部から吸収された薬物は門脈を経ずに直接大循環へ移行するために，肝初回通過効果を回避できる．しかし，直腸上部周辺の血管は，門脈に通じているため，坐剤あるいはその融解物が直腸上部へ移行する場合は，吸収された薬物は肝初回通過効果を受けることになり注意が必要である.

・直腸粘膜からの薬物の吸収は比較的速やかであるため，全身投与を目的とする坐剤の場合，他の製剤に比べて薬効の発現が比較的迅速である.

2）欠　点

・坐剤は，物理的・化学的な粘膜刺激により，排便を促し，途中排出されてしまう場合がある．坐剤の途中排出は，特に小児に多く見られる．また，下痢症状を伴う場合には投与できない.

・経口投与する製剤と異なり，坐剤は，複数投与に適していない．やむを得ず複数の坐剤を同時投与する必要がある場合は，投与する順番をよく考える必要がある.

・体温によって融解する油脂性基剤を用いた坐剤の場合，基剤に結晶多形が存在すると，製造方法によっては，直腸内で溶解しない高融点の結晶形を生じることがある.

・油脂性基剤を用いた坐剤の場合，融点が低いため，気温の高い時期に携帯すると基剤が軟化し，変形することがある.

・錠剤やカプセル剤と同様に，坐剤1個あたりの薬剤含有量が決まっているため，投与量の規格が少ない坐剤では，投与量の調整が難しい.

➤　**使用法**

　特徴の項に記したように，坐剤のほとんどは，紡錘形（円錐形）をしており，太い部分と細い部分からなっている．必ず太い部分から挿入する必要があり，逆向きに挿入すると途中排出を起こすことがある．乳幼児に投与する場合は，両足を持ち上げた姿勢で，肛門内に挿入し，4〜5秒押さえた状態を保つ．一般には，中腰の姿勢で，2/3まで挿入した後，立ち上がると肛門括約筋の収縮によって直腸内に収納されやすい．起き上がれない者の場合，横向きの姿勢をとり，脚を曲げさせ，坐剤を挿入してから脚を伸ばすことにより，容易に直腸内に収納される.

　小児に投与する場合など分割の必要があるときは，図9.4に示すように，斜めに切断し，残り半分が挿入しやすくなるような切り口をつくる.

　特徴の項に記したように，坐剤の複数投与は避けるべきであるが，種類の異なる坐剤を投与する必要がある場合は，原則的に重要なものを先に投与する．その際に，

第 9 章　半固形製剤

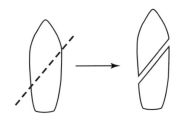

図 9.4　坐剤の切断

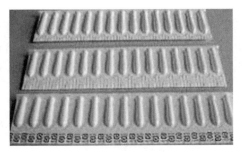

図 9.5　プラスチック製坐剤コンテナ

投与後，1 時間程度の間隔をおいて次の坐剤を投与する．また，水溶性基剤を用いた坐剤と油脂性基剤を用いた坐剤を一緒に投与しなければならない場合は，必ず，水溶性坐剤を先に投与する．その理由は，直腸内の分泌液は，数 mL 程度であり，油脂性基剤を先に投与してしまうと，水溶性基剤が溶解しなくなるからである．水溶性坐剤が直腸内で完全に溶解するには，1 時間程度かかることから，次に油脂性基剤を投与するまでに，充分間隔をあける必要がある．

➢ 製　法

坐剤の製法としては，基剤を加温融解する溶融法と加熱融解しない非溶融法とがある．後者は，操作を手作業で行う手工法と成形機を用いる方法がある．

(1) 溶融法

最も一般的に用いられる方法であり，加熱融解を行うため，アミノピリンやモルヒネなどの熱に不安定な薬物には適用できない．融解させた基剤中に主薬及び他の添加物を加え混合後，金属製鋳型あるいはプラスチック製コンテナ（図 9.5）に注いで冷却し固まらせる．後者は，包装容器としても用いることができる．冷却速度の違いにより，異なる結晶多形が生じる場合があるため，同一の安定性結晶となるように，冷却条件を同一にする必要がある．また，主薬成分と基剤との密度差が大きい場合，主薬成分が分離することがあるので，注意が必要である．

(2) 非溶融法
(a) 手工法

すべての操作を手作業で行う方法である．製造工程において加熱を行わないため熱に不安定な薬物に適用できる利点を持つ一方，融解法に比べて，外観の良い坐剤を製造しにくいこと，製造にあたってはある程度の熟練が必要であることなどの難点を有する．基剤，主薬及びその他の添加剤を粉砕・篩過し，薬物が基剤に均一に分散するまで研和する．展延板上で，円柱状に延ばし，適当な長さに切断して成形する．

(b) 冷圧法

圧入法とも呼ぶ．基本的には手工法と同じであるが，薬物と基剤を混合し均一な粉末とした後，坐剤圧入機を用いて成形する点が異なる．非溶融法であるため熱に不安定な薬物や基剤に溶解しない薬物に適する方法であり，大規模生産にも用いることができる．

➤ 添加剤

(1) 基剤 base

表9.1に示したように，坐剤の基剤は，油脂性基剤，水溶性基剤，乳剤性基剤の3種に分類される．また，油脂性基剤は疎水性基剤として，水溶性基剤，乳剤性基剤は，親水性基剤として分類される．最も汎用されるのは，油脂性基剤と水溶性基剤である．

(a) 油脂性基剤
① カカオ脂

チョコレートやココアの原料となるカカオ豆から調製した油脂である．主として，パルミチン酸，ステアリン酸，オレイン酸の混合トリグリセリドからなる．体温付近に融点を持つため，室温では固形で保存でき，投与後，直腸内で融解して主薬を放出する坐剤の基剤として古くより用いられてきたが，最近では，カカオ脂に代わり，ウイテプゾール（ハードファット）が多用されるようになった．その理由は，カカオ脂には，安定 β 形（融点 34.5℃），β' 形（融点 28℃），α 形（融点 23℃），γ 形（融点 18.9℃）の4種類の結晶多形が存在し，調製における融解温度，冷却速度により，融点が異なる結晶形となるためである．安定 β 形結晶が坐剤として使

表9.1

基剤の種類			例
疎水性基剤	油脂性基剤		カカオ脂，ウイテプゾール（ハードファット）
親水性基剤	乳剤性基剤	油中水型（w/o 型）	カカオ脂（47%）＋コレステロール（3%）＋グリセリン（50%）
		水中油型（o/w 型）	カカオ脂（79%）＋レシチン（1%）＋水（20%）
	水溶性基剤		マクロゴール，グリセロゼラチン

第9章　半固形製剤　　189

用しやすいが，坐剤を調製する際に，36℃以上で融解したり，融解後，急速に冷却したりした場合，α形が生じるため固化しなくなることがある．気温の高い時期など融解することがあるため，なるべく冷所に保存する．

② ウイテプゾール

　ヤシ油，パーム油などの油脂から半合成した炭素数 12 ～ 18 までの飽和脂肪酸をエステル化したモノ，ジ，トリグリセリドの混合物である．ウイテプゾールには，カカオ脂でみられる結晶多形がないため，扱いやすいという長所がある．融点と凝固点との差が小さいため，コンテナに充填後は速やかに固化し，主薬の沈降を起こさない．融点は，33.5 ～ 35.5℃であり，なるべく冷所に保存する．

(b) 乳剤性基剤

　カカオ脂に乳化剤を加え，乳剤としたものが用いられる．表 9.1 に示すように，o/w 型と w/o 型の乳剤型を持つ基剤があり，前者は，主薬の吸収が速やかであり，後者は，ゆっくりした吸収を図ることができる．

(c) 水溶性基剤

① マクロゴール

　マクロゴール 400（重合度 7 ～ 9，凝固点 6℃），マクロゴール 1500（重合度 5 ～ 6 および 28 ～ 36 の等量混合物，凝固点 40℃），マクロゴール 4000（重合度 59 ～ 84，凝固点 55℃），マクロゴール 6000（重合度 165 ～ 210，凝固点 59℃）を適当な比率で組み合わせたものが用いられる．直腸分泌液に溶解して主薬を放出するように製されており，体温による融解は必ずしも必要ない．マクロゴールは，配合する薬物によっては，融点低下（サルファ剤，タンニン酸など），難溶化（フェノバルビタール，レゾルシンなど），外観変化（プロカイン塩酸塩，イソニアジドなど），力価低下（ペニシリン，テトラサイクリンなど）を引き起こすことが知られており，注意が必要である．

② グリセロゼラチン

　グリセリンに水及びゼラチンを加え混合したものである．融点は，体温よりも高いが，直腸分泌液に溶解しやすい．

➤ **保存容器**

　本剤に用いる容器は，通例，密閉容器とする．製剤の品質に湿気が影響を与える場合は，防湿性の容器を用いるか，又は防湿性の包装を施す．

➤ **試験法**

　本剤は，別に規定するものの他，製剤均一性試験法に適合する．製剤均一性試験法の詳細については 15 章 15.1.1 を参照のこと．

9.3.2 直腸用半固形剤 semi-solid preparations for rectal application

➤ 定　義

　直腸用半固形剤は，肛門周囲又は肛門内に適用する製剤であり，クリーム剤，ゲル剤又は軟膏剤がある．

➤ 特　徴

　クリーム剤，軟膏剤，ゲル剤を基剤とする半固形製剤であり，適用疾患としては，痔疾が多い．チューブ容器のキャップをはずし，穴をあけ，添付されているアプリケーターをチューブの口に取り付けた後，肛門内にアプリケーターの先端を挿入し，チューブを絞り出すことにより薬剤を投与する．薬剤を多回投与する場合には，微生物の繁殖を阻止するに必要な量の保存剤を添加する．

➤ 保存容器

　本剤に用いる容器は，通例，気密容器とする．製剤の品質に水分の蒸散が影響を与える場合は，低水蒸気透過性の容器を用いるか，又は低水蒸気透過性の包装を施す．

➤ 製　法

　直腸用クリーム剤，直腸用軟膏剤，直腸用ゲル剤は，それぞれクリーム剤，軟膏剤，ゲル剤の製法に従って製する．

➤ 試験法

　直腸用半固形剤は，直腸に適用する上で適切な粘性を有することが必要である．粘性の試験法としては，一般試験法の粘度測定法〈2.53〉第2法「回転粘度計法」が用いられることが多い（図9.2）．

第9章　半固形製剤

9.4　腔に適用する製剤　preparations for vaginal application

9.4.1　腔用坐剤　suppositories for vaginal use

➤ 定　義

　腔用坐剤は，腔に適用する，体温によって溶融するか，又は水に徐々に溶解若しくは分散することにより有効成分を放出する一定の形状の半固形の製剤である．

➤ 特　徴

　坐剤と同様に，形状は紡錘形である．腔炎治療（ミコナゾール硝酸塩），子宮腔部びらん治療（ソルコセリル），治療的流産（ゲメプロスト）など局所作用を目的とするものが多いが，生殖補助医療における黄体治療（プロゲステロン）のように全身作用を期待するものも用いられる．プロゲステロンの場合，肝初回通過効果を受けやすいため，経腔により投与する．

➤ 製　法

　坐剤の製法と同様に製される．基剤としては，ハードファットが汎用されている．

➤ 保存容器

　本剤に用いる容器は，通例，密閉容器とする．製剤の品質に湿気が影響を与える場合は，防湿性の容器を用いるか，又は防湿性の包装を施す．

➤ 試験法

　本剤は，別に規定するものの他，製剤均一性試験法に適合する．製剤均一性試験法の詳細については15章15.1.1を参照のこと．

9.5 皮膚などに適用する製剤 preparations for cutaneous application

9.5.1 軟膏剤 ointments

➤ 定 義

軟膏剤は，皮膚に塗布する，有効成分を基剤に溶解又は分散させた半固形の製剤である．本剤には，油脂性軟膏剤及び水溶性軟膏剤がある．

➤ 特 徴

稠度：軟膏剤のような半固形物質の硬さや伸びを表す用語として用いられる．

軟膏剤は，皮膚患部に，指一本の力で塗りやすいように，適当な稠度を有している．また，使用用途に応じた稠度に調節することも可能である．

軟膏剤は，皮膚疾患患部への局所作用を目的として適用される他に，経皮吸収を利用した全身作用を期待した適用がされることもある．経皮吸収を利用した投与は，副作用が現れた場合などに，治療の中断が容易に行えるなどの利点を有するが，一定量投与することが難しく，過量投与に注意が必要なこともあり，テープ剤が適用されることが多い．

軟膏剤は，油脂性基剤を用いたものと，水溶性基剤を用いたものとに分類され，それぞれの基剤の特性の違いから，適用する疾患も異なる．油脂性基剤は，油脂成分だけから調製されているため患部の被覆保護作用に優れており，一方，水溶性基剤は，吸水性が高いため，患部から浸出液を除去したい場合などに用いることができる．詳細は，基剤の項で解説する．

➤ 製 法

軟膏剤の製法には，溶融法及び研和法がある．

(1) 溶融法

油脂性基剤あるいは水溶性基剤を加熱融解し，半ば冷却した後に，主薬を加え，混合する．主薬を油脂性基剤と混合する場合，液状のものはそのまま，固形で油溶性のものは少量の油に溶かし，また不溶性のものは細末として基剤の一部と混和した後に，残りの基剤を加え，均質になるまで練合する．主薬を水溶性基剤と混合する場合は，水溶性のものは少量の水に溶かし，不溶性のものは細末として基剤の一部と混合した後に，残りの基剤を加え均質になるまで練合する．

第9章 半固形製剤 193

(2) 研和法

軟膏板と軟膏べら，乳鉢と乳棒，擂潰機などを用いて，主薬を基剤の一部と練合し，残りの基剤を徐々に加えながら均質とする方法である．一般に，難溶性の主薬（酸化亜鉛，イオウ，サルファ剤など）は，細末あるいは微末とし，基剤の一部と練り合わせ，均質なペーストとした後に，残りの基剤を加え均質とする．また，アミノ安息香酸エチル，サリチル酸などは，少量のエタノール，エーテルなどの溶媒に溶かして粉末化することも行われる．主薬を基剤に混合しやすくするために，表9.2に示す研和補助剤が用いられる．

➤ 添加剤

基剤は，軟膏剤の成分比率のほとんどを占め，軟膏剤の性質に影響を与える．基剤の種類により，薬物の放出性や適用部位への移行性が異なるため，皮膚患部の症状に応じた基剤の選択が重要である．

(1) 基　剤

基剤の種類は，表9.3に，それぞれの成分組成については，表9.4に示した．

(a) 油脂性基剤

① ワセリン

石油から得られる非晶質性の飽和炭化水素混合物であるパラフィン（$C_nH_{2n+2}, n = 16 \sim 20$）を原料とする．無刺激で皮膚からは吸収されず，皮膚の保護や緩和な薬物作用を目的とする．

② 流動パラフィン

パラフィンより不飽和炭化水素を多く含み，融点が低いため，常温では液状であ

表9.2　軟膏剤の調製に用いられる研和補助剤

基　剤	研和補助剤
油脂性基剤	植物油（ダイズ油など），流動パラフィン
水溶性基剤	マクロゴール400

表9.3　軟膏基剤の代表例と特徴

基　剤	例	特　徴
油脂性基剤	ワセリン，流動パラフィン，プラスチベース，シリコン，単軟膏，白色軟膏	・皮膚刺激性が低く，被覆保護作用に優れる． ・乾燥皮膚面及び湿潤性皮膚面の両者に適用できる．
水溶性基剤	マクロゴール軟膏	・吸湿性が高く，分泌物をよく吸収，乾燥できる． ・湿潤皮膚面（湿潤性湿疹，びらん性湿疹など）に適する．

表 9.4　軟膏剤の成分組成

分　類	名　称	成　分	組成比
油脂性基剤	白色軟膏	白色ワセリン	適量
		サラシミツロウ	5%
		セスキオレイン酸ソルビタン	2%
		ジブチルヒドロキシトルエン	適量
	単軟膏	ミツロウ	33%
		植物油（ダイズ油など）	適量
		ジブチルヒドロキシトルエン	適量
水溶性基剤	マクロゴール軟膏	マクロゴール 400	50%
		マクロゴール 4000	50%

る．ワセリンなどの他の基剤に添加し，硬度を低下させたり，伸びを改善するために用いられる．

③ プラスチベース

　流動パラフィンに分子量 21,000 のポリエチレン樹脂を 5% の割合で熱時溶解したものである．構造的に安定であり，温度による粘度の変化が少ないために加熱滅菌が可能であり，眼軟膏剤の基剤としても適している．

④ シリコン

　ジメチルシロキサン重合体で，熱に安定であり，化学的にも不活性である．皮膚に対する刺激が低い．

⑤ 単軟膏

　表 9.4 に示す組成を持つ動植物性油を原料とした油脂性基剤である．石油を原料とした油脂性基剤と異なり，油脂成分が酸化を受けることがあるため抗酸化剤が添加される．

⑥ 白色軟膏

　表 9.4 に示す組成を持つ．単軟膏と同様，動物性油を成分として有するため，抗酸化剤が添加される．セスキオレイン酸ソルビタンを含有するため，患部からの浸出液が多い場合に，浸出液を吸収・除去する効果を持つ．

(b) 水溶性基剤

① マクロゴール軟膏

　酸化エチレンと水の付加重合体である．一般式は，$HOCH_2(CH_2OCH_2)_nCH_2OH$ で表され，分子量が 1,000 以上のものは，常温で固体であり，分子量が 1,000 以下のものは液体である．通常，常温で液体のマクロゴール 400 と固体のマクロゴール 4000 の等量混合物である．吸湿性が高いため，湿潤性皮膚面に適用すると，分泌物を吸着・除去することができ，また，水洗が容易である．

(2) 抗酸化剤

　ワセリンなどの鉱物油は酸化されにくいが，白色軟膏や単軟膏の成分として用い

第9章　半固形製剤

られている動植物油は，酸化を受けやすいため，ジブチルヒドロキシトルエンなど
の抗酸化剤が添加される.

➢ **基剤の混合**

　油脂性基剤同士，水溶性基剤同士の混合は可能である．油脂性基剤は，水溶性基
剤，o/w 型乳剤性基剤，懸濁性基剤との混合はできないが，w/o 型乳剤性基剤とは，
混合可能な場合がある（表9.5）．油脂性基剤と w/o 型乳剤性基剤との混合により，
油脂性基剤に配合されている有効成分の吸収が促進されることがあり，注意が必要
である.

➢ **保存容器**

　本剤に用いる容器は，通例，気密容器とする．製剤の品質に水分の蒸散が影響を
与える場合は，低水蒸気透過性の容器を用いるか，又は低水蒸気透過性の包装を施
す.

➢ **試験法**

　軟膏剤は，皮膚に適用する上で適切な粘性を有することが必要である．粘性の試
験法としては，一般試験法の粘度測定法〈2.53〉第2法「回転粘度計法」が用いら
れることが多い（図9.2 d）．また，軟膏剤の稠度の測定法に用いられる装置として，
ペネトロメーター（硬さ），カードテンションメーター（硬さ），スプレッドメータ
ー（伸び）が用いられる（図9.2 a, b, c）.

9.5.2　クリーム剤　creams

➢ **定　義**

　クリーム剤は，皮膚に塗布する，水中油型又は油中水型に乳化した半固形の製剤

表9.5　基剤の混合

基　剤	油脂性基剤	水溶性基剤	乳剤性基剤（w/o 型）	乳剤性基剤（o/w 型）	懸濁性基剤
油脂性基剤	○	×	△	×	×
水溶性基剤	×	○	×	△	×
乳剤性基剤（w/o 型）	△	×	△	×	×
乳剤性基剤（o/w 型）	×	△	×	△	×
懸濁性基剤	×	×	×	×	×

（○，混合可　△，混合注意　×，混合不可）

である．油中水型に乳化した親油性の製剤については油性クリーム剤と称することができる．

> ➤ **特　徴**

乳剤性基剤を使用した皮膚に適用する製剤である．薬物の皮膚移行性が高いため，経皮吸収による全身作用を期待するための基剤としても使用できる．湿潤皮膚疾患（水疱，膿疱，びらん）には，症状が悪化するため適用しない．一方，手足症候群，アトピー性皮膚などに保湿を目的として塗布するのに適した基剤である．クリーム剤の利点と欠点は以下のようにまとめられる．

1) 利　点

・水溶性及び脂溶性のどちらの薬物も配合できる．
・薬物の皮膚移行性が高い．
・体温により水が蒸発する際に気化熱を奪うため，冷却作用があり，使用感がよい．
・水洗が容易である．

2) 欠　点

・基剤の皮膚浸透性が高いため，湿潤皮膚に適用すると分泌物が再吸収され，症状が悪化することがある．
・添加剤として加えられている乳化剤や保存剤が患部を刺激することがある．

> ➤ **製　法**

クリーム剤を製造するには，脂溶性成分は油脂に，水溶性成分は水に加熱して溶解させ，撹拌機を用いて乳化し，冷却しながら均質になるまで練合する．水相と油相を混合し乳化する方法として，転相乳化法が使用されることがある．例えば，親水クリームを調製する場合，図9.6に示すように，量的に多い水相を油相に加熱した状態で徐々に加え w/o 型の乳剤とした後，冷却することにより転相を起こし，安定した o/w 型の乳剤とする．

> ➤ **添加剤**

油相と水相とを混合し安定な乳剤とするために，乳化剤が添加される．乳化剤は，複数加えられることもあり，混合した乳化剤の HLB が 7 よりも大きいときは o/w 型乳剤，7 よりも小さいときは w/o 型乳剤の調製に用いられる．使用時に水を加え混合して用いる乳剤性基剤（水相を欠く乳剤性基剤）は保存性に優れるが，乳剤の状態で保存する基剤（水相を有する乳剤性基剤）は，微生物の繁殖を防ぐために，保存剤を添加することが必須である．

(1) 基　剤

クリーム剤に用いられる基剤の種類は，表9.6に，クリーム剤の成分組成については，表9.7に示した．水相を欠く乳剤性基剤である精製ラノリンは，羊の毛から

水疱：火傷などにより引き起こされる皮膚の隆起内に液体を含むものをいう．また，びらんとは，水疱が破れ，皮膚が擦れて障害が生じた状態のものを，潰瘍とは，びらんよりもさらに深く，真皮や皮下脂肪組織まで障害が生じているものをいう．

手足症候群：抗がん剤の副作用として知られており，手のひらや足の裏に皮膚の違和感，ほてり感，赤く腫れる，角質が厚くなるなどの症状が現れ，重度の場合は，強い疼痛，歩行障害，ものがつかめないなどの障害により，日常生活に影響を与えることがある．

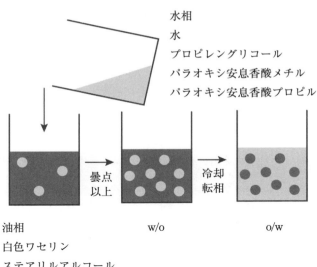

図9.6 転相乳化法による親水クリームの調製

表9.6 クリーム剤の代表例と特徴

基剤	乳剤型		例	特徴
乳剤性基剤	油中水型 （w/o型）	水相を欠くもの	親水ワセリン，精製ラノリン	・基剤の皮膚浸透性が高く，薬物の皮膚への移行性が高い． ・水洗しやすい． ・湿潤皮膚面には用いることができない．
		水相を有するもの	吸水クリーム，コールドクリーム，加水ラノリン	
	水中油型 （o/w型）		親水クリーム，バニシングクリーム	

得た脂肪様物質を精製したもので，主成分はコレステロール，イソコレステロールの高級脂肪酸エステルであり，これらが乳化剤の役割を果たすため，水を加えて混合することにより，乳剤となる．2倍量の水と混和しても，水を分離せず，皮膚に塗布するのに適した粘性を持つ．また，水相を有する乳剤性基剤である加水ラノリンは，精製ラノリンに水を加えたもので，精製ラノリンは，全量の70〜75％を占める．

(2) 乳化剤

コレステロール（HLB 4.0），ソルビタンセスキオレイン酸エステル（HLB 3.7），モノステアリン酸グリセリン（HLB 3.8），ラウロマクロゴール（HLB 9.5），ポリオキシエチレン硬化ヒマシ油60（HLB 14）などの乳化剤が使用される（表9.7）．乳化状態を安定化するために，ステアリルアルコールやセタノールなどの高級脂肪酸アルコールを乳化安定化剤として添加することもある．

表 9.7 クリーム剤の成分組成

分 類	名 称	成 分	組成比
乳剤性基剤	親水ワセリン	白色ワセリン	適量
		サラシミツロウ	8%
		コレステロール	3%
		ステアリルアルコール（セタノール）	3%
	吸水クリーム	白色ワセリン	40%
		サラシミツロウ	5%
		セスキオレイン酸ソルビタン	5%
		ラウロマクロゴール	0.5%
		セタノール	10%
		パラオキシ安息香酸エチル（あるいはパラオキシ安息香酸メチル）	0.1%
		パラオキシ安息香酸ブチル（あるいはパラオキシ安息香酸プロピル）	0.1%
		精製水	適量
	親水クリーム	白色ワセリン	25%
		プロピレングリコール	12%
		ポリオキシエチレン硬化ヒマシ油 60	4%
		モノステアリン酸グリセリン	1%
		ステアリルアルコール	20%
		パラオキシ安息香酸メチル	0.1%
		パラオキシ安息香酸プロピル	0.1%
		精製水	適量

(3) 保存剤

水相を有する乳剤性基剤には添加が必要である．代表的な保存剤として，パラオキシ安息香酸エステル類が用いられる．

(4) 保湿剤

グリセリン，プロピレングリコールなどが用いられる．水分の蒸発を抑制する役割を果たす．

➤ **基剤の混合**

同じ乳剤型の基剤同士の混合は，混合後に乳剤型が変化しなければ可能である．o/w 型乳剤性基剤は，水溶性基剤と混合可能な場合がある．また，w/o 型乳剤性基剤は，油脂性基剤と混合可能な場合がある．いずれの乳剤型の場合も，懸濁性基剤との混合はできない（表 9.5）．

➤ **保存容器**

本剤に用いる容器は，通例，気密容器とする．製剤の品質に水分の蒸散が影響を与える場合は，低水蒸気透過性の容器を用いるか，又は低水蒸気透過性の包装を施す．

第9章　半固形製剤　　　　　　　　　　　　　　　　　199

➤ 試験法

　クリーム剤は，皮膚に適用する上で適切な粘性を有することが必要である．粘性の試験法としては，一般試験法の粘度測定法〈2.53〉第2法「回転粘度計法」が用いられることが多い（図9.2 d）．また，クリーム剤の稠度の測定法に用いられる装置として，ペネトロメーター（硬さ），カードテンションメーター（硬さ），スプレッドメーター（伸び）が用いられる（図9.2 a, b, c）．

9.5.3　ゲル剤　gels

➤ 定　義

　ゲル剤は，皮膚に塗布するゲル状の製剤である．本剤には，水性ゲル剤及び油性ゲル剤がある．

➤ 特　徴

　ゲル剤は，高分子が網目状に架橋した構造をとり，その中に，水あるいは油脂を保持して，皮膚に塗布するのに適した粘性を持たせたものである．ゲル剤には，アルコール類などの各種溶解補助剤が加えられ，皮膚吸収性，使用感，皮膚刺激性などに影響を与える．ゲル剤の利点と欠点は以下のようにまとめられる．また，水性ゲル剤は，油脂を含まないため，脂漏性皮膚疾患に適する．

1）利　点

・アルコール類が蒸発するときに皮膚を冷却するため，さわやかな清涼感を与える．

・アルコール類を添加したものでは，薬物の皮膚吸収性を促進する．

・難溶性薬物を配合しやすい．

・体温により水が蒸発する際に気化熱を奪うため，冷却作用があり，使用感がよい．

2）欠　点

・アルコール類の添加により皮膚刺激性が強まることがある．

表9.8　ゲル剤の代表例と特徴

基　剤	種　類	懸濁化剤	特　徴
懸濁性基剤	水性ゲル（ヒドロゲル）	カルボキシビニルポリマー，カルボキシメチルセルロース	・冷却作用があり，使用感がよい． ・無脂肪性であるため，脂漏性湿疹に適する．
	油性ゲル（リオゲル）	デキストリン脂肪酸エステル，ステアリン酸アルミニウム	・薬物の皮膚移行性が比較的高い． ・刺激性をもつ．

➢ 製 法

(1) 水性ゲル剤

精製水に溶解した主薬及び溶解補助剤を高速攪拌し，ゲル化剤を均一に分散させる．カルボキシビニルポリマーの場合，炭酸ナトリウムを加え中和することにより，増粘する．

(2) 油性ゲル剤

液状の油脂にゲル化剤を加え加熱溶解後，冷却することにより，粘性を持たせる．

➢ 添加剤

(1) ゲル化剤

(a) 水性ゲル剤

以下のような親水性高分子が用いられる．

① カルボキシビニルポリマー

ポリアクリル酸を架橋することにより，網目状構造を持つ高分子ポリマーとしたものである．他のゲル化剤と比べて，少量の添加により，増粘作用を示すため，汎用される．透明性にすぐれ，使用感がよい．

② カルボキシメチルセルロース

セルロースのアルコール基の一部がカルボキシメチル基に置換された高分子ポリマーである．ミョウバン（硫酸アルミニウムカリウム）を添加することにより，ゲル化する．添加するミョウバン量を変化させることにより，硬さを調節することができる．

③ ベントナイト

含水ケイ酸アルミニウムを主成分とする天然の粘土である．水と攪拌することにより，高い粘性を持つコロイドを形成する．

(b) 油性ゲル剤

① デキストリン脂肪酸エステル

デキストリンとパルミチン酸などの高級脂肪酸とのエステル類であり，流動パラフィンや植物油に加熱溶解させ，冷却することによりチキソトロピー性を持つゲルとなる．

② ステアリン酸アルミニウム

アルミニウムとステアリン酸の塩であり，流動パラフィンや植物油に加熱溶解させ，冷却することによりチキソトロピー性を持つゲルとなる．

(2) 溶解補助剤

イソプロパノール，エタノール，グリセロール，プロピレングリコールなどのア

第9章　半固形製剤　　　　　　　　　　　　　　　201

ルコール類が主薬の溶解性を高めるために用いられる.

➤ 基剤の混合

　懸濁性基剤は，乳剤性基剤，油脂性基剤，水溶性基剤のいずれとも混合すること
はできない．また，懸濁性基剤同士の混合もできない（表9.5）.

➤ 保存容器

　本剤に用いる容器は，通例，気密容器とする．製剤の品質に水分の蒸散が影響を
与える場合は，低水蒸気透過性の容器を用いるか，又は低水蒸気透過性の包装を施
す.

➤ 試験法

　ゲル剤は，皮膚に適用する上で適切な粘性を有することが必要である．粘性の試
験法としては，一般試験法の粘度測定法〈2.53〉第2法「回転粘度計法」が用いら
れることが多い（図9.2 d）．また，ゲル剤の稠度の測定法に用いられる装置として，
ペネトロメーター（硬さ），カードテンションメーター（硬さ），スプレッドメータ
ー（伸び）が用いられる（図9.2 a, b, c）.

9.5.4　貼付剤　patches

➤ 定　義

　貼付剤は，皮膚に適用する製剤である．本剤には，テープ剤及びパップ剤がある.

➤ 特　徴

　貼付剤のうち，水をほとんど含まない基剤を用いるものをテープ剤，水を含む基
剤を用いるものをパップ剤と称する．皮膚面に貼付し，有効成分を患部局所に作用
させることを目的とするものの他に，有効成分の経皮吸収により，全身作用を期待
する経皮吸収型製剤が含まれる.

➤ 使用法

　パップ剤，テープ剤ともに，使用時にライナーを剝がし，患部皮膚に貼付する.
経皮吸収型製剤として用いるテープ剤は，胸部，上腕部，背部などに貼付する．同
じ部位に貼付すると皮膚がかぶれる場合があるため，時々，貼付する部位を変更す
るほうがよい．経皮吸収型製剤として用いるテープ剤は，放出制御性が失われる可
能性があるため，用量を減らしたい場合でも，はさみで切ってはならない．支持体
にアルミニウムが含有されている貼付剤の場合は，MRI（核磁気共鳴画像法）検査
を行うときに，貼付部位に火傷を引き起こす可能性があるため，予め除去する必要

がある.

> ### 貼付剤の種類

(a) テープ剤　tapes

図9.7に示すように，マトリックス型システム（粘着性を付与した基剤に薬剤を均質に混合した製剤あるいは薬剤を混合した基剤の下面に粘着層を付した製剤）とリザーバー型システム（支持体と放出制御膜の間に薬剤及び添加物を溶剤と混合したものを封入した薬物貯蔵層（リザーバー）を持ち，放出制御膜の下面に粘着層とライナーを付した製剤）とがある．テープ剤は，局所患部に作用させる局所製剤として用いられることもあるが，有効成分の経皮吸収を利用した全身作用を期待する経皮吸収型製剤として応用されることが多い．経皮吸収型製剤は以下のような特徴を持つ．

・薬物は，受動拡散により皮下に吸収され，角質層の透過が律速となる．
・経皮吸収される薬物は，脂溶性が高く，低分子量のものに限定される．
・長時間血中濃度を一定に維持できる．
・肝初回通過効果を回避できる．
・副作用が出現したときに，容易に治療を中断できる．
・服薬拒否の患者に対して有効である（背中など手の届かないところに貼付できる）．
・製剤自身に，貼付した日付を記入できるため，貼り忘れや貼り間違いを防ぐことができ，服薬コンプライアンスの向上が期待できる．

(b) パップ剤　cataplasms/gel patches

パップ（pap）の語源はオランダ語であり，粥状の物質を意味する．病変のある皮膚または粘膜に柔らかく密着して患部を物理的に保護し，保温，保冷，又は湿潤

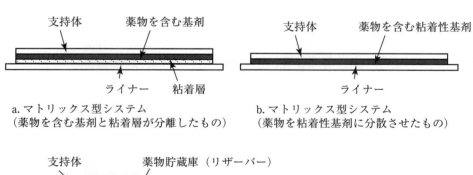

図9.7　経皮吸収型製剤の種類

第9章 半固形製剤 203

状態を保つことができる．多量の水分を安定した形で含んでいるため優れた湿布効果を持つ．パップ剤は，マトリックス型システムであり，局所製剤として使用される．古くは，用時，基剤を加温してリント布へ厚く伸ばして製する泥状パップ剤が使用されてきたが，近年では，薬物マトリックスを支持体に展延しライナーを付した成形パップ剤が広範に使用されている．使用時に，ライナーを剝がして患部に貼付することができる．

➤ 製　法

　マトリックス型システムの貼付剤を製するには，テープ剤の場合，非水溶性高分子化合物を基剤とし，パップ剤の場合，水溶性高分子化合物を基剤として，有効成分と均質に混合後，支持体に展延し，更にその下層に皮膚に粘着させるための粘着層を付し，ライナーで被覆することにより製する．テープ剤には，粘着性の高分子基剤に直接薬剤を溶解させ，固化させた後，ライナーで被覆したものもある．リザーバー型システムの貼付剤（テープ剤）を調製するには，支持体及び放出制御膜からなる層内に，有効成分と基剤あるいは他の添加剤の混合物を封入することにより薬物貯蔵層（リザーバー）を形成させ，放出制御膜側に粘着層，ライナーを付して成形する．

➤ 添加剤

（1）基　剤
（a）水溶性高分子
　パップ剤の基剤として用いられる．ポリアクリル酸ナトリウム，ゼラチン，カルボキシビニルポリマー，カルメロースナトリウム，ポリアクリル酸部分中和物などが用いられる．

（b）非水溶性高分子
　テープ剤の基剤として用いられる．
① スチレン・イソプレンブロック共重合体
　イソプレンポリマーの両端にスチレンポリマーを共重合させたものである．加熱融解するため成形が容易であり，冷却すると粘着性を持つため，薬物を含有する粘着性基剤として使用される．
② アクリル酸エステル共重合体
　アクリル酸エステル（アクリル酸2-エチルヘキシルなど）ポリマーにメタクリル酸エステル（メタクリル酸2-エチルヘキシル，メタクリル酸ドデシルなど），酢酸ビニルなどのポリマーを共重合させたものであり，エステルの種類により，さまざまな共重合体が用いられる．

(2) 支持体

エチレン・酢酸ビニル共重合体，ポリエチレンテレフタラートなどが汎用される．

(3) ライナー

ポリエチエレンテレフタラートフィルム，ポリプロピレンフィルムなどが汎用される．

➤ 保存容器

テープ剤は，密閉容器に保存する．製剤の品質に湿気が影響を与える場合は，防湿性の容器を用いるか，又は防湿性の包装を施す．一方，パップ剤は，気密容器に保存する．製剤の品質に水分の蒸散が影響を与える場合は，低水蒸気透過性の容器を用いるか，又は低水蒸気透過性の包装を施す．

➤ 試験法

以下の試験法に適合することが求められている．

(1) 製剤均一性試験法

本剤のうち，経皮吸収型製剤として用いるものは，別に規定するものの他，製剤均一性試験法に適合する．詳細は 15 章 15.1.1 を参照のこと．

(2) 粘着力試験法

本剤は，別に規定するものの他，粘着力試験法に適合する．詳細は 15 章 15.1.6 を参照のこと．

(3) 皮膚に適用する製剤の放出試験法

本剤は，別に規定するものの他，皮膚に適用する製剤の放出試験法に適合する．詳細は 15 章 15.1.7 を参照のこと．

9.6 ポイントと問題

A 問 題：次の文の正誤を答えよ．

1. 経口ゼリー剤は，熱に不安定な薬物に適した剤形である．
2. 経口ゼリー剤は，服薬コンプライアンスを高めるのに有効な剤形である．
3. 経口ゼリー剤は，崩壊試験法に適合する．
4. 半固形剤が適切な粘性を有するかどうかを試験するために，一般試験法　粘度測定法第 1 法　毛細管粘度計法が用いられる．

第9章　半固形製剤　　　　205

5. 口腔用半固形剤に添加されるカルメロース及びヒプロメロースなどのセルロース誘導体は，カビの発生を防ぐための防腐剤としての役割を果たしている．

6. 坐剤は，直腸温で融解するように製される必要がある．

7. 坐剤として薬物を投与することにより，肝初回通過効果を回避することができる．

8. 水溶性基剤を用いた坐剤と油脂性基剤を用いた坐剤を投与しなければならない場合は，油脂性基剤を用いた坐剤をまず投与し，十分な間隔をあけてから，水溶性基剤を用いた坐剤を投与する．

9. 紡錘形（円錐形）をした坐剤の場合は，太い部分から挿入する必要がある．

10. 溶融法で坐剤を調製する場合，加熱融解した坐剤原料を鋳型に注ぎ冷却して固化した後，別の専用容器に移しかえなければならない．

11. 手工法は，熱に不安定な薬物を坐剤とする方法として適している．

12. カカオ脂（79%）＋レシチン（1%）＋水（20%）からなる基剤は，o/w 型乳剤性基剤に分類される．

13. マクロゴール軟膏は，常温で固体のマクロゴール 400 と常温で液体のマクロゴール 4000 を 1：1 の割合で混合したものである．

14. 坐剤の保存容器は，通例，密閉容器とする．

15. 坐剤は，別に規定するものの他，溶出試験法に適合する．

16. 直腸用半固形製剤には，保存剤を加えることができない．

17. 腟用坐剤の基剤としては，ハードファットが汎用される．

18. 軟膏剤基剤のうち，油脂性基剤は，他の皮膚などに適用する製剤に用いられる基剤に比べて，皮膚刺激性が少ない．

19. 流動パラフィンは，軟膏剤の調製の際に，研和補助剤として使用される．

20. 白色ワセリンの硬度を上げるためには，流動パラフィンを添加するとよい．

21. プラスチベースは，加熱による粘度の変化が少ない．

22. マクロゴール軟膏は，患部からの浸出液が多い時に適用される．

23. 白色軟膏や単軟膏には，動植物由来の油脂が成分として含まれているため，ジブチルヒドロキシトルエンなどの抗酸化剤が添加される．

24. クリーム剤は，水疱，びらんなどの湿潤皮膚疾患の治療によく用いられる．

25. 親水クリームは，o/w 型の乳剤性基剤である．

26. 親水クリームの調製においては，転相を利用する．

27. 親水クリームを保湿の目的に使用する際には，入浴前に皮膚に塗布する．

28. 親水クリームや吸水クリームに添加されているパラオキシ安息香酸エステル類は，乳化剤の役割を果たしている．

29. 精製ラノリンは，水相を欠く w/o 型乳剤性基剤として分類される．

30. カルボキシビニルポリマーは，油性ゲルを調製する時のゲル化剤として用いられる．

31. ゲル剤の基剤として用いられるステアリン酸アルミニウムは，チキソトロピー性を示す．

32. 貼付剤のうち，水をほとんど含まないものをパップ剤と称し，水を含むものをテープ剤と称する．

33. テープ剤を皮膚に貼付する場合は，なるべく同じ場所に貼付した方がよい．

34. 経皮吸収型製剤であるテープ剤の薬物量を減らしたい場合は，ハサミで切断することができる．

35. 経皮吸収型製剤における薬物の皮膚吸収は，能動輸送による．

206

36. 経皮吸収型製剤の使用により，服薬コンプライアンスの向上が期待できる．

37. パップ剤は，成形パップ剤よりも泥状パップ剤の方がよく使用される．

38. 貼付剤のうち，基剤に薬剤を均質に混合した製剤に粘着層を付したものはリザーバー型システムと呼ばれる．

39. パップ剤の基剤としては，水溶性高分子が，テープ剤の基剤としては，非水溶性高分子が用いられる．

40. 貼付剤には，粘着力試験法が適用される．

B 解 答

1. 誤．経口ゼリー剤は，ゲル基剤と主薬を加熱融解した後に冷却することにより製するため，熱に不安定な薬物には適用できない．

2. 正．水なしで服用できるため，服薬コンプライアンスを向上させることができる．

3. 誤．経口ゼリー剤は，溶出試験法および製剤均一性試験法に適合する．

4. 誤．第1法毛細管粘度計法は，ニュートン流動を示す流体に対して適用する．半固形製剤のような非ニュートン流動を示す流体に対しては，第2法回転粘度計法が用いられる．

5. 誤．口腔粘膜への付着を高めるための増粘剤として添加されている．

6. 誤．マクロゴール軟膏などの直腸分泌液で溶解して有効成分を放出するものは，必ずしも直腸温で融解する必要はない．

7. 正．直腸下部から吸収された薬物は，門脈を経ず，直接大循環へ移行するため，肝初回通過効果を回避できる．

8. 誤．直腸分泌液は少量であるため，先に，油脂性基剤を用いた坐剤を投与すると，水溶性基剤を用いた坐剤が溶解しなくなる．

9. 正．逆向きに投与すると途中排出することがある．

10. 誤．プラスチック製コンテナを用いた場合は，そのまま包装として用いることができる．

11. 正．溶融法は，加熱融解により，薬物と基剤を混合する方法であるのに対し，手工法は，研和により，薬物と基剤を混和する方法であるため，熱に不安定な薬物に対しても適用できる．

12. 正．表9.1を参照のこと．

13. 誤．マクロゴールは分子量1,000を境いにして，それ以下のものは常温で液体であり，それ以上のものは，常温で固体である．

14. 正．ただし，製剤の品質に湿気が影響を与える場合は，防湿性の容器を用いるか，防湿性の包装を施す．

15. 誤．溶出試験法は適用されない．坐剤に適用する製剤試験法としては，製剤均一性試験法がある．

16. 誤．多回投与する場合もあり，パラヒドロキシ安息香酸エステル類などの保存剤が添加される．

17. 正．腟用坐剤に用いられる基剤のほとんどは，ハードファットである．

18. 正．懸濁性基剤，乳剤性基剤は，皮膚への刺激性が強い基剤である．

19. 正．薬物を少量の研和補助剤に溶解させると，油脂性基剤との混合が容易になる．

20. 誤．白色ワセリンに流動パラフィンを添加すると硬度が低下する．

21. 正．網目構造を持つポリエチレン樹脂に，流動パラフィンを添加したものであり，構造的に安定である．加熱滅菌も可能である．

22. 正．マクロゴール軟膏は，吸水性が強いため，患部からの浸出液を吸収し，患部を乾かす効果がある．

第9章　半固形製剤　　207

23. 正．表9.4を参照のこと．
24. 誤．クリーム剤は，皮膚浸透性が高いため，湿潤皮膚に適用すると，分泌物が再吸収され患部症状が悪化するため，使用しない．
25. 正．表9.6を参照のこと．
26. 正．親水クリームの調製においては，水溶成分を精製水に，脂溶成分を油脂に溶解し，加温しながら，油相に水相を混合した後，冷却し転相により，o/w 型とする．
27. 誤．入浴により，皮膚の水分量が増大し，その後，皮膚からの水分が失われるため，入浴後に塗布するべきである．
28. 誤．微生物の繁殖を防ぐための保存剤として添加されている．
29. 正．表9.6を参照のこと．
30. 誤．水性ゲルを調製する時のゲル化剤として使用される．
31. 正．静置状態ではゲルとなるが，撹拌するとゾルとなる．
32. 誤．テープ剤は，水をほとんど含まず，パップ剤は，水を多量に含んでいる．
33. 誤．同じ部位に貼付すると，皮膚がかぶれることがあるため，時々，貼付する場所を変更した方がよい．
34. 誤．経皮吸収型製剤としてテープ剤を用いる場合は，ハサミで切ってはならない．薬物含量の少ないテープ剤を使用する．
35. 誤．受動輸送によって吸収される．
36. 正．製剤自身に，貼付した日付を記入できるため，貼り忘れや貼り間違いを防ぐことができる．
37. 誤．泥状パップ剤は，用時調製の製剤であるため不便である．現在のパップ剤のほとんどは，成形パップ剤である．
38. 誤．マトリックス型システムの記述である．
39. 正．テープ剤は，水をほとんど含まない製剤であり，パップ剤は，水を多量に含む製剤であるためである．
40. 正．後発医薬品も先発医薬品と同等の粘着力を持つことを保証するための試験である．

第10章

液状製剤

　本章では，第17改正日本薬局方（日局17）に投与経路あるいは適用部位別に分類されている液状製剤のうち，経口投与する液状製剤として，経口液剤，シロップ剤，口腔内に適用する製剤として，口腔用液剤，口腔用スプレー剤，耳に投与する製剤として，点耳剤，直腸に適用する製剤として，注腸剤，皮膚などに適用する製剤として，外用液剤，スプレー剤，生薬関連製剤として，エキス剤，酒精剤，浸剤・煎剤，茶剤，チンキ剤，芳香水剤，流エキス剤に関して，局方上の定義，特徴，製法，製剤機器及び添加剤について主として解説した．保存容器及び試験法は，適用されるものを羅列するにとどめた．試験法の詳細については，第15章に記載されているので参照してほしい．

10.1　経口投与する液状製剤　preparations for oral administration

10.1.1　経口液剤　liquids and solutions for oral administration

➤ 定　義

　経口液剤は，経口投与する，液状又は流動性のある粘稠なゲル状の製剤である．本剤には，エリキシル剤，懸濁剤，乳剤及びリモナーデ剤が含まれる．

➤ 特　徴

　経口液剤の利点と欠点は以下のようにまとめられる．

1）利　点

・散剤や錠剤などの固形製剤に比べ，服用しやすいため，乳幼児，小児，高齢者などに適した製剤である．

・嚥下能力の低い患者でも安全に服用できる．

・固形製剤のような崩壊，溶出の過程がないため，消化管から吸収されやすく，薬効の発現も速やかである．

2）欠　点

・液状の製剤であるため，加水分解により薬効を失いやすい薬剤には適用できない．
・液状の製剤であるため，微生物汚染の対策が必要である．
・リモナーデ剤，懸濁用顆粒剤などは，用時調製する必要がある．

➤　経口液剤の種類

（a）エリキシル剤　elixirs

　日局17による定義では，甘味及び芳香のあるエタノールを含む澄明な液状の経口液剤である．ジゴキシン，デキサメタゾン，フェノバルビタール，塩化カリウムなどを有効成分とするものが使用されている．

　本剤を製するには，通例，固形の有効成分又はその浸出液にエタノール，精製水，着香剤及び白糖，そのほかの糖類又は甘味剤を加えて溶かし，ろ過又はそのほかの方法によって澄明な液とする．エタノールの含量は，4〜40％と幅広い．芳香を与えることが目的の場合は少量加えられ，有効成分の溶解を目的とする場合は，多量に加えられる．また，有効成分の溶解性を高めるためにグリセリン，プロピレングリコールなどを共溶媒 cosolvent として加えることがある．

（b）懸濁剤　suspensions

　日局17による定義では，有効成分を微細均質に懸濁した経口液剤である．ポリスチレンスルホン酸カルシウムなどを有効成分とする懸濁剤が使用されている．

　本剤を製するには，通例，固形の有効成分に懸濁化剤又はそのほかの添加剤と精製水又は油を加え，適切な方法で懸濁し，全体を均質化する．

（c）乳剤　emulsions

　日局17による定義では，有効成分を微細均質に乳化した経口液剤である．スクラルファートなどを有効成分とする乳剤が使用されている．

　本剤を製するには，通例，液状の有効成分に乳化剤と精製水を加え，適切な方法で乳化し，全体を均質とする．

（d）リモナーデ剤　lemonades

　日局17による定義では，甘味及び酸味のある澄明な経口液剤である．

　本剤を製するには，通例，塩酸，クエン酸，酒石酸又は乳酸のいずれかに単シロップ及び精製水を加えて溶かし，必要に応じてろ過する．すなわち，本剤は，酸を加えた単シロップ剤とみなすこともできる．本剤は用時調製して使用する．

第10章　液状製剤　　　*211*

➤ 製　法

　エリキシル剤及びリモナーデ剤は，各種成分を混合した後，必要に応じてろ過し澄明な液状製剤とする．

　懸濁剤及び乳剤は，分散系製剤である．分散相が固体粒子であるものが懸濁剤であり，乳剤は，分散相が液滴である．懸濁剤には，固体粒子を水中又は水溶液中に分散させた水性懸濁剤と水と混じらない液体中に分散させた油性懸濁剤とがある．いずれも，固形の有効成分に懸濁化剤及びその他の添加剤を加え，水性懸濁剤の場合は精製水と，油性懸濁剤の場合は油性溶液と，ホモミキサー（図10.1），ホモジナイザー，コロイドミル（図10.1）などの製剤機器を用いて懸濁し，全体を均質とする．懸濁粒子が製造後に，自由沈降する場合は，保管中に容器下部にケーキングを起こし，再分散しなくなる．このような場合は，懸濁状態で保管せず，顆粒剤を使用時に懸濁させる．

　乳剤の分散相となる液滴は，液状の有効成分だけではなく，固体の有効成分を水性溶液又は油性溶液に溶解させることにより調製したものも多い．分散媒となる溶液に分散相を加え，乳化剤及びその他の添加剤を加え，乳鉢，ポットミル，ホモミキサー，コロイドミル，超音波ホモジナイザー，高圧ホモジナイザーなどの製剤機器を用いて乳化し，全体を均質とする．

➤ 添加剤

（1）懸濁化剤

　懸濁剤の製造において，懸濁粒子の沈降を抑制する目的で添加される．結晶セルロースやベントナイトは，ゲル構造を形成し，分散粒子の沈降を抑制するとともに，チキソトロピー性を示し，振り混ぜると再分散する性質を示す．その他に，トラガント，アラビアゴム，アルギン酸ナトリウム，ゼラチンなどの天然高分子や，メチルセルロース，カルメロースナトリウムなどのセルロース誘導体が用いられる．

（2）乳化剤

　乳剤には，水中に油滴が分散する水中油型（o/w型）と油中に水滴が分散する油中水型（w/o型）の2種類がある．乳剤は，相分離を起こしやすく，その場合は，振盪により再分散させて使用する必要がある．クリーミングや凝集を起こした分散相同士が吸着し合一の状態まで進むと振り混ぜても再分散しなくなる．したがって，乳剤の非可逆的分離を防ぐために乳化剤の添加が必要となる．乳化剤の親水性と親油性の比率はHLB値により表され，HLB値の小さな乳化剤は，w/o型乳剤を安定化し，HLB値の大きな乳化剤は，o/w型乳剤を安定化する．乳剤の調製に用いられる乳化剤としては，ゼラチン，レシチンなどの動植物由来の乳化剤や，ポリソルベート80などの合成乳化剤が用いられる．

(3) 保存剤

エリキシル剤，懸濁剤，乳剤には，微生物の生育防止を目的として，パラオキシ安息香酸エステル類や安息香酸が用いられる．

➤ 製剤機器

分散系製剤である懸濁剤及び乳剤を製造するには，分散相を分散媒に均一に分散させる必要があり，以下の製剤機器が用いられる．

(a) コロイドミル

高速回転するローターとステーターの間の細い間隙に，内容物を通過させ，せん断力などにより全体を均質とする（図 10.1 a）．

(b) ホモミキサー

ローターに羽根（翼）を取り付けたタービンがステーター内で高速回転する．内容物は下部から吸い上げられ，上部へ吐出されることにより，容器内を循環撹拌し，全体を均質とする（図 10.1 b）．

(c) ホモジナイザー

内容物にせん断力や衝撃力を与えることにより，乳化や懸濁化を促進する．細管内を高圧で通過させることにより，強いせん断力や衝撃力を与える高圧ホモジナイザーや超音波振動を用いることにより短時間で均一な分散処理が行える超音波ホモジナイザーなどがある．

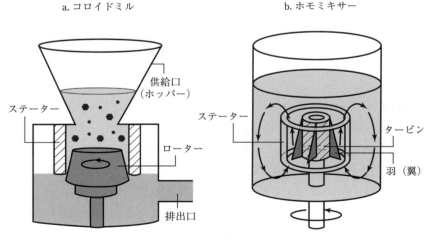

図 10.1　分散装置

➤ 保存容器

本剤に用いる容器は，通例，気密容器とする．製剤の品質に水分の蒸散が影響を与える場合は，低水蒸気透過性の容器を用いるか，又は低水蒸気透過性の包装を施

第 10 章　液状製剤　　　　　　　　　　　　　　　　　　　*213*

す.

➤ 試験法

経口液剤は,以下の試験法に適合することが求められている.

(1) 製剤均一性試験法
分包品は,別に規定するもののほか,製剤均一性試験法に適合する.詳細については 15 章 15.1.1 を参照のこと.

(2) 溶出試験法
経口液剤のうち,懸濁剤は,通常の固形経口製剤と同様に,溶出試験法に適合する.詳細については 15 章 15.1.2 を参照のこと.

10.1.2　シロップ剤　syrups

➤ 定　義

シロップ剤は,経口投与する,糖類又は甘味剤を含む粘稠性のある液状又は固形の製剤である.本剤には,シロップ用剤が含まれる.

➤ 特　徴

シロップ剤の利点と欠点は以下のようにまとめられる.

1)利　点
・有効成分の苦味や不味を糖類の甘味作用と粘稠性及び添加される種々の芳香剤,果汁によりマスキングすることができる.また,適当な着色剤を添加することにより好ましい色調を示すため,高齢者や幼小児にも服用しやすい.
・糖類の濃厚溶液は,微生物の発育を抑制するため,有効成分又は生薬成分を溶解し保存するための調剤用液剤を製造する目的に適している.

2)欠　点
・シロップ剤,特に懸濁シロップ剤は添加剤が多いため,変色,懸濁状態の変化,沈殿,液相の分離などの配合変化が起こることがあり,注意を要する.
・粘稠なシロップ剤や懸濁シロップ剤を服用する際に,容器目盛りを利用する方法は,誤差を生じやすい.

➤ シロップ剤の種類

(a) 単シロップ　simple syrups
白糖の水溶液である.日局 17 の「単シロップ」の項では,白糖の割合は,85 %と記されている.微生物の発生を防ぐ目的で,サリチル酸(0.3 〜 0.5 %)あるい

はそのナトリウム塩（1〜3％）を添加することがある．

(b) 懸濁シロップ剤　suspended syrups

　不溶性あるいは難溶性の有効成分微粒子を白糖あるいはその他の糖類又は甘味剤に均一に分散・懸濁した液剤である．有効成分を懸濁粒子とすることにより，苦味のマスキング，医薬品の安定化，効力の持続化を期待することができる．アシクロビル，アムホテリシンB，カナマイシン，テオフィリン，オセルタミビル，メフェナム酸などを有効成分とする懸濁シロップ剤が使用されている．

(c) シロップ用剤　preparations for syrups

　シロップ用剤は，水を加えるとき，シロップ剤となる顆粒状又は粉末状の製剤である．通常，ドライシロップ剤と呼ばれることが多い．シロップ用剤は，用時溶解又は懸濁して用いる製剤であり，液状では効力が低下する場合や，再分散性が劣化する場合などに用いられる．本剤は，糖類又は甘味剤を用いて，顆粒剤（8章8.1.3）又は散剤（8章8.1.4）の製法に準じて製される．エピナスチン塩酸塩，アテノロール，アリセプト®，エリスロシン，オキサトミド，カルボシステイン，クラリスロマイシン，クレマスチンフマル酸塩，ケトチフェンフマル酸塩，セファレキシン，セフロキサジン水和物，ツロブテロール，ドンペリドン，プランルカスト水和物，プロカテロール，ポリエチレンスルホン酸ナトリウムなどを有効成分とするシロップ用剤が使用されている．

> **使用法**

　特徴の項に記したように，容器目盛りを利用する方法は，誤差が大きいため，しばしば目盛り付きスポイト（図10.2）を添付して服用させる．また，計量カップを使用して服用させることも多い．

　シロップ用剤は，用時適量の水を加え，ペースト状，シロップ状として服用するが，水を加えずにそのまま服用することも可能である場合が多い．

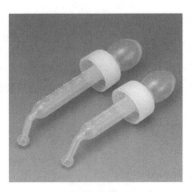

図10.2　目盛り付きスポイト
（シンリョウ）

第 10 章　液状製剤　　　215

　調剤におけるシロップ剤の増量には，水が用いられることが多いが，懸濁シロップ剤の場合，希釈により粘度の低下，沈降の促進などが起こることがあるため，不必要な希釈は望ましくない．やむを得ず，希釈する場合は，単シロップ，単シロップと水との等量混合液，0.7%カルメロースナトリウム溶液を用いることが勧められている．

➤ 製　法

　単シロップは，加熱法あるいはパーコレーション法で製造されることが多い．加熱法では，精製水を煮沸し，混合しながら白糖を加える．必要であれば他の添加剤を加え溶かした後，ろ過する．加熱により，白糖の一部は，ブドウ糖，果糖などに転化する．これらの転化糖は，他の物質の酸化を防ぎ，甘味と清涼感を増加させるなどの利点を有するが，一方，白糖に比べると微生物の生育が起こりやすくなることに留意すべきである．

　懸濁シロップ剤は，難溶性薬物を，懸濁化剤を含む溶液と混合し，これとは別に調製した糖類を含む溶液を加え，ホモジナイザーなどの製剤機器を用いて懸濁剤とする．

➤ 添加剤

(1) 保存剤

　微生物の生育を防ぐ目的で，ソルビン酸，安息香酸，安息香酸ナトリウム，パラオキシ安息香酸エステル類（エチルエステル，プロピルエステル，イソプロピルエステル，ブチルエステル，イソブチルエステル），デヒドロ酢酸，デヒドロ酢酸ナトリウムなどが用いられる．

(2) 懸濁化剤

　特に，懸濁シロップ剤における有効成分の沈降を防ぐ目的で添加される．粘稠性を高め，懸濁剤を安定化する作用がある．トラガント，アラビアゴム，アルギン酸ナトリウム，メチルセルロース，カルメロースナトリウム，グァーガムなどが用いられる．

グァーガム：グァー豆の種子から得られる天然多糖類．水に溶け，粘稠性をもたらす．

(3) 甘味剤

　アスパルテーム，サッカリンナトリウムなどが用いられる．

➤ 保存容器

　溶液状あるいは懸濁液状のシロップ剤は，通例，気密容器に保存する．製剤の品質に水分の蒸散が影響を与える場合は，低水蒸気透過性の容器を用いるか，又は低水蒸気透過性の包装を施す．

　シロップ用剤に用いる容器は，通例，密閉容器とする．製剤の品質に湿気が影響

を与える場合は，防湿性の容器を用いるか，又は防湿性の包装を施す．

➤ 試験法

シロップ剤の分包品は，別に規定するもののほか，製剤均一性試験法に適合する．製剤均一性試験法の詳細については 15 章 15.1.1 を参照のこと．また，懸濁シロップ剤は，別に規定するもののほか，溶出試験法に適合する．溶出試験法の詳細については 15 章 15.1.2 を参照のこと．

シロップ用剤は，用時溶解して用いるもの以外は，別に規定するもののほか，溶出試験法又は崩壊試験法に適合する．ただし，製剤の粒度の試験法に準じてふるうとき，30 号（500 μm）ふるいに残留するものが 10% 以下のものには崩壊試験法を適用しない．崩壊試験法及び溶出試験法の詳細については 15 章 15.1.2 及び 15.1.3 を参照のこと．

10.2　口腔内に適用する製剤　preparations for oro-mucosal application

10.2.1　口腔用液剤　liquids and solutions for oro-mucosal application

➤ 定　義

口腔用液剤は，口腔内に適用する液状又は流動性のある粘稠なゲル状の製剤である．

➤ 特　徴

口腔用液剤の利点と欠点は以下のようにまとめられる．

1）利　点

・含嗽剤には，メントールなどの芳香剤が添加されている場合が多く，口中に含んだ時に清涼感をもたらす．

・ハチミツなどの甘味剤を添加した口内炎用薬は，幼児・小児などにも適用しやすい．

2）欠　点

・含嗽剤は，用時希釈して使用するものが多く，希釈後は保存できないため，早めに使用する必要がある．

・口腔用液剤は，口腔内に適用する外用剤であるが，誤って飲み込む危険性がある．特に含嗽剤や口内炎用薬を小児が使用する時などは，保護者の監督下に使用する必要がある．

第 10 章　液状製剤

➤ 口腔用液剤の種類

（a）含嗽剤　preparations for gargles

　日局 17 による定義では，うがいのために口腔，咽頭などの局所に適用する液状の製剤であり，一般的にはうがい薬と呼ばれる．本剤には，用時溶解する固形の製剤が含まれる．殺菌消毒剤のポビドンヨードや消炎剤のアズレンが代表的な製剤である．前者は，液剤であり，後者は，用時溶解する固形製剤である．

（b）口内炎用薬　preparations for canker sore

　口中の炎症や口唇のひび割れを治療するために用いられる液状の製剤である．アクリノールやパンテノールなどを有効成分とするものが使用されている．ガーゼを用いて塗布するほか，スティックが添付されているものもある．スティックの先の凹部に薬剤をとり，患部に塗布して用いる．

（c）歯科用薬　preparations for dental application

　歯科領域において，歯肉又は根管の局所麻酔，消毒，殺菌，制臭などを目的として患部局所に塗布する液状の製剤である．次亜塩素酸ナトリウム，テトラカイン，アミノ安息香酸などを有効成分とするものが使用されている．

➤ 製　法

　口腔用液剤を製するには，有効成分に添加剤及び精製水又はグリセリンなどの溶剤を加え，混和して均質に溶解，又は乳化若しくは懸濁し，必要に応じてろ過する．用時溶解する固形の製剤の場合は，錠剤（8 章 8.1.1）又は顆粒剤（8 章 8.1.3）などの製法に準じる．

➤ 添加剤

（1）増粘剤

　口内炎用薬には，粘度を高め，患部に保持しやすくするためにグリセリンが添加される．

（2）保存剤

　口内炎用薬には，微生物の生育を防ぐ目的で，パラオキシ安息香酸エステル類が添加される．

（3）甘味剤，芳香剤

　含嗽剤，口内炎用薬，歯科用薬には，ハチミツ，サッカリンナトリウムなどの甘味剤が添加される．含嗽剤には，必要に応じて芳香剤が添加される．

➤ 保存容器

本剤に用いる容器は，通例，気密容器とする．製剤の品質に水分の蒸散が影響を与える場合は，低水蒸気透過性の容器を用いるか，又は低水蒸気透過性の包装を施す．

➤ 試験法

本剤の分包品は，製剤均一性試験法に適合する．製剤均一性試験法の詳細については 15 章 15.1.1 を参照のこと．

10.2.2　口腔用スプレー剤　sprays for oro-mucosal application

➤ 定　義

口腔用スプレー剤は，口腔内に適用する，有効成分を霧状，粉末状，泡沫状又はペースト状などとして噴霧する製剤である．

➤ 特　徴

口腔用スプレー剤の利点と欠点は以下のようにまとめられる．

1）利　点

・携帯に便利である．

・必要量を，バルブを押すという簡単な操作で噴霧投与させることができる．

・口腔粘膜から有効成分を吸収させ，速やかに薬効を発揮できる．

2）欠　点

・内部残存量を確認することが困難である．

・ポンプスプレー剤の場合，微生物汚染が起こることがあるため，注意が必要である．

・皮膚などに適用するスプレー剤と同様，エアゾール剤には液化ガスが，ポンプスプレー剤にはエタノールなどの引火性の成分が含まれているため，火気に注意する必要がある．

➤ 口腔用スプレー剤の種類

（a）エアゾール剤　aerosols for oro-mucosal application

口腔用スプレー剤として用いられるエアゾール剤の構造は，皮膚に適用されるものと同様であるので本章 10.5.2 を参照のこと．ニトログリセリンなどを有効成分とするエアゾール剤が使用されている．

第 10 章　液状製剤　　　　219

(b) ポンプスプレー剤　pump sprays for oro-mucosal application

口腔用スプレー剤として用いられるポンプスプレー剤の構造は，皮膚に適用されるものと同様であるので本章 10.5.2 を参照のこと．硝酸イソソルビドを有効成分とするポンプスプレー剤が使用されている．

➤ **製　法**

口腔用スプレー剤の製法は，皮膚などに適用される製剤（本章 10.5）に分類されるスプレー剤（10.5.2）の外用エアゾール剤及びポンプスプレー剤の製法と基本的には同じであるので，参照のこと．外用エアゾール剤に用いられる噴射剤のうち，口腔内に適用されるエアゾール剤の場合は，二酸化炭素及び窒素が通例，用いられている．

➤ **添加剤**

皮膚などに適用される製剤（10.5）に分類されるスプレー剤（10.5.2）の外用エアゾール剤及びポンプスプレー剤に用いられる添加剤と基本的には同じであるので，参照のこと．

➤ **保存容器**

エアゾール剤は，内圧を有するため，通例，耐圧性の容器とする．

ポンプスプレー剤に用いる容器は，通例，気密容器とするが，製剤の品質に水分の蒸散が影響を与える場合は，低水蒸気透過性の容器を用いるか，又は低水蒸気透過性の包装を施す．

➤ **試験法**

エアゾール剤，スプレー剤ともに，定量噴霧式の製剤は，別に規定するもののほか，適正な噴霧量の均一性を有する必要がある．噴霧量の測定法としては，噴霧ごとに残質量を測定することにより，吐出量を算出する方法がある．

10.3　耳に投与する製剤　preparations for otic application

10.3.1　点耳剤　ear preparations

➤ **定　義**

点耳剤は，外耳又は内耳に投与する，液状，半固形又は用時溶解もしくは用時懸

濁して用いる固形の製剤である.

➢ 特　徴

日局 17 には,「外耳又は内耳に投与する」という定義がされているが,外耳と中耳の間には鼓膜が存在するため,内耳に直接適用することは困難であり,実際には,外耳道内に投与されるものがほとんどである.また,外耳及び内耳の粘膜に刺激を与えないように製する必要がある.多回投与する場合など,微生物による汚染の危険性が高い場合には,製造の際に,保存剤を加えるなどの対策が必要となる.

➢ 種　類

点耳剤は,耳垢除去剤と抗菌剤・抗炎症剤・鎮痛剤が配合された製剤に大別される.前者の代表的なものとしては,ジオクチルソジウムスルホサクシネートを有効成分とする製剤がある.ジオクチルソジウムスルホサクシネートは界面活性剤であり,綿棒などで外耳道の皮膚表面へ塗布することにより,耳垢を軟化させ,除去を容易にする.後者に分類される製剤に使用されている有効成分としては,デキサメタゾンリン酸エステルナトリウムやクロラムフェニコールなどがあり,外耳炎又は中耳炎の治療に用いられる.

➢ 使用法

外耳道内に滴下し,流れ出ないように数分姿勢を保つ.この方法は,点耳と呼ばれる.多めの液量を滴下し,5 ～ 10 分間姿勢を保つ場合は,耳浴と呼ばれる.姿勢をもとに戻した時に,薬液が流れ出た場合は,拭き取る.

➢ 製法・添加剤

有効成分に添加剤を加え,溶剤などに溶解若しくは懸濁して一定容量としたもの,又は有効成分に添加剤を加えたものを容器に充填する.水性溶剤としては,精製水又は適切な水性溶剤が,一方,非水性溶剤としては,植物油又は適切な有機溶剤が使用される.プロピレングリコールは,保存剤としての効果も示す水と混和しやすい有機溶剤である.無菌に製する場合は,点眼剤（11 章 11.3）の製法に準じる.本剤又は本剤に添付する溶解液などには,別に規定するもののほか,着色だけを目的とする物質を加えてはならない.

➢ 保存容器

本剤に用いる容器は,通例,気密容器とする.製剤の品質に水分の蒸散が影響を与える場合は,低水蒸気透過性の容器を用いるか,又は低水蒸気透過性の包装を施す.

試験法

本剤及び添付された溶解液などで無菌に製する場合は，別に規定するもののほか，無菌試験法（11 章 11.6.4）に適合する．

10.4 直腸に適用する製剤　preparations for rectal application

10.4.1 注腸剤　enemas for rectal application

定　義

注腸剤は，肛門を通して適用する液状又は粘稠なゲル状の製剤である．

特　徴

図 10.3 に示すような，注入容器の先端を肛門内に挿入し，容器を押して薬剤を注入する．容器は，通常使い捨てである．深く挿入しすぎると容器の先端が直腸粘膜を傷つけるおそれがある．局所作用を目的としたものとして，潰瘍性大腸炎，限局性腸炎の治療に用いられるメサラジン，ベタメタゾンリン酸エステルナトリウム，プレドニゾロンリン酸エステルナトリウムなどを有効成分とするもの，浣腸に用いられるグリセリンなどを有効成分とするものが使用されている．一方，直腸粘膜からの吸収による全身作用を目的とした注腸剤もあり，鎮静・催眠，痙攣防止に用いられる抱水クロラールを有効成分とするものが使用されている．

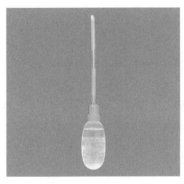

図 10.3　注腸剤
（ステロネマ注腸，日医工株式会社）

➤ 製法・添加剤

通例，精製水又は適切な水性溶剤（グリセリンなど）を用い，有効成分を溶剤などに溶解又は懸濁して一定容量とし，容器に充填する．添加剤として，増粘・分散剤（カルボキシビニルポリマー，マクロゴールなど），保存剤として，パラオキシ安息香酸エステル類，エデト酸ナトリウムなど，pH調整剤（リン酸水素ナトリウム，水酸化ナトリウムなど）が添加される．

➤ 保存容器

本剤に用いる容器は，通例，気密容器とする．製剤の品質に水分の蒸散が影響を与える場合は，低水蒸気透過性の容器を用いるか，又は低水蒸気透過性の包装を施す．

➤ 試験法

注腸剤に適用する試験法は，経口液剤に準じる．詳細については，本章10.1.1を参照のこと．

10.5　皮膚などに適用する製剤　preparations for cutaneous application

10.5.1　外用液剤　liquids and solutions for cutaneous application

➤ 定　義

外用液剤は，皮膚（頭皮を含む）又は爪に塗布する液状の製剤である．本剤には，リニメント剤及びローション剤が含まれる．

➤ 特　徴

外用液剤の利点と欠点は以下のようにまとめられる．

1）利　点

・リニメント剤には，皮膚に塗擦後，水分が蒸発すると被膜を形成させる薬物を添加したものがあり，患部局所を保護することができる．

2）欠　点

・リニメント剤は，一定期間繰り返し皮膚に塗布した場合，皮膚に被膜が残ったり，衣服を汚すことがある．また，皮膚から除去することが難しく，不快な臭いを持つものがあり，クリーム剤やローション剤に比べて使用感が劣る．

第10章　液状製剤　　　　　223

➤　外用液剤の種類

(a) リニメント剤　liniments

　日局17による定義では，皮膚にすり込んで用いる液状又は泥状の外用液剤である．過去には，擦剤（さつざい）と呼ばれていた製剤である．皮膚に適用する製剤としては，他に軟膏剤（9章9.5.1），ローション剤などがあるが，リニメント剤の粘度は，軟膏剤よりは低く，ローション剤よりは高いため，これらの製剤の中間的な稠度を持つ製剤とみなすことができる．リニメント剤には，特徴の項に記した欠点があるため，より使用感の優れたクリーム剤やローション剤に次第に置き換えられており，現在ではあまり使用されなくなっている．外用消炎・鎮痒を目的とするフェノール・亜鉛華リニメントとジフェンヒドラミン・フェノール・亜鉛華リニメントが日局17に収載されている．

(b) ローション剤　lotions

　日局17による定義では，有効成分を水性の液に溶解又は乳化若しくは微細に分散させた外用液剤である．水溶性の成分を溶解させた溶液性ローション，不溶性薬物を分散あるいは懸濁化させた懸濁性ローション，乳化させた乳剤性ローションに分類される．塗布感に優れ，毛髪のある部位にも使用できることから，広く使用される製剤である．

➤　製　法

　リニメント剤は，主薬に，エタノール，油脂その他の添加剤を加え，全体を均質に混合する．エタノール性リニメント剤は，刺激性があり，弱い収斂作用がある．また，エタノールは，有効成分の皮膚浸透性を促進する．一方，エタノールの代わりに，ラッカセイ油，綿実油（めんじつゆ）などの油脂を含む油性リニメント剤は，刺激性が少なく，皮膚に展延しやすい．エタノール性リニメント剤に石ケンを添加すると展延性が改善される．フェノール・亜鉛華リニメントには，トラガントが添加されており，皮膚に塗擦した後，水分が蒸発すると薄膜が形成される．

　ローション剤のうち，溶液性ローション剤は，有効成分に，添加剤及び精製水を加え，均質に混合する．薬局などにおける小規模製造の場合は，乳鉢，乳棒を利用し，大規模製造の場合は，ホモミキサー，ホモジナイザー，コロイドミルなどを用いる．これらの製剤機器に関しては，本章10.1.1を参照のこと．懸濁性ローションを製造するためには，疎水性薬物の粉末をグリセリンあるいはエタノールと混合した後，添加剤の項に記した懸濁化剤溶液を徐々に加えて研和し，全質均等とする．乳剤性ローションは，クリーム剤の製造（9章9.5.2）と同様に，有効成分及び乳化剤などの添加剤を，油相あるいは水相のうち溶解する液相に加え，分散媒となる液相に分散相となる液相を徐々に加え，均質に混合する．

綿実油：綿の種子から得られる油脂であり，食用として用いられる．リノール酸が50〜60％を占める．

> ## 添加剤

（1）懸濁化剤

懸濁性ローションの製造において，有効成分の沈降を防ぐ目的で添加される．アラビアゴム，アルギン酸ナトリウム，カルメロースナトリウム，メチルセルロース，ヒドロキシプロピルセルロース，ベントナイトなどが用いられる．

（2）乳化剤

乳剤性ローションの製造において，w/o 型乳化剤として，ソルビタンモノ脂肪酸エステル，o/w 型乳化剤として，ラウリル硫酸ナトリウム，ポリソルベート 80 が用いられる．ステアリン酸ポリオキシル 40 は，w/o 型及び o/w 型のどちらの乳化剤としても用いられる．これらの乳化剤は，懸濁性ローションの製造の際にも，添加されることもある．

（3）保存剤

ローション剤には，微生物の生育を防ぐために，パラオキシ安息香酸エステル類などが添加される．

10.5.2 スプレー剤 sprays for cutaneous application

> ## 定 義

スプレー剤は，有効成分を霧状，粉末状，泡沫状，又はペースト状などとして皮膚に噴霧する製剤である．本剤には外用エアゾール剤及びポンプスプレー剤がある．

> ## 特 徴

スプレー剤の利点と欠点は以下のようにまとめられる．

1）利 点

・携帯に便利である．

・必要量を，バルブを押すという簡単な操作で噴霧投与させることができる．

・外用エアゾール，ポンプスプレー剤ともに，筋肉痛，関節痛などの治療を目的とした経皮吸収型製剤として適用することも可能である．

2）欠 点

・内部残存量を確認することが困難である．

・ポンプスプレー剤の場合，微生物汚染が起こることがあるため，注意が必要である．

・外用エアゾール剤の噴射剤として液化ガスが用いられることがあり，また，ポンプスプレー剤にもエタノールが添加されている場合があるため，火気に注意する

必要がある.

➢ スプレー剤の種類

(a) 外用エアゾール剤　aerosols for cutaneous application

　日局 17 による定義では，容器に充塡した液化ガス又は圧縮ガスと共に有効成分を噴霧するスプレー剤である．図 10.4 にエアゾール剤の噴射の仕組みを模式的に示した．エアゾール剤は，エアゾールバルブと呼ばれる装置を内容薬剤及び噴射剤の混合液を充塡した耐圧性容器に取りつけた構造をしている．エアゾールバルブは，アクチュエーターと呼ばれるボタン，マウンティングカップ，ステム，ハウジングからなる．ステムはステム孔と呼ばれる薬剤と噴射剤の混合液が通過するための小孔を持ち，通常の状態では，スプリングがステム全体を押し上げ，ゴム製のステムガスケットにより塞がれている（左図）．使用時にアクチュエーターを押すと，ステム孔が開き，容器内の内圧により，内容物がノズルから噴射される（右図）．ノズルの径が小さい場合は，内容物が霧状に噴射されるが，ノズルの径を大きくすると，霧状からペースト状へと噴射形態が変化する．サリチル酸メチル，サリチル酸グリコール，フルオシノロンアセトニドなどを有効成分とする外用スプレー剤が使用されている．

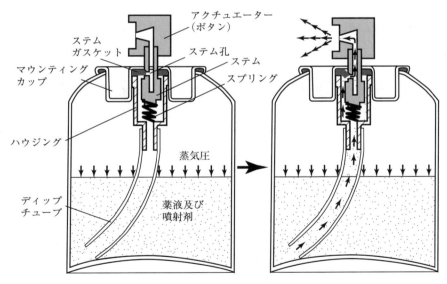

図 10.4　エアゾール剤の噴射の仕組み

(b) ポンプスプレー剤　pump sprays for cutaneous application

　日局 17 による定義では，ポンプにより容器内の有効成分を噴霧するスプレー剤である（図 10.5）．ポンプスプレー剤は，内容薬剤を充塡した容器に，アクチュエーターと呼ばれるボタンを持つポンプを取りつけた構造を持つ．ポンプ本体が，内容薬剤を吸引し，アクチュエーターの噴射孔より，内容物が噴霧される．外用エア

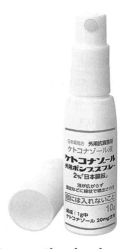

図 10.5　ポンプスプレー剤
(ケトコナゾール外用ポンプスプレー,日本臓器)

ゾール剤とは異なり,薬剤を充填する容器は,内圧を確保する必要がないため,プラスチック製の材質のものが使用されるが,内容薬物との相互作用が生じないものを使用しなければならない.ケトコナゾール,キシロカイン,フェルビナク,ブテナフィン塩酸塩,テルビナフィン塩酸塩,リドカイン,ロキソプロフェンナトリウムなどを有効成分とするポンプスプレー剤が使用されている.

➤ 製　法

外用エアゾール剤の製法としては,冷却充填法及び加圧充填法がある.一方,ポンプスプレー剤は,内圧を確保する必要がないため,特別な製法はなく,容器に内容薬剤を充填した後,ポンプを装着する.ポンプの容器への装着方法としては,ネジ/スクリュー式,クリンプ式,スナップ式がある.

(1) 冷却充填法

噴射剤を沸点以下に冷却し,十分冷却した容器に大気圧下で液体を充填する方法で,充填後にエアゾールバルブを装着する.原液中での噴射剤の突沸,主薬の析出,大気中の水分の混入など,欠点が多いため,現在ではあまり用いられない.

(2) 加圧充填法

エアゾールバルブを容器に装着した後,バルブのボタン孔より約 50 kg/cm^2 の圧力をかけ充填する.冷却充填法に比べると,充填に時間がかかるのが欠点である.

(3) アンダーカップ法

加圧充填法の欠点を補うために,薬剤の充填,脱気,噴射剤の充填,エアゾールバルブの装着を一連の工程で行う方法であり,短時間での充填が可能である.

第 10 章　液状製剤　　　　　　　　　　　　227

➤　添加剤

（1）噴射剤

　外用エアゾール剤の製造において，内容薬剤と混合して用いられ，内容物が噴射するための内圧を生じさせるために添加される．無色，無臭，化学的に安定であり，刺激性がなく，人体に無害であることが必要である．噴射剤としては，代替フロン，LPG（液化石油ガス），ジメチルエーテルなどの液化ガス又は二酸化炭素や窒素などの圧縮ガスが用いられる．

（2）溶解補助剤

　外用エアゾールの製造において，主薬を噴射剤に溶解させる目的で添加される．アルコール，プロピレングリコール，ポリエチレングリコールなどが使用される．

➤　保存容器

　外用エアゾール剤は，内圧を有するため，通例，耐圧性の容器とする．
　ポンプスプレー剤に用いる容器は，通例，気密容器とする．製剤の品質に水分の蒸散が影響を与える場合は，低水蒸気透過性の容器を用いるか，又は低水蒸気透過性の包装を施す．

➤　試験法

　外用エアゾール剤，スプレー剤ともに，定量噴霧式の製剤は，別に規定するもののほか，適正な噴霧量の均一性を有する必要がある．噴霧量の測定法としては，噴霧ごとに残質量を測定することにより，吐出量を算出する方法がある．

代替フロン：かつては，噴射剤としてフロンが汎用されていたが，フロンによるオゾン層の破壊が問題となり，現在では，HFC-134（1,1,1,2-テトラフルオロエタン）及びHFC-152a（1,1-ジフルオロエタン）が使用可能である．

10.6　生薬関連製剤　preparations related to crude drugs

10.6.1　エキス剤　extracts

➤　定　義

　エキス剤は，生薬の浸出液を濃縮して製したもので，通例，軟エキス剤と乾燥エキス剤の2種類がある．

➤　特　徴

　軟エキス剤は水あめ様の稠度とした半固形の製剤，乾燥エキス剤は砕くことがで

きる固塊，粒状又は粉末の固形製剤である．製するのに用いた生薬の臭味がある．現在用いられている漢方製剤の大部分は，粉状又は顆粒状の乾燥エキス剤であり，日局17への収載品目も増加している．エキス剤の利点と欠点は以下のようにまとめられる．

1）利　点
・生薬成分が濃縮されており，生薬に比べ容積が小さい．
・比較的均一で調剤や服用に便利な状態で保存できる．
・乾燥エキス剤は，持ち運びに便利である．

2）欠　点
・軟エキス剤は，稠度の基準が定めにくいため，品質にむらができやすい．
・軟エキス剤は，時間が経つと固化して調剤しにくくなる．
・軟エキス剤は，開封後の保存中に腐敗やカビ発生が危惧される．

> ## 製　法

次の（1）又は（2）の方法による．いずれの方法でも，軟エキス剤は水あめ様の稠度とし，乾燥エキス剤は砕くことができる固塊，粒状又は粉末とする．成分含量の規定のあるものは，その一部をとり，定量し，必要に応じて適切な賦形剤を加えて，規定の含量に調節する．

（1）適切な大きさとした生薬に適切な浸出剤を加え，一定時間冷浸，温浸又は「チンキ剤」のパーコレーション法（10.6.5 チンキ剤参照）に準じて浸出し，浸出液をろ過し，適切な方法で濃縮又は乾燥する．

（2）適切な大きさとした生薬を処方に従って一定量ずつ量り，全量に水10 〜 20 倍量を加え一定時間加熱し，遠心分離などにより固液分離する．得られた浸出液を適切な方法で濃縮又は乾燥する．

生薬の切度又は粉末度や，浸出剤の種類と量，浸出方法と時間は品目ごとに医薬品各条で定められている．

> ## 保存容器

本剤に用いる容器は，気密容器とする．

> ## 試験法

エキス剤は，別に規定するもののほか，重金属試験法に適合する．ただし，検液及び比較液の調製法は，日局17 製剤総則エキス剤の項に記載されている．

(1) 重金属試験法 〈1.07〉

医薬品中に混在する重金属の限度試験である．この重金属とは，酸性で硫化ナトリウム試液によって呈色する金属性混在物をいい，鉛（Pb）の量として表す．医薬品各条には重金属（Pbとして）の限度値がppmで付記されている．

浸出剤：浸出剤は生薬の性質，特にその化学的成分を考慮して選択される．通常は水とエタノールの種々の割合の混液が多い．水，アセトン，エーテルなどが使われたり，酸，アルカリが加えられたりすることもある．

冷浸と温浸：冷浸は15〜25℃，温浸は35 〜 45℃（日局17通則）．

切度と粉末度：切度及び粉末度は切断又は刻んだ生薬の大きさを示す．詳細については日局17通則20を参照のこと．

エキス剤の保存容器：軟エキス剤は一般に水分を失って固化しやすく，乾燥エキス剤は吸湿の恐れがあるため，気密容器に保管する．

重金属試験法を適用する製剤：重金属試験法は日局17に収載された化学的試験法の一つで，多くの医薬品原薬に適用されている．製剤で本試験法の適用が規定されているのはエキス剤と流エキス剤のみである．両製剤とも，生薬から浸出した液を濃縮して製する．この過程で生薬に含まれる微量の重金属も濃縮される可能性があるため，製剤について本試験法を適用する．

第 10 章　液状製剤　　　　　　　　　　　　　　229

（a） 操作の概略

ネスラー管に作成した検液及び比較液に硫化ナトリウム試液 1 滴ずつを加え混和し，5 分間放置する．その後，両管を白色の背景を用い，上方又は側方から観察して液の色を比較する．

検液の呈する色は比較液の呈する色より濃くない．

（b） エキス剤における検液及び比較液の調製

検液：本剤 0.30 g を強熱して灰化し，希塩酸 3 mL を加えて加熱した後，ろ過し，残留物を水 5 mL ずつで 2 回洗う．ろ液及び洗液を合わせ，フェノールフタレイン試液を 1 滴加えた後，アンモニア試液を液が微赤色になるまで滴下し，必要に応じてろ過し，希酢酸 2 mL 及び水を加えて 50 mL とする．

比較液：希塩酸 3 mL をはかり，以下検液の調製法と同様に操作し，鉛標準液 3.0 mL 及び水を加えて 50 mL とする．

10.6.2　酒精剤　spirits

➤ 定　義

酒精剤は，通例，揮発性の有効成分をエタノール又はエタノールと水の混液に溶解して製した液状の製剤である．

➤ 特　徴

外用剤として用いられるものが多い．揮発性精油を主成分とする製剤が多いが，生薬関連製剤だけでなく揮発性の化学薬品のみを溶解して製した製剤も含まれる．

日局 17 には，サリチル酸精，複方サリチル酸精，ヨードチンキ，希ヨードチンキ，ヨードサリチル酸・フェノール精（以上化学薬品のみを溶解した製剤），複方サリチル酸メチル精，アンモニア・ウイキョウ精，トウガラシ・サリチル酸精の 8 品目が収載されている．ヨードチンキは「チンキ」とあるが，製法上，酒精剤に属する．

➤ 製　法

揮発性の医薬品をエタノール又はエタノールと精製水の混液に溶解して製する．

➤ 保存容器

本剤に用いる容器は，気密容器とする．また，火気を避けて保存する．

➤ 試験法

酒精剤には，剤形によって適用が規定されている試験法はない．

重金属試験法における呈色反応：重金属試験法は pH 3.0 〜 3.5 で黄色〜褐黒色の不溶性硫化物を生成する Pb, Bi, Cu, Cd, Sb, Sn, Hg などの有害重金属を対象とする．これらの金属の希薄溶液から生じた硫化物の沈殿は，しばらくの間コロイド状に分散し暗系色に見え，その度合いは金属の濃度に比例する．混在量の上限が定められた限度試験のため，医薬品各条に規定する量の鉛標準液を含む比較液と，試料をもとに作製した検液との呈色の比較により判定する．検液よりも呈色が薄ければ適合である．

重金属試験法における検液：重金属試験法には検液の作製法が 4 種類収載されている．ただし，エキス剤と流エキス剤については比較液及び検液の作製法が製剤各条に記載されている．

酒精剤の保存容器：プラスチック製の容器はわずかに通気性があり，保存中に溶媒（エタノールなど）が揮散して有効成分の含量が変化したり，容器に精油類が吸着したりすることがあるので，注意が必要である．

ただし，日局17収載の品目には医薬品各条でアルコール数測定法の適用が規定されているものが多い．

(1) アルコール数測定法 〈1.01〉

アルコール数とは，15℃における試料10 mL当たりのエタノール層の量（mL）をいう．以下の2つの方法がある．

(a) 第1法　蒸留法

15℃で試料10 mLを量り，蒸留して得た15℃におけるエタノール層の量（mL）を測定し，アルコール数とする方法である．

(b) 第2法　ガスクロマトグラフィー

15℃で試料を量り，ガスクロマトグラフィーにより，エタノール（C_2H_5OH）の含量を測定し，この値からアルコール数を求める方法である．

10.6.3　浸剤・煎剤　infusions and decoctions

➤ 定　義

浸剤及び煎剤は，いずれも生薬を，通例，常水で浸出して製した液状の製剤である．

➤ 特　徴

最終形態は液体である．製するに用いた生薬の臭味がある．

腐敗しやすいため用時調製である．ただし，漢方処方の煎剤などは一日量をまとめて製し，複数回に分けて服用させることが多い．

浸剤・煎剤の違いは，浸出時間，抽出温度，布ごしの温度を区別する点にある．浸剤・煎剤には，最終形態が液体であるため腐敗しやすく，保存性が悪いという欠点がある．

➤ 製　法

生薬を次の大きさとし，その適量を，浸煎器に入れる．葉，花，全草は粗切，材，茎，皮，根，根茎は中切，種子，果実は細切である．

(1) 浸　剤

通例，生薬50 gに常水50 mLを加え，約15分間潤した後，熱した常水900 mLを注ぎ，数回かき混ぜながら5分間加熱し，冷後，布ごしする．

アルコール数測定法：アルコール数測定法では，アルコール数の下限値が定められており，その値を超えれば適合である．通常上限は定められていない．

アルコール数測定法における方法：日局17の本試験法の項に蒸留法及びガスクロマトグラフィーの操作についての詳細が定められている．

常水：「常水」とは，いわゆる水道水などの飲用可能な水のことである．水道法第4条に基づく水質基準に適合する．常水の規格及び試験方法は，日局17の医薬品各条「常水」で規定されている．常水を含む製薬用水についての詳細は日局17参考情報G8.水関連の「製薬用水の品質管理」の項を参照のこと．

浸剤と煎剤の違い：浸剤・煎剤における浸出時間等の条件の違いは，生薬の種類及び抽出すべき成分の性質による．また，これらの条件は画一的なものではない．

粗切・中切・細切：4号（4750 μm）のふるいを通ったものが粗切，6.5号（2800 μm）のふるいを通ったものが中切，8.6号（2000 μm）のふるいを通ったものが細切である．詳細については日局17通則20を参照．

第 10 章　液状製剤

(2) 煎　剤

　通例，一日量の生薬に常水 400 ～ 600 mL を加え，30 分以上かけて半量を目安として煎じ，温時，布ごしする．

➤　保存容器

　本剤に用いる容器は，気密容器とする．

➤　試験法

　適用を規定された試験法はない．

10.6.4　茶剤　teabags

➤　定　義

　茶剤は，通例，生薬を粗末から粗切の大きさとし，一日量又は一回量を紙又は布の袋に充塡した製剤である．

粗末：18 号（850 μm）のふるいを通過するものを指す．詳細については日局 17 通則 20 を参照.

➤　特　徴

　ティーバッグ状に製せられた生薬製剤である．そのまま水等に入れて抽出できるよう，刻んだ生薬を紙や不織布などで包装してある．服用の都度，浸剤・煎剤の製法（本章 10.6.3 浸剤・煎剤参照）に準じて抽出を行い，液体の形にして用いる．

　浸剤・煎剤として服用する製剤が，一般用医薬品として店頭に並ぶ場合や刻み生薬を使った漢方処方調剤薬として用いられる場合に，より実用的な剤形である．茶剤の利点と欠点は以下のようにまとめられる．

1）利　点
・液体ではないので，保存や移送に便利である．
2）欠　点
・用時抽出が必要である．

➤　保存容器

　本剤に用いる容器は，密閉容器又は気密容器とする．

➤　試験法

　適用を規定された試験法はない．

10.6.5　チンキ剤　tinctures
....

➤　定　義

　チンキ剤は，通例，生薬をエタノール又はエタノールと精製水の混液で浸出して製した液状の製剤である．

➤　特　徴

　古くからある剤形であるが，現在では少数の品目に限られる．一般用医薬品の医薬品原料としては汎用されている．日局 17 には，アヘンチンキ，苦味チンキ，トウガラシチンキ，トウヒチンキ，ホミカチンキの 5 剤が収載されている．

　日局 17 においては，チンキ剤は生薬を原料とするものと定義されており，化学薬品を原料とするものは含まれない．よって，ヨードチンキ，希ヨードチンキは酒精剤に属する．

➤　製　法

　別に規定するもののほか，通例，生薬を粗末又は細切とし，以下の浸出法又はパーコレーション法による．

(1) 浸出法
　生薬を適切な容器に入れ，全量又は全量の約 3/4 に相当する量の浸出剤を加え，密閉して時々かき混ぜながら約 5 日間又は可溶性成分が十分に溶けるまで室温で放置した後，遠心分離などにより固液分離する．全量の約 3/4 に相当する量の浸出剤を加えた場合には，更に，残留物に適量の浸出剤を加えて洗い，必要に応じて圧搾し，浸出液及び洗液を合わせて全量とする．また，全量の浸出剤を加えた場合には，必要に応じて減量分の浸出剤を加え全量とすることができる．約 2 日間放置した後，上澄液をとるか，又はろ過して澄明な液とする．

(2) パーコレーション法
　生薬にあらかじめ浸出剤を少量ずつ加え，よく混和して潤し，密閉して室温で約 2 時間放置する．これを適切な浸出器になるべく密に詰め，浸出器の下口を開いた後，生薬が覆われるまで徐々に上方から浸出剤を加える．浸出液が滴下し始めたとき，下口を閉じて密閉し，室温で 2～3 日放置した後，毎分 1～3 mL の速度で浸出液を流出させる．更に浸出器に適量の浸出剤を加えて流出を続け全量とし，よく混和し，約 2 日間放置した後，上澄液をとるか，又はろ過して澄明な液とする．

第 10 章　液状製剤 233

> **保存容器**

本剤に用いる容器は，気密容器とする．また，火気を避けて保存する．

> **試験法**

日局 17 製剤総則には，適用すべき試験法の記載がないものの，医薬品各条中では，アルコール数測定法（本章 10.6.2 酒精剤の項を参照のこと）の適用が規定されている．

10.6.6　芳香水剤　aromatic waters

> **定　義**

芳香水剤は，精油又は揮発性物質を飽和させた，澄明な液状の製剤である．

> **特　徴**

製するに用いた精油又は揮発性物質の臭味を有する．また，その他の異臭があってはならない．

現在では，芳香水剤自体の薬効ではなく，矯臭の目的で他の薬物に配合して使用されることが多い．精油を飽和させたものが多いが，揮発性の化学薬品を飽和させた製剤もある．また，定義より，芳香といえない液剤でも，揮発性物質の飽和水溶液は芳香水剤に含まれる．日局 17 にはハッカ水が収載されている．

芳香成分は光及び酸化による分解を受けやすく，また微生物による変化を受けやすいため，長期保存ができないという欠点がある．

> **製　法**

別に規定するもののほか，通例，以下の方法で製する．
（1）精油 2 mL 又は揮発性物質 2 g に微温の精製水 1000 mL を加えて 15 分間よく振り混ぜた後，12 時間以上放置する．次に潤したろ紙を用いてろ過し，精製水を加え，混和して 1000 mL とする．
（2）精油 2 mL 若しくは揮発性物質 2 g をタルク，精製ケイソウ土若しくはパルプ状としたろ紙の適量とよく混和し，精製水 1000 mL を加え，10 分間よくかき混ぜた後ろ過する．ろ液が澄明でないときはろ過を繰り返し，ろ紙を通した精製水を加え 1000 mL とする．

> **保存容器**

本剤に用いる容器は，気密容器とする．

芳香水剤の定義：定義より，澄明である必要があり，白濁したり，油滴が分離したりしたものは本剤形にはあてはまらない．

芳香成分：芳香成分はプラスチック及びゴム栓などに吸収されやすく，容器の材料には注意が必要である．

> **試験法**

剤形によって適用を規定された試験法はない.

10.6.7　流エキス剤　fluidextracts

> **定　義**

流エキス剤は生薬の浸出液で，その1 mL中に生薬1 g中の可溶性成分を含むように製した液状の製剤である．ただし，成分含量に規定のあるものはその規定を優先する.

> **特　徴**

製するに用いた生薬の臭味がある．通例，溶剤又は保存剤としてはエタノールを含む．チンキ剤，シロップ剤などを作るための濃厚製剤としても使われる．日局17には，ウワウルシ流エキス，キキョウ流エキス，コンズランゴ流エキスが収載されている．19世紀に米国で考案された剤形であるが，現在では，減少傾向にある．流エキス剤の利点と欠点は以下のようにまとめられる.

1）利　点
・本剤1 mLが生薬1 mLに対応するので，処方調剤上の利便が大きい.
・生薬からの抽出を，室温で出来るだけ空気の接触を避けて行うので，生薬中の成分がほとんど変化せずに完全な状態で保持されている.
・エタノールを含有するため，保存性がよい.

2）欠　点
・沈殿が生じやすい

> **製　法**

別に規定するもののほか，通例生薬を粗末又は細切とし，以下のどちらかの方法により製する.

（1）浸出法

生薬の一定量をとり，適切な容器に入れ，生薬が覆われるまで浸出剤を加え，密閉して時々かき混ぜながら約5日間又は可溶性成分が十分に溶けるまで室温で放置した後，遠心分離などにより固液分離する．通例，浸出液のうち生薬の質量の約3/4に相当する量を第1浸出液として別に保存し，更に，残留物に適量の浸出液を加えて洗い，洗液を第1浸出液の残りと合わせ，必要に応じて濃縮し，第1浸出液に合わせたものをA液とし，必要に応じて浸出剤を加え，生薬の質量と等倍量とする．約2日間放置した後，上澄液をとるか，又はろ過して澄明な液とする.

流エキス剤の工業的生産：流エキス剤を工業的に大量生産するときには，浸出法で製造されることが多い.

生薬の切度等：生薬の切度又は粉末度，浸出剤の組成などは医薬品各条で規定される.

第 10 章　液状製剤　　235

(2) パーコレーション法

　生薬 1000 g をとり，第 1 浸出剤を加え，よく混和して潤し，容器を密閉して室温で約 2 時間放置する．これを適切な浸出器になるべく密に詰め，浸出器の下口を開いた後，生薬が覆われるまで徐々に上方から第 2 浸出剤を加える．浸出液が滴下し始めたとき，下口を閉じて密閉し，室温で 2 ～ 3 日間放置する．その後，毎分 0.5 ～ 1.0 mL の速度で浸出液を流出させる．最初に得た 850 mL を第 1 浸出液として別に保存し，更に浸出器に第 2 浸出剤を追加して流出を続け，第 2 浸出液とする．

　次に第 2 浸出液を生薬の揮発成分を失わないように注意しながら濃縮して，第 1 浸出液に合わせたものを A 液とし，第 2 浸出液を加えて 1000 mL とする．約 2 日間放置した後，上澄液をとるか，又はろ過して澄明な液とする．

放置時間と流出速度：生薬の量と種類により適切に変更することができる．流出速度の目安は日局 17 製剤総則・流エキス剤を参照．

➤ 保存容器

　本剤に用いる容器は，気密容器とする．

➤ 試験法

　流エキス剤は，別に規定するもののほか，重金属試験法（10.6.1 エキス剤の項を参照のこと）に適合する．ただし，検液及び比較液の調製法は，日局 17 製剤総則・流エキス剤の項に記載されている．「本剤の 1.0 g をとり，強熱して灰化する」以外はエキス剤の検液及び比較液の調製法と同様である．

10.7　ポイントと問題

A　問　題：次の文の正誤を答えよ．
1. 懸濁剤の製造において，懸濁粒子の合一を妨げ，再分散を容易にする目的で懸濁化剤が添加される．
2. 経口液剤には，保存剤として，パラオキシ安息香酸エステル類などが添加される．
3. 乳剤及び懸濁剤の製造において，高速回転するローターとステーターの間の細い間隙に，分散相及び分散媒を通過させ，せん断力により全体を均質とする製剤機器をホモジナイザーという．
4. シロップ剤の製造には，白糖のみが用いられる．
5. 懸濁シロップの安定性を高めるために，カルメロースナトリウムやメチルセルロースなどのセルロース誘導体が用いられる．
6. シロップ用剤の容器は，気密容器とする．
7. 口腔用液剤の分包品は，製剤均一性試験法に適合する．
8. 含嗽剤は，通常，容器からそのままうがいに使用できる状態で市販されている．
9. 点耳剤は，必ず，無菌的に製さなければならない．
10. 注腸剤は，全て，局所作用を目的とした製剤として用いられる．
11. リニメント剤の粘度は，軟膏剤やローション剤などの他の皮膚に適用する製剤より高い．

12. ローション剤は，毛髪のある部位には使用できない．

13. エアゾールバルブのうち，アクチュエーターと呼ばれるものは，使用時に押し下げることにより，スプリングの力で塞がれているステム孔を開口し，内容物を噴射させる役割を果たしている．

14. エアゾール剤の噴射剤としては，LPG ガス，代替フロンなどが使用される．

15. ポンプスプレー剤の容器は，耐圧性である必要がある．

16. エキス剤は，生薬を，通例，常水で浸出して製した液状の製剤である．

17. エキス剤は気密容器に保存する．

18. 酒精剤にはエタノールが含まれており，火気を避けて保存する．

19. 浸剤・煎剤は，通例生薬を粗末から粗切の大きさとし，一日量又は一回量を紙又は布の袋に充填した製剤である．

20. 茶剤は，通例，密閉又は気密容器に保存する．

21. チンキ剤は，通例，揮発性の有効成分をエタノール又はエタノールと水の混液に溶解して製した液状の製剤である．

22. ヨードチンキは酒精剤に分類される．

23. 芳香水剤に分類される品目にはアルコール数測定法を適用するものが多い．

24. 流エキス剤には，重金属試験法が適用される．

B 解 答

1. 誤．懸濁剤は，懸濁粒子が自由沈降すると，再分散が不可能となり，この状態をクリーミングという．懸濁化剤は，クリーミングを防ぐために添加される．

2. 正．

3. 誤．コロイドミルの記述である．

4. 誤．白糖以外の糖類あるいは甘味剤を用いてもよい．

5. 正．

6. 誤．シロップ用剤は，ドライシロップとも呼ばれ，顆粒状又は粉末状の固形製剤である．他の固形製剤と同様に，密閉容器に保存される．

7. 正．

8. 誤．用時希釈して用いるように製されている．

9. 誤．日局 17 では，すべての点耳剤を無菌的に製するようには，規定されていない．無菌的に製する場合は，無菌試験法に適合する．

10. 誤．全身作用を目的として直腸粘膜から有効成分を吸収させる抱水クロラールなどの注腸剤が用いられている．

11. 誤．リニメント剤の粘度は，軟膏剤とローションの中間程度である．

12. 誤．毛髪のある部位に使用できるのが，ローション剤の特徴の一つとされている．

13. 正．別名ボタンと呼ばれる．

14. 正．

15. 誤．ポンプスプレー剤は，内圧を確保する必要がないため，通常は，気密容器でよい．

16. 誤．問題文は浸剤・煎剤の定義である．エキス剤は，生薬の浸出液を濃縮して製したものである．

第 10 章 液状製剤 237

17. 正．エキス剤には軟エキス剤と乾燥エキス剤がある．軟エキス剤は半固形で水分を保持するため，乾燥エキス剤は吸湿を避けるため，気密容器に保存する．

18. 正．エタノールを含むため，火気を避けて保存するのは，チンキ剤と酒精剤である．

19. 誤．問題文は茶剤の定義である．

20. 正．

21. 誤．問題文は酒精剤の定義である．チンキ剤は，通例，生薬をエタノール又はエタノールと精製水の混液で浸出して製した液状の製剤である．

22. 正．ヨードチンキは生薬を用いていないため，チンキ剤の定義にあてはまらない．日局 17 では酒精剤に分類される．

23. 誤．芳香水剤はエタノールを含まない．エタノール数測定法が規定されている品目が多いのは，チンキ剤及び酒精剤である．

24. 正．エキス剤と流エキス剤には重金属試験法が適用される．

第11章

無菌製剤

無菌製剤には，注射により投与する製剤，透析に用いる製剤，目に投与する製剤がある．これらの製剤は，体内に直接投与される，あるいは眼粘膜や角膜に投与されることから厳密な無菌性が保証されなければならない．本章では，第17改正日本薬局方（以下，日局17）に掲載されている製剤のうち，注射剤，透析用剤，点眼剤及び眼軟膏剤を取りあげ，定義，特徴，製法・製剤機器，添加剤，保存容器，試験法などについて解説する．なお，定義及び保存容器については，日局17における記述そのままであり，これら以外の項目についても，日局17（あるいはその解説書）を参照した．また，無菌製剤の調製に必要な等張化法，滅菌法と無菌操作法についても解説する．

無菌製剤：
　sterile preparations

11.1　注射剤　injections

➤　定　義

注射剤は，皮下，筋肉内又は血管などの体内組織・器官に直接投与する，通例，溶液，懸濁液若しくは乳濁液，又は用時溶解若しくは用時懸濁して用いる固形の無菌製剤である．

➤　特　徴

注射剤は，薬物を直接血管内などの体内に投与するため，確実で速やかな薬理効果を発揮する．従って，注射剤は緊急に薬物を必要とするとき，経口投与が困難であるか，経口投与では薬効果が発現しない医薬品に適用される．一部の例外を除き，原則，医師若しくは看護師による投与が必要である．患者自身による投与（自己注射）が認められている注射剤としては，インスリン製剤，ヒト成長ホルモン製剤，乾燥ヒト血液凝固第Ⅷ因子製剤などがある．

注射剤が具備すべき条件を表11.1に，利点と欠点を表11.2にまとめた．注射剤

表 11.1　注射剤が具備すべき条件

① 無菌である
② エンドトキシンが限度内あるいは発熱性物質が存在しない
③ 不溶性異物が混入していない
④ なるべく無色澄明であり，比重，粘度が大きくない
⑤ 保存中に結晶の析出や含量の低下がない
⑥ 浸透圧，pH が血清，体液のそれにできる限り近い
⑦ 溶血性，刺激性及び組織障害性が認められない

表 11.2　注射剤の利点と欠点

利　点	欠　点
速やかな薬理効果の発揮	発熱・ショック症状などの発現の可能性
薬物血中濃度の厳密な制御が可能	副作用発現の可能性
経口吸収性の悪い薬物に適した剤形	適用部位への障害の可能性
肝初回通過効果を受けやすい薬物に適した剤形	投与時の疼痛・刺激
	薬物の安定性や溶解性の確保
	品質や安全性を確保する技術的に高度な製造工程

がその製造工程から使用に至る一連の過程の中で，こうした製剤学的条件に適合し，品質及び安全性を確保することは，患者への合理的薬物療法を提供する上で不可欠であり，そのため一般的には，その他の製剤と比較して，高価である．

➤ 投与法に基づく分類

投与法として大きくは，皮内注射，皮下注射，筋肉内注射及び静脈内注射に分けられる．投与部位との関係を図 11.1 に示した．以下，各々の投与法について詳しく解説する．

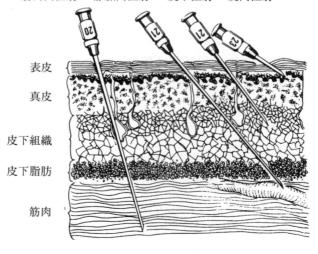

図 11.1　注射剤の投与部位
(S. Turco, R.E. King（1987）Sterile Dosage Forms, p.1-9, Lea & Febiger)

第 11 章　無菌製剤

① **皮内注射**：主として診断目的（薬物の過敏症，アレルギー）で行われ，水溶液や水性懸濁液として表皮と真皮の間に 0.1〜0.2 mL で用いられる.

皮内注射：
intradermal injection

② **皮下注射**：薬物の全身送達目的で，皮下の結合組織に注射する. 通常，投与容量は 1 mL 以下が望ましい. また，日本国内のワクチン接種は，原則皮下投与で行われる. ペグイントロン®皮下注用（ペグインターフェロンアルファ-2b），フォルテオ®皮下注（テリパラチド），ヒュミラ®皮下注（アダリムマブ），ランマーク®皮下注（デノスマブ），リュープリン®注射用（リュープロレリン酢酸塩），インスリン製剤などがある.

皮下注射：
subcutaneous injection

③ **筋肉内投与**：薬物の全身送達目的で，臀部，大腿部側面，上腕三頭筋などに通例 4 mL 以下を注射する. 皮下組織と比較して血流量が豊富であるため，吸収も速やかである. イントロン®A（インターフェロンアルファ-2b），コントミン®筋注（クロルプロマジン塩酸塩），カピステン®筋注（ケトプロフェンナトリウム）などがある. 一方，油性注射液や懸濁性注射液はデポ剤として用いられる. 臀部等に注射後，薬物が少しずつ体内に放出されるため，薬の効果自体は 2〜4 週間続く. エビリファイ®持続性水懸筋注用（アリピプラゾール水和物），リスパダールコンスタ®筋注用（リスペリドン），テスチノンデポー（テストステロンエナント酸エステル）などがある.

筋肉内注射：
intramuscular injection

デポ剤：効力を持続させるために設計された注射剤

④ **静脈内注射**：急速静注では通常 10 mL 以下で投与される. 血液が全身循環するのに要する時間は約 15 秒であり，効果は直接的で迅速である. また，点滴注射などで時間をかけて投与する場合，投与速度を調節することで薬物の血中濃度を厳密に制御することが可能である（表 11.2）.

⑤ **動脈内投与**：支配下動脈の末梢へ薬物を送達させたい場合に用いる. 例えば，スマンクス®（ジノスタチンスチマラマー）肝動注用を肝細胞がん患者の肝動脈に投与し，肝がんの治療を行うことがある.

⑥ **脊髄腔内注射**：水性注射剤のみ使用可能である. 水溶性プレドニン®（注射用プレドニゾロンコハク酸エステルナトリウム），デキサート®注射液（デキサメタゾンリン酸エステルナトリウム）や造影剤などがある.

⑦ **関節腔内注射**：水性注射剤のみ使用可能である. 変形性膝関節症の治療を目的としたアルツ®（精製ヒアルロン酸ナトリウム）などがある.

➤ 製剤学的分類

溶剤及び溶解状態により，水性注射剤，非水性注射剤，懸濁性注射剤，乳濁性注射剤，用時溶解若しくは用時懸濁して用いる注射剤に分類される. 本剤を製するに用いる溶剤，又は本剤に添付する溶解液は，本剤の使用に際して無害で，治療効果を妨げる，又は試験に支障をきたすものであってはならない.

① **水性注射剤**：注射用水を用いて製した注射剤である. ただし，生理食塩液，リンゲル液又はそのほかの適切な水性溶剤をこれに代用することができる. これらの水性溶剤は，皮内，皮下及び筋肉内投与のみに用いるものを除き，別に規定す

るもののほか，エンドトキシン試験法に適合する．エンドトキシン試験法の適用が困難な場合は，発熱性物質試験法を適用できる．

② **非水性注射剤**：油性注射剤の溶剤は，主として持続性の注射剤を製する目的で用いられる．通例，植物油（オリブ油，ゴマ油，ダイズ油，トウモロコシ油など）や脂肪酸エステルが用いられる．ただし，植物油であっても食用以外のヒマシ油やアマニ油などは用いられない．主に筋注で使用され，上述のテスチノン®デポーでは，ゴマ油が用いられている．非水性溶剤は，別に規定するもののほか，10℃で澄明で，酸価 0.56 以下，けん化価 185〜200，ヨウ素価 79〜137 のもので，鉱油試験法に適合しなければならない（鉱油は体内で代謝されないため，使用できない）．また，水溶性の有機溶剤として，エタノール，プロピレングリコール，グリセリン，マクロゴール類が用いられる．これらは溶解補助剤として添加されることもある．

懸濁性注射剤：
suspensions for injection

③ **懸濁性注射剤**：懸濁性注射剤中の最大粒子径は，通例，150 μm 以下であり，血管内又は脊髄腔内投与に用いない．上述のエビリファイ®持続性水懸筋注用や，リスパダールコンスタ®筋注用や，インスリン製剤は水性懸濁液，スマンクス®肝動注用は用時調製の油性懸濁液である．

乳濁性注射剤：
emulsions for injection

④ **乳濁性注射剤**：乳濁性注射剤中の最大粒子径は，通例，7 μm 以下であり，脊髄腔内投与に用いない．ダイズ油をレシチンで乳化した粒子径約 200 nm の o/w 型乳剤（リピッドマイクロスフェア）は，栄養補給のための脂肪乳剤として用いられてきたが，これにプロスタグランジン E_1（アルプロスタジル）やパルミチン酸デキサメタゾンを溶解させたリピッドマイクロスフェア製剤がそれぞれパルクス®注，ロピオン®注として使用されている．

用時溶解又は懸濁して用いる注射剤：injections to be dissolved or suspended before use

⑤ **用時溶解又は懸濁して用いる注射剤**：溶液中で不安定な薬物は，粉末状態で供給し，使用現場で用時溶解又は懸濁して用いる．

輸液：aqueous infusions

➤ 輸 液

輸液剤は，静脈内投与する，通例，100 mL 以上の注射剤である．主として，水分補給，電解質補正，栄養補給などの目的で投与されるが，持続注入による治療を目的にほかの注射剤と混合して用いることがある．

① 電解質輸液

ⅰ）高張電解質輸液（単一電解質輸液）：Na^+，K^+，Ca^{2+}，HPO_4^{2-}，Mg^{2+} などの補正用電解質輸液，代謝性アシドーシスに用いるアルカリ化薬（$NaHCO_3$，乳酸ナトリウム），低クロールアルカローシスに用いられる酸性化薬（NH_4Cl）が含まれる．これらは高張であり，他の輸液に混合して投与する．

ⅱ）等張電解質輸液（複合電解質輸液）：生理食塩液，乳酸リンゲルなどがあり，電解質濃度が体液と等張であるため，出血，外傷，手術，脱水などによる細胞外液欠乏の補充の目的で使用される．

第 11 章　無菌製剤　　243

iii）低張電解質輸液（複合電解質輸液）：ブドウ糖液と電解質溶液の混合液である．それ自体は等張であるが，ブドウ糖が体内で速やかに消費された後に低張となる．体液全体の水分・電解質の維持に使用される．

② 高カロリー輸液

経口又は経腸的に栄養摂取ができない場合，静脈から栄養を補給する．投与経路から2種類に分類される．輸液は高張である．

i）末梢静脈栄養（PPN）：軽度の低栄養状態で経口摂取が不十分で，2週間未満の栄養維持が適応となる．高濃度のブドウ糖やアミノ酸液を使用すると末梢静脈炎を惹起する可能性があるため，浸透圧比は2〜3以下であり，カロリー補給も400 kcal/day 程度が限界となる．

末梢静脈栄養：
peripheral parenteral nutrition（PPN）

ii）中心静脈栄養（TPN）：成人が通常，1日に必要とするカロリーと水分，その他の栄養を長期間投与可能である．高カロリー基本液（ブドウ糖，果糖，キシリトール，ソルビトール，マルトースなどのエネルギー源に電解質を加えたもの），アミノ酸輸液（タンパク質補充），微量元素（Cu，Zn，Fe，Mn，I など），ビタミンなどを加えた輸液を中心静脈から注入する．TPN で使用する高カロリー輸液では，ブドウ糖とアミノ酸を混合するとメイラード反応を起こし着色するので，使用直前に基本液とアミノ酸輸液，更にビタミン，微量元素などを混合しなければならない．最近では，基本液とアミノ酸輸液，ビタミン剤を一剤化したダブルバッグ型キット製品が市販され，汎用されている．

中心静脈栄養：
total parenteral nutrition（TPN）

③ その他の輸液

血漿増量剤（デキストラン40注射液，サリンヘス®輸液6%（ヒドロキシエチルデンプン70000）），浸透圧利尿剤（15% D-マンニトール注射液，濃グリセリンと果糖の配合製剤）などがある．

➤ 埋め込み型注射剤

埋め込み型注射剤は，長期にわたる有効成分の放出を目的として，皮下，筋肉内などに埋め込み用の器具を用いて，又は手術により適用する固形又はゲル状の注射剤である．本剤を製するには，通例，生分解性高分子化合物を用い，ペレット，マイクロスフェア又はゲル状の製剤とする．本剤は適切な放出特性を有する．

本剤は，別に規定するもののほか，製剤均一性試験法に適合する．また，本剤には，注射剤の不溶性異物検査法，注射剤の不溶性微粒子試験法及び注射剤の採取容量試験法を適用しない．

現在，ゾラデックス®（ゴセレリン酢酸塩：LH-RH アンタゴニスト）デポ1.8 mg 剤が4週毎に1回の皮下投与，ゾラデックス® LA デポ10.8 mg 剤が12〜13週毎に1回の皮下投与で，それぞれ子宮内膜症，前立腺癌及び閉経前乳癌の治療に用いられている．

➤ 持続性注射剤

持続性注射剤は，長期にわたる有効成分の放出を目的として，筋肉内などに適用する注射剤である．本剤を製するには，通例，有効成分を植物油などに溶解若しくは懸濁するか，又は生分解性高分子化合物を用いたマイクロスフェアの懸濁剤とする．本剤は適切な放出特性を有する．

現在，リュープロレリン酢酸塩（LH–RH アンタゴニスト）を乳酸・グリコール酸共重合体のマイクロスフェアに封入したリュープリン®が，4 週に 1 回の皮下投与（1.88 mg 又は 3.75 mg 製剤），あるいは 24 週に 1 回の皮下投与（22.5 mg 製剤）で，子宮内膜症，前立腺癌（3.75 mg，22.5 mg 製剤），閉経前乳癌（22.5 mg 製剤）の治療に用いられている．

➤ 製 法

注射剤は無菌製剤であり，これを製するには汚染防止のための十分な注意を要し，調製，充填，密封及び滅菌に至る操作は，注射剤の組成や保存条件を考慮し，できるだけ速やかに一貫して行うことが望ましい．この観点から製法を分類すると，図11.2 のようになる．また，図 11.3 に示すような容器の洗浄から薬液の充填・密封までができる製造ラインが稼動している．

① 溶液状で耐熱性の高い注射剤（加熱最終滅菌が可能）図 11.2 ①
　原薬に必要ならば添加剤を加え，溶剤に溶解，懸濁若しくは乳濁して，注射剤用容器に充填し，密封後，加熱滅菌する．

② 溶液状で耐熱性の低い注射剤（加熱最終滅菌が不可能）図 11.2 ②
　原薬に必要ならば添加剤を加え，溶剤に溶解，懸濁若しくは乳濁したものを，通例，0.22 μm のフィルターを用いて無菌ろ過するか，無菌的に調製したものを，注射剤用容器に充填して密封する．

ろ過：filtration

③ 溶液では不安定な注射剤（凍結乾燥注射剤）図 11.2 ③，⑤

凍結乾燥：freeze dry

賦形剤：
bulking agents, diluents

　原薬に必要ならば賦形剤などの添加剤を加え，注射用水に溶解し，通例，0.22 μm のフィルターを用いて無菌ろ過して，注射剤用容器に充填した後に凍結乾燥して密封するか（図 11.2 ③），別の容器で凍結乾燥した後に注射剤用容器に充填，密封する（図 11.2 ⑤）．本剤中の薬物は一般に無晶形であるため，用時の溶解性はよいが，安定性の面で劣ることがある．

④ 溶液では不安定な注射剤（粉末注射剤）図 11.2 ④
　薬物の溶液を通例，0.22 μm のフィルターを用いて無菌ろ過し，晶析[注1]によって得られる粉末に必要ならば滅菌した賦形剤を加え，注射剤用容器に充填，密封す

注1：薬物溶液の温度，組成，pH などを徐々に変化させることにより溶解度を減少させ，結晶として析出させること．

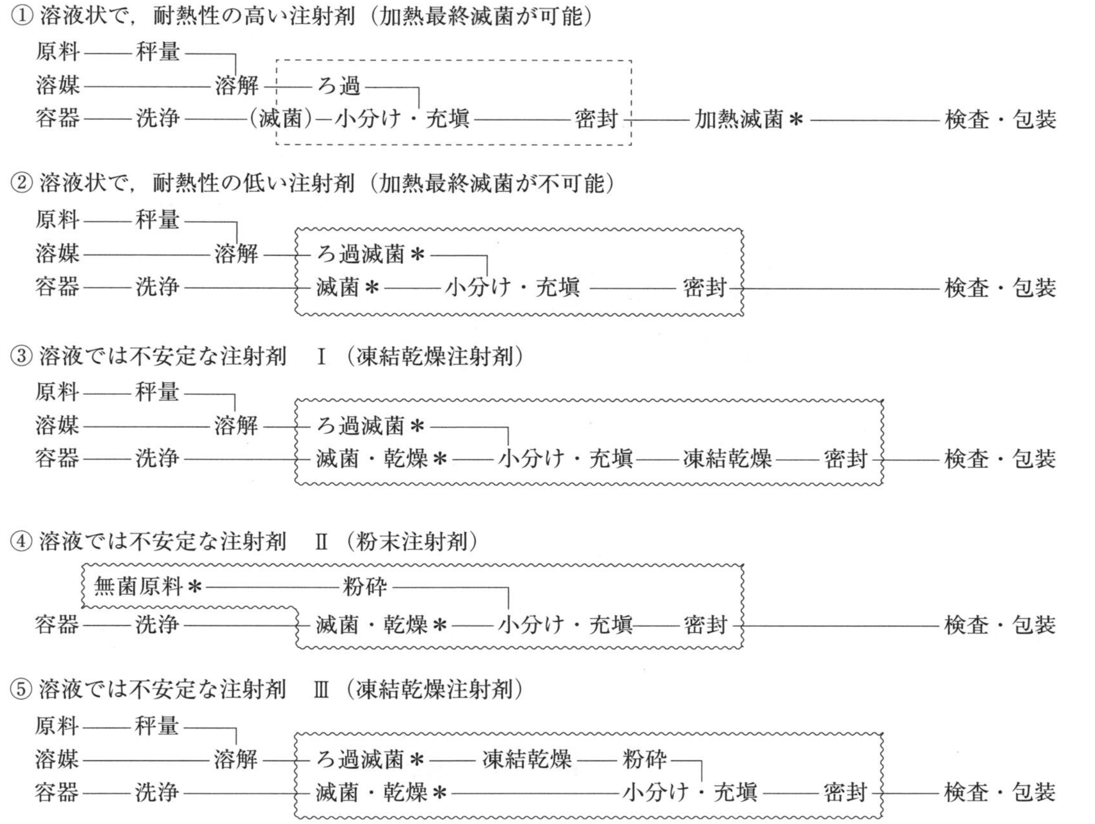

第 11 章　無菌製剤　245

① 溶液状で，耐熱性の高い注射剤（加熱最終滅菌が可能）

```
原料 ── 秤量 ─┐
溶媒 ──────── 溶解 ─┬─ ろ過 ─────────────────────┐
容器 ── 洗浄 ──── (滅菌)─ 小分け・充填 ────── 密封 ┘── 加熱滅菌＊──────── 検査・包装
```

② 溶液状で，耐熱性の低い注射剤（加熱最終滅菌が不可能）

```
原料 ── 秤量 ─┐
溶媒 ──────── 溶解 ─┬─ ろ過滅菌＊──────────────────┐
容器 ── 洗浄 ──── 滅菌＊──── 小分け・充填 ────── 密封 ┘────────── 検査・包装
```

③ 溶液では不安定な注射剤　Ⅰ（凍結乾燥注射剤）

```
原料 ── 秤量 ─┐
溶媒 ──────── 溶解 ─┬─ ろ過滅菌＊──────────────────────┐
容器 ── 洗浄 ──── 滅菌・乾燥＊── 小分け・充填 ── 凍結乾燥 ── 密封 ┘──── 検査・包装
```

④ 溶液では不安定な注射剤　Ⅱ（粉末注射剤）

```
無菌原料＊──────── 粉砕 ─────────────────┐
容器 ── 洗浄 ──── 滅菌・乾燥＊── 小分け・充填 ── 密封 ┘──── 検査・包装
```

⑤ 溶液では不安定な注射剤　Ⅲ（凍結乾燥注射剤）

```
原料 ── 秤量 ─┐
溶媒 ──────── 溶解 ─┬─ ろ過滅菌＊── 凍結乾燥 ── 粉砕 ─┐
容器 ── 洗浄 ──── 滅菌・乾燥＊──────── 小分け・充填 ── 密封 ┘── 検査・包装
```

＊が製品の「無菌性」を最終的に保証する工程．容器には栓を含む．
懸濁注，乳剤注は，一般的に加熱滅菌で製剤特性に影響が出るので，懸濁・乳化工程は無菌操作を行う．
②から⑤までの注射剤は，「無菌操作」が必要．□□□で囲んだ操作が「無菌操作」で，Class 100 の環境が必須のもの．
① の製品でも，充填・密封などの工程は，微粒子や微生物の汚染を避けるために，通常，Class 100 で作業を行う．

図 11.2　注射剤の製造法による分類
（日本薬局方解説書編集委員会編：第十七改正日本薬局方解説書，A-90，廣川書店，2016）

る．工程は単純であるが，無菌性の保証と異物の混入防止が最も困難な製法である．　　　無菌性：sterility

　いずれの方法で製造する場合でも，製造区域の空気清浄度は，注射剤の無菌性に大きく影響する．特に最終滅菌法によらない ②〜④ の方法は，無菌ろ過から密封までは無菌操作法で行うので，その段階の製造空気の要求特性により重要区域に分類される．その空気清浄度は，グレード A の規格を満たす必要がある（11.6　滅菌及び無菌操作法参照）．

注射用水：「注射用水」は「常水」にイオン交換，逆浸透等による適切な前処理を行った水又は「精製水」の，蒸留又は超ろ過により製造される．蒸留法では，微生　　　注射用水：water for injection

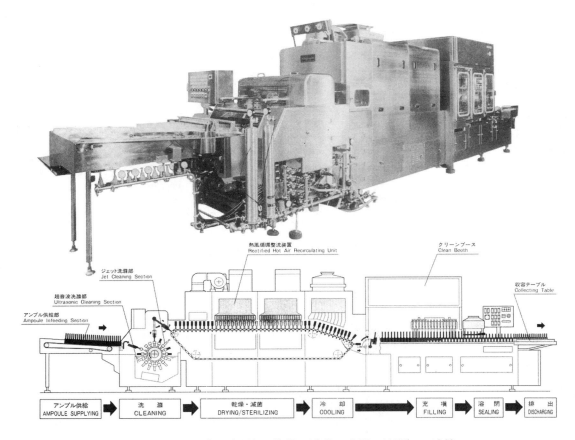

図 11.3　アンプル（洗浄−乾燥−滅菌−充填−溶閉）一連機
（仲井由宣編集，戸口始，清水久義（1989）医薬品の開発 第 11 巻：製剤の単位操作と機械，p.181，廣川書店）

物やエンドトキシンはもとより，低分子物質（低沸点物質）の除去も可能である．
超ろ過法とは，全ての種類の微生物及びエンドトキシンを除去する能力を持つ逆浸透膜，限外ろ過膜又はこれらの膜を組み合わせた膜ろ過装置を用い，十字流ろ過方式で水をろ過する方法である．本法で注射用水を製造するとき，膜モジュールに微生物及び分子量約 6000 以上の物質を除去できる能力を持つものを用いる．また，本法で製した注射用水は，使用するまでの間，80℃以上で強制循環するなどの方法で加熱処理し，微生物やウイルスの増殖を阻止する必要がある．

凍結乾燥：薬物溶液を凍結し共晶点以下の温度に保ちながら，氷を高真空下で直接気化させて（昇華）乾燥する方法である．凍結乾燥により粉体物性が変化することもあるため，溶液の冷却速度，冷却温度，真空度，昇温速度などを十分に管理する必要がある．

➢ 添加剤

注射剤の有効性，安全性あるいは安定性を確保，改善する目的で種々の添加剤が加えられる．添加剤は安全性が明確なものでなければならないが，安全性は注射剤

第 11 章　無菌製剤

の薬物量，溶液量に関係するため，注射剤個々に規定される．添加剤には安定化剤，保存剤，緩衝剤，等張化剤，溶解補助剤，無痛化剤，懸濁化剤，乳化剤などがあり，粉末注射剤には賦形剤が加えられることもある．なお，着色のみを目的として添加剤を加えてはならない．表 11.3 に主な添加剤を示す．

表 11.3　注射剤で用いられる添加剤

種　類	例
安定化剤	抗酸化剤：ピロ亜硫酸ナトリウム，亜硫酸水素ナトリウム，アスコルビン酸 ガス充塡・置換：窒素，二酸化炭素 キレート剤：EDTA，チオグリコール酸
保存剤	パラオキシ安息香酸エステル類，クロロブタノール，ベンジルアルコール，フェノール，m- クレゾール，ベンザルコニウム塩化物，ベンゼトニウム塩化物
緩衝剤	クエン酸塩，酢酸塩，リン酸塩
等張化剤	塩化ナトリウム，ブドウ糖，グリセリン
溶解補助剤	有機溶剤：エタノール，プロピレングリコール，ポリエチレングリコール 界面活性剤：ポリソルベート 80 複合体形成：エチレンジアミン
無痛化剤	局所麻酔薬：プロカイン塩酸塩，リドカイン 鎮痛効果を示す保存剤：ベンジルアルコール，クロロブタノール その他：ブドウ糖，イノシトール，アミノ酸
懸濁化剤	カルメロースナトリウム，ポリソルベート 80，モノステアリン酸アルミニウム
乳化剤	ポリソルベート 80，ポリオキシエチレン硬化ヒマシ油 60，精製レシチン

① **安定化剤**：薬物は酸化されやすいものが多いため，抗酸化剤，窒素ガス（注射容器内の空気の置換）及びキレート剤（酸化触媒となる重金属イオンの不活化）が使用される．

② **保存剤**：分割使用を目的とした注射剤（バイアル）に，使用から次の使用までの間の微生物の発育を防止するために加える．インスリン注射剤にはフェノールや m- クレゾールが使用されている．生物学的製剤にも添加される．100 mL を超える輸液には保存剤を添加しないよう規定されている．

③ **緩衝剤**：pH の調節による薬物の溶解性や安定性の向上のために添加されるが，投与後の体液 pH を変化させるような緩衝力の強いものは避けなければならない．ホウ酸とその塩は溶血性があるため使用してはならない．

④ **等張化剤**：注射剤の浸透圧が体液・血液のそれと大きく異なると，投与時に疼痛を伴うため，浸透圧を調節する目的で塩化ナトリウムやブドウ糖が主に用いられる．インスリン注射液では濃グリセリンが用いられている．これは塩化ナトリウムを添加すると強熱残分試験で析出し，異物の確認に支障をきたすためである．

⑤ **溶解補助剤**：溶解度が低い薬物の注射剤化のために添加される．水溶性有機溶

剤や界面活性剤などが使用される．複合体形成により溶解度を上昇させ，注射剤化した例もある．

⑥ **無痛化剤**：皮下注射や筋肉内注射に伴う疼痛は，注射液の pH や浸透圧の調節により軽減できるが，積極的に無痛化剤の添加により疼痛の軽減をはかることが行われる．無痛化剤として局所麻酔剤，鎮痛作用を有する保存剤のほか，ブドウ糖，アミノ酸なども使用されることがある．

⑦ **懸濁化剤**：製剤の物理的安定性を改善する目的で，水性懸濁性注射剤にはカルメロースナトリウムやポリソルベート 80 が，油性懸濁性注射剤にはモノステアリン酸アルミニウムが用いられている．

乳化剤：emulsifying agents

⑧ **乳化剤**：乳化剤としてポリソルベート 80，ポリオキシエチレン硬化ヒマシ油 60，精製レシチンが用いられている．

➤ 保存容器

本剤に用いる容器は，密封容器又は微生物の混入を防ぐことのできる気密容器とする．製剤の品質に水分の蒸散が影響を与える場合には，低水蒸気透過性の容器を用いるか，又は低水蒸気透過性の包装を施す．

注射剤用ガラス容器試験法の規定に適合する無色のものを使用する．別に規定する場合には，注射剤用ガラス容器試験法の規定に適合する着色容器又はプラスチック製医薬品容器試験法の規定に適合するプラスチック製水性注射剤容器を使用できる．着色容器は医薬品が光により分解する場合に，遮光目的で使用される．100 mL 以上の注射剤用ガラス容器を用いた輸液のゴム栓は，別に規定するもののほか，

アンプル：ampule
バイアル：vial

輸液用ゴム栓試験法に適合する．アンプルは単回使用のみに用いられ，バイアルは分割使用可能である．分割使用を目的とする場合には，適切な保存剤を加える．

➤ 表 示

注射剤に添付する文書又はその容器若しくは被包に，別に規定するもののほか，次の事項を記載する．

溶剤：vehicle

① 本剤を製するに用いる溶剤の名称（注射用水若しくは 0.9 ％以下の塩化ナトリウム液，又は pH を調節するための酸若しくはアルカリを用いたときは記載不要）．

溶解液：dissolving vehicle

② 溶解液などを添付するときには，溶解液などの名称，内容量，成分及び分量又は割合．また，その外部容器又は外部被包に溶解液などを添付していること．

③ 安定剤，保存剤又は賦形剤を加えたときは，その名称及び分量（容器内の空気を二酸化炭素又は窒素で置換したときは記載不要）．

➤ 試験法

注射剤は一部を除き，直接血管内に投与されるので，次の要件を満たす必要がある（表11.1 も参照）．① 無菌である，② 発熱性物質を含まない，③ 不溶性異物を含まない，④ 浸透圧は等張に近い，⑤ 液性は生理的 pH（7.4）に近い，⑥ 無害で

第 11 章　無菌製剤　249

ある，⑦ 容器や製剤は規定された試験に支障をきたさない．注射剤に関する試験法として，日本薬局方「一般試験法」鉱油試験法〈1.05〉，油脂試験法〈1.13〉，浸透圧測定法〈2.47〉，エンドトキシン試験法〈4.01〉，発熱性物質試験法〈4.04〉，無菌試験法〈4.06〉，製剤均一性試験法（用時溶解又は懸濁して用いるもの）〈6.02〉，注射剤の採取容量試験法〈6.05〉，注射剤の不溶性異物検査法〈6.06〉，注射剤の不溶性微粒子試験法〈6.07〉，注射剤用ガラス容器試験法〈7.01〉，プラスチック製医薬品容器試験法〈7.02〉，輸液用ゴム栓試験法〈7.03〉，及び滅菌法及び無菌操作法〈8.01〉並びに超ろ過法がある．〈6.02〉，〈6.05〉〜〈6.07〉，〈7.01〉〜〈7.03〉については第 15 章を参照のこと．以下，鉱油試験法〈1.05〉〜無菌試験法〈4.06〉の 6 つの試験法について解説する．

【鉱油試験法】

　注射剤及び点眼剤に用いる非水溶性剤（植物油）中に鉱油（パラフィンなど）が混入していないことを確認する限度試験である．試料を水酸化ナトリウム溶液とエタノールを加えて加熱する．エタノールを蒸発後，残留物に水を加え，水浴上で加熱するとき，液が濁らなければ適合とする．これは，植物油はけん化され，生じた石ケンは熱水に溶けるが，パラフィンなどの鉱油はけん化されずに濁る性質を利用したものである．

鉱油試験法：
　mineral oil test

けん化：saponification

【油脂試験法】

　本試験法は，脂肪，脂肪油，ろう，脂肪酸，高級アルコール又はこれらに類似した物質に適用される．製剤総則中に注射剤に本試験法を適用するとの記載はないが，非水性溶剤（油性注射剤の溶剤）には酸価 0.56 以下，ヨウ素価 79〜137，けん化価 185〜200 との記載がある．油脂試験法では，酸価（遊離脂肪酸量の指標で試料 1 g を中和するのに要する水酸化カリウムの mg 数），けん化価（グリセリド量の指標で試料 1 g 中のエステルのけん化及び遊離酸の中和に要する水酸化カリウムの mg 数），ヨウ素価（不飽和脂肪酸量の指標で試料 100 g と結合するハロゲンの量をヨウ素に換算した g 数）の試験法を規定している．

油脂試験法：
　fats and fatty oils test

【浸透圧測定法（オスモル濃度測定法）】

　注射剤及び点眼剤のオスモル濃度を凝固点降下法を用いて測定する．

$$凝固点降下度 \Delta T = モル凝固点降下定数 K \times 質量モル濃度 m$$

の関係を利用する．ここで溶媒が水の場合 $K = 1.86℃$ kg/mol である．モル凝固点降下定数 K は，質量モル濃度 m（mol/kg）で定義されるため，上式の関係からは質量オスモル濃度が得られることになるが，希薄濃度では数値的にこの値を容量オスモル濃度 c（mol/L）に等しいものとみなすことができる．本測定法では実用的な容量オスモル濃度を採用するものとし，その単位として Osm（osmol/L）を用いる．

浸透圧測定法：
　osmolarity determination

凝固点降下度：
　freezing – point depression

モル凝固点降下定数：
　molar freezing – point depression constant

オスモル濃度：
　osmolality

エンドトキシン試験法:
bacterial endotoxins test

ゲル化法:
gel-clot techniques

比濁法:
turbidimetric techniques

比色法:
chromogenic techniques

発熱性物質試験法:
pyrogen test

【エンドトキシン試験法】

　皮内，皮下，及び筋肉内投与のみに用いる注射剤を除き，別に規定するもののほか，エンドトキシン試験法に適合しなければならない．カブトガニの血球抽出成分より調製されたライセート試薬を用いて，グラム陰性菌由来のエンドトキシンを検出又は定量する方法である．本法には，エンドトキシンの作用によるライセート試液のゲル形成を指標とするゲル化法及び光学的変化を指標とする光学的定量法がある．光学的定量法には，ライセート試液のゲル化過程における濁度変化を指標とする比濁法，及び合成基質の加水分解による発色を指標とする比色法がある．試験結果に疑義がある場合は，別に規定するもののほか，ゲル化法によって判定する．

　エンドトキシンは，グラム陰性菌の細胞壁成分の一つで，脂質と糖鎖からなるリポ多糖 lipopolysaccharide（LPS）である．体内に入ると微量で強い発熱活性を示すが，通常のオートクレーブによる加熱では失活せず，完全に失活させるためには，耐熱性器具は少なくとも250℃で30分間乾熱処理したものを用い，試料溶液の希釈にはエンドトキシン試験用水を使用する．限度試験では規定値を超えるエンドトキシンが含まれるか否かを判定し，定量試験ではエンドトキシン試験用水で試験溶液を希釈して陽性を示す最大希釈倍率から試料溶液中のエンドトキシン濃度を算出する．注射用水はエンドトキシン試験法に適合しなければならない．

　ゲル化法：ライセート試液と試料溶液を混合し，37℃，60分静置した後，試験管を反転し，ゲルが流出しなければ陽性と判定する（限度試験）．試料溶液中のエンドトキシン濃度を，ゲル化反応のエンドポイントを求めることによって測定する（定量試験）．

　比濁法：ライセート試液と試料溶液を混合し，一定時間後のゲル化に伴う濁度の変化を測定することにより，試料溶液中のエンドトキシン濃度を測定する（定量試験）．

　比色法：ライセート試液と試料溶液との反応より，発色合成基質から遊離される発色基の量を吸光度又は透過率で測定することにより，試料溶液中のエンドトキシン濃度を測定する（定量試験）．

　いずれの方法においても，試料のエンドトキシンの濃度が，医薬品各条に規定されたエンドトキシン規格を満たすとき，試料はエンドトキシン試験に適合する．

【発熱性物質試験法】

　エンドトキシン試験の適用が困難な注射剤（製剤中の成分がエンドトキシン試験法の結果に影響を及ぼす反応干渉作用を持つ場合など）を対象とし，発熱性物質の存在をウサギを用いて試験する．生体反応を利用するため，エンドトキシン試験法と比べて検出効率・感度が劣るが，エンドトキシン以外の発熱性物質を検出することが可能である．

　エンドトキシン以外の発熱性物質には，グラム陰性菌及び陽性菌共通の細胞壁成分であるペプチドグリカン，グラム陽性菌などにより産生される外毒素，ウイルス，

病原性真菌などがある.

　健康なウサギ3匹に試料注射（耳静脈10 mL/kg）後3時間内の最高体温（測定は30分間隔以内）と試料注射前2回の直腸体温の平均値である対照温度の差を体温上昇度（＝最高体温－対照温度）とし，3匹の合計で表11.4の基準に従って判定する.

表11.4　発熱性物質試験法の判定基準

試験回数	実験動物数	体温上昇度の合計による判定基準	
		陰　性	陽　性
1	3匹	1.3℃	2.5℃以上
2（再試験）	3匹	累計3.0℃以下	累計4.2℃以上
3（再々試験）	3匹	累計5.0℃未満	累計5.0℃以上

　試験に用いたウサギを再使用する場合には，48時間以上休養させる. ただし，発熱性物質陽性と判定された試料を投与されたウサギ，又は以前に被験試料と共通な抗原物質を含む試料を投与されたウサギは再使用しない.

【無菌試験法】

　注射剤，点眼剤，眼軟膏剤及び局方収載品である注射用水，滅菌精製水に適用される. 培養によって増殖しうる微生物（細菌又は真菌）の有無を試験する. 用時溶解して用いるものは，添付の溶剤に溶解したものについて試験を行う. メンブランフィルター法と直接法がある. 試験はクリーンルームやクリーンキャビネット内で厳密な無菌的注意のもとで行う.

無菌試験法：sterility test

　メンブランフィルター法：試料をろ過したフィルター（孔径0.45 μm以下）を培地に入れるか，又はろ過器に培地を入れて培養する. 粘稠性の油性医薬品や眼軟膏などは，無菌のミリスチン酸イソプロピルなどを加えて試料溶液とする. 滅菌精製水や注射用水は本法で試験する.

メンブランフィルター法：
membrane filtration
method

　直接法：試料の全部又は一部を直接培地に加えて培養する. メンブランフィルター法が適用できない医薬品及び直接法を用いることが合理的である医薬品に適用する.

直接法：
direct transfer method

　いずれの方法においても，14日間以上培養して菌の発育を認めなければ適用とする. 好気性菌及び真菌の試験にはソイビーン・カゼイン・ダイジェスト培地を用いて20〜25℃で培養し，嫌気性菌では液状チオグリコール酸培地若しくは変法チオグリコール酸培地を用いて30〜35℃で培養する. フィルターが1枚の場合は半分に切断してそれぞれの培地に入れる. 直接法は製剤中の成分が試験結果に影響を及ぼす可能性があり，メンブランフィルター法の適用が増えている.

11.2 透析用剤 dialysis agents

➤ 定 義

透析用剤は，腹膜透析又は血液透析に用いる液状若しくは用時溶解する固形の無菌製剤である．

➤ 特徴・製法・容器

糖尿病性腎症による透析患者の急増に伴い，第16改正日本薬局方より設けられた．腹膜透析用剤と血液透析用剤がある．

① **腹膜透析用剤**：腹膜透析用剤は，腹膜透析に用いる無菌の透析用剤である．腹膜透析は，体内の腹膜を人工透析膜の代わりに用いて患者自ら行う透析療法の一つである．人工透析機を必要とせず，持ち歩くことも可能であるため，自宅や職場など医療機関外の場所で社会生活を営みながら行うことができる．腹膜透析用剤はこれに用いる無菌の透析用剤で，腹腔内に直接投与されるため，注射剤と同等ないしそれ以上の管理が要求される．特に微生物が混入すると腹膜炎を起こす可能性があるため，無菌性の確保は重要である．

本剤を製するには，通例，有効成分に添加剤を加え，溶剤に溶解して一定容量としたもの，又は有効成分に添加剤を加えたものを容器に充填し，密封し，必要に応じて滅菌する．ただし，微生物や汚染に十分注意し，調製から滅菌に至る操作は製剤の組成や貯法を考慮してできる限り速やかに行う．有効成分の濃度を％で示す場合にはw/v％を意味する．用時溶解する固形の製剤の場合は，錠剤，顆粒剤などの製法に準じる．

ⅰ）pH調整剤，等張化剤などの添加剤を加えることができる．

ⅱ）本剤を製するに用いる溶剤は，別に規定するもののほか，注射用水とする．

ⅲ）別に規定するもののほか，無菌試験法〈4.06〉，注射剤の採取容量試験法〈6.05〉の4.輸液剤，注射剤の不溶性異物検査法〈6.06〉，注射剤の不溶性微粒子試験法〈6.07〉に適合する．

本剤に用いる容器は，注射剤用ガラス容器試験法〈7.01〉に適合する無色のものである．ただし，別に規定する場合は，注射剤用ガラス容器試験法に適合する着色容器又はプラスチック製医薬品容器試験法〈7.02〉に適合するプラスチック製水性注射剤容器を用いることができる．容器のゴム栓は，別に規定するもののほか，輸液用ゴム栓試験法〈7.03〉に適合する．本剤に用いる容器は，通例，密

第 11 章　無菌製剤　　　　　　　　　　253

封容器，又は必要に応じて，微生物の混入を防ぐことができる気密容器とする．
製剤の品質に水分の蒸散が影響を与える場合は，低水蒸気透過性の容器を用いる
か，又は低水蒸気透過性の包装を施す．

②　**血液透析用剤**：血液透析は，体外に取り出した血液を，透析膜を介して透析液
との間で拡散と限外ろ過を行う透析療法の一種である．最も汎用されている透析
療法であるが，患者は週に2～3回，1回数時間，医療機関のベッドから離れら
れず，肉体的負担は大きい．血液透析用剤はこれに用いる透析用剤である．体内
に直接投与されるわけではないため，無菌に関する規定はない．透析膜は微生物
は透過しないが，エンドトキシンは透過するので，エンドトキシン試験法に適合
する必要がある．

　本剤を製するには，通例，有効成分に添加剤を加え，溶剤に溶解して一定容量
としたもの，又は有効成分に添加剤を加えたものを容器に充填する．用時溶解す
る固形の製剤の場合は，錠剤，顆粒剤などの製法に準じる．

ⅰ）pH 調整剤，等張化剤などの添加剤を加えることができる．

ⅱ）本剤を製するに用いる溶剤は，別に規定するもののほか，注射用水又は透析
　　に適した水とする．

　本剤に用いる容器は，通例，注射剤の不溶性異物検査法の試験に支障をきたさ
ない透明性のある気密容器とする．製剤の品質に水分の蒸散が影響を与える場合
は，低水蒸気透過性の容器を用いるか，又は低水蒸気透過性の包装を施す．

11.3　点眼剤　ophthalmic liquids and solutions

➤　定　義

　点眼剤は，結膜嚢などの眼組織に適用する，液状，又は用時溶解若しくは用時懸
濁して用いる固形の無菌製剤である．

点眼剤：

　ophthalmic solutions

➤　特　徴

　眼は体の中で最も鋭敏な臓器の一つで，特に炎症を起こしているときには眼粘膜
や角膜の感受性が一段と高いことから，点眼剤として以下のような条件が必要であ
る．

①　無菌であること．

②　pH が 6～8 であること．

③　涙液となるべく等張であること．

④　異物を含まないこと（点眼剤の不溶性異物検査法参照）．

点眼剤に用いられる薬物として，抗生物質，抗ウイルス薬，抗ヒスタミン薬，消

炎薬，局所麻酔薬，副腎皮質ホルモン，散瞳薬，縮瞳薬，緑内障治療薬，ビタミンなどがある．なお，緑内障治療に用いられる β 受容体遮断薬は，鼻涙管を通じて，鼻腔内に移行後に全身吸収され，その副作用が問題となる．したがって，多くの β 受容体遮断薬の点眼液は気管支喘息やコントロール不十分な心不全などの患者には投与禁忌になっている．

> ### 製剤学的な分類

点眼剤は，溶剤及び溶解状態により，注射剤と同様，水性点眼剤，非水性点眼剤，懸濁性点眼剤，用時溶解又は懸濁して用いる点眼剤に分類される．

① **水性点眼剤**：多くの点眼剤は，水性点眼剤に属する．精製水又は適切な水性溶剤が用いられる．添付する溶解液には，滅菌精製水又は適切な滅菌した水性溶剤を用いる．

② **非水性点眼剤**：非水性点眼剤の溶剤は，通例，植物油（オリブ油，ゴマ油，ダイズ油など，ヒマシ油等の非食用油も使用可能）が用いられる．プロピレングリコールのような水性有機溶媒や，流動パラフィンのような鉱物油を用いることもある．白内障手術時の縮瞳や術後の炎症の防止に用いられる．インドメロール®点眼液（インドメタシン）などがある．

③ **懸濁性点眼剤**：懸濁性点眼剤中の粒子は，最大粒子径 75 μm 以下である．水性懸濁点眼液として，ムコスタ®点眼液（レバミピド），フルメトロン®点眼液（フルオロメトロン），ピマリシン®点眼液（ピマリシン），カリーユニ®点眼液（ピレノキシン）などがある．非水性懸濁点眼液は，オキシテトラサイクリン感受性菌による外眼部，前眼部の細菌感染症で炎症反応の著しい場合などに用いられるオキシテトラサイクリン塩酸塩/ヒドロコルチゾン酢酸エステル点眼液がある．市販品（OTC 薬）は少ない．

④ **用時溶解又は懸濁して用いる点眼剤**：添付する溶解液は無菌でなければならない．ピバレフリン®点眼液（ジピベフリン塩酸塩），エコリシン®点眼液（エリスロマイシンラクトビオン酸塩/コリスチンメタンスルホン酸ナトリウム），ベストロン®点眼用（セフメノキシム塩酸塩）などがある．タチオン®点眼液（グルタチオン）は溶解液が封入された点眼用容器に無菌の錠剤を移し入れて，軽く振とうして点眼液とする．溶解後の使用期限は製品により異なり，冷所保存で1週間程度のものから室温で1か月程度使用できるものまである．

⑤ **洗眼液**：炎症眼の結膜嚢の洗浄，あるいは眼手術時の眼内灌流及び洗浄に用い，原則として保存剤を加えない．2％ホウ酸液や生理食塩液が相当し，300～500 mL の滅菌瓶に入れて滅菌する（院内製剤）．

> ### 製法・製剤機器

有効成分に添加剤を加え，溶剤などに溶解若しくは懸濁して一定容量としたもの，又は有効成分に添加剤を加えたものを容器に充塡する．調製に用いる溶剤は必ずし

第 11 章　無菌製剤　　　255

も無菌である必要はない．溶解後ろ過滅菌し，滅菌済み容器に充填するが，充填後
に加熱滅菌することもある．懸濁性点眼剤は，滅菌した溶剤に無菌の主薬を無菌操
作で懸濁する．滅菌した容器に薬液を充填し，ノズル，キャップを施す．最近では，
プラスチック容器の成形から薬液の充填，密封まで人手を全く介さない，いわゆる
blow-fill-seal system によって製造された点眼剤が多く市販されている．

➤　添加剤

　薬物の安定性の確保や生体への適用性を高めるために，添加剤として緩衝剤，等
張化剤，安定剤，保存剤，溶解補助剤，粘稠化剤，懸濁化剤，乳化剤などが添加さ
れる．表 11.3 に示した注射剤の添加剤とほぼ同様の添加剤が用いられるが，点眼
剤だけに用いられる添加剤（ホウ酸，ホウ酸塩など）もある．なお，着色だけを目
的とする物質を加えてはならない．

① **緩衝剤**：点眼液の pH は涙液の pH と同程度であることが望ましいが，涙液によ
　る緩衝作用や希釈効果により，眼粘膜に対して刺激のない pH 範囲は 4.8〜8.5 と
　されており，この範囲内で薬効が高く安定性の良い pH を選択する．点眼剤に汎
　用されている緩衝液を表 11.5 にまとめた．

緩衝剤：buffering agents

② **等張化剤**：涙液の浸透圧は血液と等しい．しかし，眼組織は浸透圧差に基づく
　不快感をあまり覚えないため，注射剤ほど厳密な等張性を要求されないが（170
　〜600 mOsm，塩化ナトリウム濃度としては 0.5〜2 %），なるべく等張となるよ
　うに調整する必要がある．塩化ナトリウム，ホウ酸，硝酸カリウム，硝酸ナトリ
　ウムなどが用いられる．

等張化剤：tonicity agents

③ **保存剤**：点眼剤は使い捨てタイプのものに加えて，繰り返し使用するタイプの
　ものも多くある．したがって，使用中に微生物によって汚染される可能性は高く，
　保存剤の添加は重要である．保存剤として，パラオキシ安息香酸エステル類，ベ
　ンザルコニウム塩化物，ベンジルアルコール，クロロブタノールなどが用いられ
　る．パラオキシ安息香酸エステル類は，単独使用よりも 2 種以上の併用で効力が
　相乗的に増加する．また，加熱滅菌後もその化学的安定性が保たれている．添加
　濃度は防腐効果が確実に発揮できる濃度が必要であるが，安全性を考え，最低有
　効濃度に留めるようにする（表 11.6）．

保存剤：preservatives

④ **安定剤**：注射剤と同様に，抗酸化剤としてピロ亜硫酸ナトリウム，亜硫酸水素
　ナトリウムなどが，キレート剤としてクエン酸，EDTA などが用いられる．

安定剤：stabilizers

⑤ **溶解補助剤**：注射剤と同様に，有機溶剤としてエタノール，プロピレングリコ
　ール，ポリエチレングリコールなどが，界面活性剤としてポリソルベート 80，
　ポリオキシエチレン硬化ヒマシ油 60 などが用いられる．パピロック®ミニ点眼
　液（シクロスポリン）にはエタノールが添加されている．ラタノプロスト点眼液，
　レボカバスチン塩酸塩点眼液にはポリソルベート 80 が可溶化剤として添加され
　ている．

溶解補助剤：
　solubilizing agents

⑥ **粘稠化剤**：点眼液の稠度を高くし，組織滞留性を改善するために，粘稠化剤と

粘稠化剤：
　thickening agents

表 11.5　眼科用緩衝液

緩衝液			使用例
Hind-Goyan の緩衝液			
緩衝液 A（pH 5.0）	ホウ酸	1.9 g	プロカイン塩酸塩，ジブカイン塩酸塩，フェニレフリン塩酸塩，コカイン塩酸塩，硫酸亜鉛など
	（滅菌）精製水　全量	100.0 mL	
緩衝液 B（pH 5.0）	ホウ酸	1.9 g	フィゾスチグミンサリチル酸塩，エピネフリン塩酸塩など
	無水亜硫酸ナトリウム	0.1 g	
	（滅菌）精製水　全量	100.0 mL	
緩衝液 C（pH 6.8）	リン酸二水素ナトリウム（無水）	0.40 g	ピロカルピン塩酸塩，ホマトロピン臭化水素酸塩，アトロピン硫酸塩など
	リン酸一水素ナトリウム（無水）	0.47 g	
	塩化ナトリウム	0.47 g	
	（滅菌）精製水　全量	100.0 mL	
Palitzsch の緩衝液（A 液と B 液を混合し必要な pH に調節）			
A 液（0.05 mol/L ホウ砂液）			コンタクトレンズ溶液剤，アルカリ性洗眼剤
	ホウ砂	19.11 g	
	（滅菌）精製水　全量	1000 mL	
B 液（0.2 mol/L ホウ酸液）			
	ホウ酸	12.40 g	
	（滅菌）精製水　全量	1000 mL	

表 11.6　点眼剤に用いられる保存剤

保存剤	使用濃度（％）
パラオキシ安息香酸メチル	0.05～0.1
パラオキシ安息香酸エチル	0.05～0.1
パラオキシ安息香酸プロピル	0.05～0.1
パラオキシ安息香酸ブチル	0.05～0.1
ベンジルアルコール	0.5
クロロブタノール	0.25～0.5
ベンザルコニウム塩化物	0.003～0.01
ベンゼトニウム塩化物	0.003～0.01

してヒドロキシエチルセルロースがマイティア®点眼液（人工涙液）やケタス®点眼液（イプジラスト）に，コンドロイチン硫酸ナトリウムがルポック®（プラノプロフェン）に，ヒプロメロースがパピロック®ミニ点眼液（シクロスポリン）に添加されている．ヒアルロン酸ナトリウム点眼液 0.3 ％は，角結膜上皮障害治療に用いられている．チモプトロール®XE 点眼液（チモロールマレイン酸塩）にはジェランガムが配合さている．ジェランガムは，通常脱イオン水中ではわずかに粘性のある溶液であるが，Na^+ が存在する涙液中では重合体を形成し，ゲル化する特徴を有する．リズモン®TG 点眼液（チモロールマレイン酸塩）にはメチルセルロース（粘稠化剤）とマクロゴール 4000（粘稠化補助剤）が配合されている．通常，10 ℃以下で保存されている場合，液状であるが，点眼後は速やかに眼表面温度（32～34 ℃）でゲル化する特徴を有する．

懸濁化剤：
suspending agents

⑦ **懸濁化剤**：水性懸濁点眼剤に用いられる懸濁化剤には，各種の非イオン性界面活性剤やメチルセルロース，カルメロースナトリウムなどの水溶性高分子が用い

第 11 章　無菌製剤　　　257

られる．マキシデックス®懸濁性点眼液（デキサメタゾン）やフルメトロン®点
眼液（フルオロメトロン）にはポリソルベート 80 とヒプロメロースが添加され
ている．

➤ 保存容器

本剤に用いる容器は，通例，点眼剤の不溶性異物検査法の試験に支障をきたさな
い透明性のある気密容器とする．製剤の品質に水分の蒸散が影響を与える場合は，
低水蒸気透過性の容器を用いるか，又は低水蒸気透過性の包装を施す．

➤ さまざまな容器

点眼剤の容器は，ガラス製あるいはプラスチック製の気密容器が用いられる．プ
ラスチック製の容器が主流となっており，ポリエチレン，ポリプロピレン，ポリカ
ーボネートなどが利用される．よって，加熱による最終滅菌は困難である．なお，
アズレンスルホン酸ナトリウムやベタメタゾンリン酸ナトリウムなどの光で分解し
やすい点眼液は遮光袋に入れて保存する．また，熱応答性ゲルを使用しているリズ
モン®TG 点眼液（チモロールマレイン酸塩）は，製剤の特性上冷所保存が必要で
ある．

➤ 試験法

無菌試験法〈4.06〉，点眼剤の不溶性微粒子試験法〈6.08〉，点眼剤の不溶性異物
検査法〈6.11〉が適用される．点眼剤の不溶性異物検査法は水性点眼剤及び水性溶
解液を対象とし，白色光源直下約 3000〜5000 lx で肉眼観察したとき，たやすく検
出される不溶性異物があってはならない．本試験法は点眼剤の品質保証及び工程管
理の意味合いが強い．

11.4　眼軟膏剤　ophthalmic ointments

➤ 定　義

眼軟膏剤は，結膜嚢などの眼組織に適用する半固形の無菌製剤である．

➤ 特　徴

眼軟膏剤は点眼剤と比べ作用時間が長いため塗布回数が少なくてすむ．また，涙
液による薬の希釈がされにくいことなどの利点がある．しかし，塗布後に一過性の
霧視や不快感があり，使用感が悪いといった欠点もある．抗真菌薬，抗ウイルス薬，
抗生物質，抗ヒスタミン薬，抗炎症薬，散瞳薬などが眼軟膏剤として製剤化されて

いる.

➤ 製法・製剤機器

　通例，ワセリンなどの適切な基剤と医薬品の溶液又は微細な粉末を混和して均質とし，容器に充填する．基本的には軟膏剤と同様に製するが，基剤をあらかじめ滅菌して無菌操作で調製する点が特徴的である．ワセリンなどは，溶解，ろ過（微粒子除去），乾熱滅菌（180 ℃ 1 時間，140 ℃ 4 時間）し，薬物の微細な粉末を均一に混合し，滅菌したチューブなど気密容器に充填する．なお，眼軟膏剤中の粒子の最大粒子径は 75 μm 以下である.

➤ 基剤・添加剤

1) 基　剤

　基剤は，目に対する刺激性が少なく，適度な稠度の基剤として油脂性基剤が用いられる．軟稠良質のワセリン（融点 42～50 ℃）が主成分であり，精製ラノリン，流動パラフィンを加えることもある．主薬の含量が一定である限り，基剤の組成比を変更して物理化学的性状を調節できる．水溶性薬物の場合，少量の滅菌精製水に溶解，精製ラノリンと混和後，滅菌したワセリン若しくはプラスチベースに練合する.

2) 添加剤

　保存剤として，パラオキシ安息香酸エステル類やクロロブタノールなどが添加される.

➤ 保存容器

　本剤に用いる容器は，通例，微生物の混入を防ぐことのできる気密容器とする．製剤の品質に水分の蒸散が影響を与える場合は，低水蒸気透過性の容器を用いるか，又は低水蒸気透過性の包装を施す.

➤ 試験法

　無菌試験法〈4.06〉に適合する．ただし，別に規定するもののほか，メンブランフィルター法により試験を行う．また，眼軟膏剤の金属性異物試験法〈6.01〉に適合する.

11.5　浸透圧調整法

　注射剤や点眼剤の浸透圧は，溶血や疼痛等の問題から血清や涙液の浸透圧と等し

第 11 章　無菌製剤

いこと，すなわち等張であることが望ましい．以下，浸透圧に関する基本事項と等
張化の計算法を説明する．

11.5.1　浸透圧とオスモル濃度

　溶媒は自由に通すが溶質を通さない半透膜をはさんで，一方に純溶媒を，他方に
溶液をおくとき，溶媒の一部は膜を通して溶液中に浸入して平衡に達する．このと
き膜の両側に生じる圧力差が溶液の浸透圧である．溶液の束一性の一つであり，注
射剤や点眼剤では生理的な条件からずれると刺激性の原因になる．

　浸透圧は希薄溶液ではモル濃度（≈質量モル濃度）に比例するので浸透圧濃度を
容量オスモル濃度で表示することができる．すなわち，水溶液 1 L に溶解している
溶質粒子のモル数で表す容量オスモル濃度（osmol/L）に比例する．日局 17 の浸透
圧測定法に記載されている凝固点降下度からは水 1 kg に溶解している溶質粒子の
モル数で表す質量オスモル濃度（osmol/kg）が求められる．厳密には両濃度の数値
は異なるが，低濃度範囲では両者はほぼ等しくなるので，浸透圧測定法では凝固点
降下度から求められる質量オスモル濃度の数値をもって容量オスモル濃度（osmol/
L = Osm）としている．1 Osm は 1 L 中にアボガドロ数（6.022×10^{23}）個の粒子
が溶けていることを意味する．非電解質ではモル濃度（mol/L）とオスモル濃度は
等しくなるが，電解質では，電離により粒子数が増えるので，モル濃度よりオスモ
ル濃度が高くなる．電離度 α の一塩基性酸若しくは一酸性塩基ではオスモル濃度
はモル濃度の（$1 + \alpha$）倍になる（ファントホッフの法則）．

　血清あるいは涙液と同じ浸透圧をもつ液を等張液という．0.9 % NaCl（生理食塩
液），5 % ブドウ糖はほぼ等張であり，約 280 mOsm である．生理食塩液の浸透圧
に対する試料の浸透圧の比を浸透圧比（オスモル比）といい，等張性の尺度となる．

浸透圧：osmotic pressure
束一性：
　　colligative property

11.5.2　浸透圧調整（等張化）のための計算法

　浸透圧調整のための計算法には，氷点降下度法（凝固点降下度法），食塩価法
（食塩当量法），容積価法（等張容積法）がある．凝固点降下度，食塩価，容積価は
いずれも粒子数に比例する（溶液の束一的性質）．すなわち，%濃度が同じであれ
ば，溶質の分子量が大きいほどその値は小さくなる（表11.7）．

表 11.7　凝固点降下度，食塩価及び容積価

医薬品名	凝固点降下度 1.0 %（℃）	食塩価	容積価（mL）
塩化ナトリウム	0.578	1.00	111.1
エフェドリン塩酸塩	0.169	0.30	33.3
コカイン塩酸塩	0.091	0.16	17.7
テトラカイン塩酸塩	0.109	0.18	20.0
ピロカルピン塩酸塩	0.134	0.24	26.7
プロカイン塩酸塩	0.122	0.21	23.3
モルヒネ塩酸塩	0.086	0.15	16.7
クロロブタノール	0.140	0.24	26.9
ゲンタマイシン硫酸塩	0.030	0.05	5.20
アトロピン硫酸塩水和物	0.073	0.13	14.3
ブドウ糖（無水）	0.100	0.18	20.0
ペニシリン G カリウム	0.104	0.18	20.0
ホウ酸	0.283	0.50	55.7
ホウ砂	0.241	0.42	46.7
硝酸カリウム	0.323	0.56	62.2
硝酸銀	0.191	0.33	36.7

① 氷点降下度法

　浸透圧と氷点降下度は，溶液中に存在する物質の粒子数に比例する．血清あるいは涙液の氷点降下度は 0.52 ℃である．製剤 100 mL 中に医薬品 A を X_A（g），添加剤 B を X_B（g）加えるとき，それぞれ 1.0 w/v%溶液の氷点降下度を K_A, K_B とすると，製剤が等張であれば次式が成り立つ．

$$K_A X_A + K_B X_B = 0.52$$

　医薬品 A の濃度（X_A w/v%）が決まっているとき，製剤 100 mL に加えるべき添加剤 B の質量 X_B（g）は，以下のようになる．

$$X_B = \frac{0.52 - K_A X_A}{K_B}$$

② 食塩価法

　ある医薬品の食塩価（食塩当量）とは，その医薬品 1 g と同じ浸透圧を示す塩化ナトリウム量（g）をいう．等張な食塩液 100 mL に溶解している塩化ナトリウム量は 0.9 g である．製剤 100 mL 中に医薬品 A を X_A（g），添加剤 B を X_B（g）加えるとき，それぞれの食塩価を S_A, S_B とすると，製剤が等張であれば次式が成り立つ．

$$S_A X_A + S_B X_B = 0.9$$

　医薬品 A の濃度（X_A w/v%）が決まっているとき，製剤 100 mL に加えるべき添

加剤 B の質量 X_B（g）は，以下のようになる．

$$X_B = \frac{0.9 - S_A X_A}{S_B}$$

添加剤が塩化ナトリウムの場合，$S_B = 1$ であるので，$X_B = 0.9 - S_A X_A$ となる．

③ 容積価法

容積価（等張容積）とは，医薬品 1 g を溶解して等張にするために必要な水の量をいう．製剤 100 mL 中に医薬品 A を X_A（g），添加剤 B を X_B（g）加えるとき，それぞれの容積価を V_A，V_B とすると，製剤が等張であれば次式が成り立つ．

$$V_A X_A + V_B X_B = 100$$

医薬品 A の濃度（X_A w/v%）が決まっているとき，製剤 100 mL に加えるべき添加剤 B の質量 V_B（g）は，以下のようになる．

$$X_B = \frac{100 - V_A X_A}{V_B}$$

計算例：涙液と等張な 3.0 w/v% ピロカルピン塩酸塩点眼液を 100 mL 調製する際に添加すべき塩化ナトリウム量（g）をそれぞれの方法で求める．表 11.7 より，ピロカルピン塩酸塩と塩化ナトリウムについて，1.0 w/v% 溶液の氷点降下度は 0.134 ℃，0.578 ℃，食塩価は 0.24，1.0，容積価は 26.7 mL，111.1 mL である．

氷点降下度法：$0.134 \times 3 + 0.578 \times X_B = 0.52$

$$X_B = \frac{0.52 - 0.134 \times 3}{0.578} = 0.204 \qquad 答 \qquad 0.20（g）$$

食塩価法：$0.24 \times 3 + 1 \times X_B = 0.9$

$$X_B = 0.9 - 0.24 \times 3 = 0.18 \qquad 答 \qquad 0.18（g）$$

容積価法：$26.7 \times 3 + 111.1 \times X_B = 100$

$$X_B = \frac{100 - 26.7 \times 3}{111.1} = 0.179 \qquad 答 \qquad 0.18（g）$$

表 11.7 に与えられた数値には丸め誤差があるため，この例のように用いる計算式により計算値が若干ずれることがある．いずれの場合でも，製剤の調製量が 50 mL 及び 200 mL のときの塩化ナトリウムの添加量は，上記の結果を利用して，それぞれ 0.09～0.10（g），及び 0.36～0.40（g）となる．

11.6 滅菌及び無菌操作法

日局17では，参考情報に最終滅菌医薬品のパラメトリックリリース，滅菌法及び滅菌指標体が記載されている．無菌製剤に関して，製薬用水の品質管理，保存効力試験法，最終滅菌医薬品の無菌性保証，無菌医薬品製造区域の環境モニタリング法が記載されている．

日局17では，通則において無菌関連用語の定義が設定された．**無菌**とは，定められた方法で対象微生物が検出されないことをいう．**滅菌**とは，被滅菌物の中の全ての微生物を殺滅又は除去することをいう．**無菌操作**とは，無菌を維持するために管理された方法で行う操作をいう．

11.6.1 滅菌法

滅菌とは，物質中の全ての微生物を殺滅又は除去することをいう．滅菌法を適用する場合には，各滅菌法の長所・短所を十分理解した上で，包装を含む被滅菌物（製品又は滅菌が必要な設備，器具，材料など）の適合性に応じて，適切な滅菌法を選択する必要がある．

消毒法：
disinfection method

① **消毒法**：生存する微生物の数を減らすために用いられる処置法で，必ずしも微生物を全て殺滅したり除去したりするものではない．

　ⅰ）**薬液法**：アルコール類（エタノール，イソプロピルアルコール），アルデヒド類（グルタルアルデヒド），塩素化合物（次亜塩素酸ナトリウム），フェノール類（フェノール，クレゾール），陽イオン界面活性剤（ベンザルコニウム塩化物）などを用いる方法である．

流通蒸気法：
steam flow method

　ⅱ）**流通蒸気法**：通例，100℃の流通蒸気中に30〜60分間試料を放置する方法で，高圧蒸気滅菌で変質するおそれのあるものに用いる．

煮沸法：boiling method

　ⅲ）**煮沸法**：通例，試料を沸騰水中に沈め，15分間以上煮沸する方法である．炭酸ナトリウムを1〜2％加えると，滅菌効果が増加する．

間けつ法：
intermittent method

　ⅳ）**間けつ法**：80〜100℃の水中又は流通蒸気中で，1日1回30〜60分間ずつ加熱を繰り返して滅菌する方法である．加熱又は加温の休止中は，20℃以上の微生物の発育に適切な温度を保つ．これは，細菌や真菌の多くは60〜70℃の水中で死滅するが，芽胞形成菌は生き残るため，芽胞を増殖型とし滅菌するためである．

紫外線法：
ultraviolet method

　ⅴ）**紫外線法**：通例，254 nm付近の紫外線を用いて行う方法で，比較的手軽で，使用例は多い．平滑な物品表面，施設，設備，水，空気など紫外線照射に耐え

第 11 章　無菌製剤　　　　　　　　　　　　　　　　　　　　　263

るものに用いる.

② **滅菌法**：加熱法，ガス法，放射線法，ろ過法がある.

i ）加熱法

● 湿熱滅菌法：湿熱滅菌法には，一般的に広く用いられている飽和蒸気滅菌（高圧蒸気法，オートクレーブ法）とその他の湿熱滅菌とがある．オートクレーブを用いて，115～118 ℃ 30 分，121～114 ℃ 15 分，又は 126～129 ℃ 10 分で行う．ゴム栓，メンブランフィルター，充填済みアンプル，バイアル，製造装置部品，器具の滅菌に適する.

● 乾熱滅菌法：加熱乾燥空気中で微生物を殺滅する方法である．160～170 ℃ 120 分，170～180 ℃ 60 分，又は 180～190 ℃ 30 分で行う．主としてガラス製，磁製，金属製の物品，鉱油，油脂類，粉末の薬物などで，熱に安定なものに用いる．発熱性物質は，250 ℃ 30 分の乾熱滅菌で分解する.

● 高周波滅菌法：高周波（マイクロ波）を薬液などの被滅菌物に照射すると，吸収された高周波により，被滅菌物の極性分子が配向を変えようと振動し，分子同士の摩擦によりエネルギーを発生する．このとき生じる熱（マイクロ波加熱）によって微生物を殺滅する方法を高周波滅菌法という．高周波は，通例，2450 ± 50 MHz のものを用いる．本法は，密封容器等に充填された液状製品又は水分含量の多い製品に適用される.

ii ）ガス法

ガス法は，滅菌ガスを微生物と接触させることによって，微生物を殺滅する方法である．加熱法と比較して低い温度での滅菌が可能で，一般に被滅菌物の熱損傷が少ない方法である．そのため，熱抵抗性の低いプラスチック製容器などに適用されることが多い．酸化エチレンガス滅菌法と過酸化水素による滅菌法がある．酸化エチレンガスは，反応性の強いアルキル化剤であるので，酸化エチレンガスと反応する製品又は酸化エチレンガスを吸収しやすい製品の滅菌には適用できない．過酸化水素による滅菌には，過酸化水素が持つ酸化力，あるいは過酸化水素より発生するラジカルによる酸化反応によって微生物を殺滅する.

iii ）放射線法

放射線滅菌法には，^{60}Co を線源とした γ 線を被滅菌物に照射することで微生物を殺滅する γ 線照射滅菌と，電子線加速器から放出される電子線を照射することで微生物を殺滅する電子線照射滅菌とがある．室温で滅菌が可能であるため，熱に不安定な物質に適用でき，放射線が透過するため，こん包状態での滅菌も可能である．ガラス製，磁製，ゴム製，プラスチック製の物品などに適するが，品質の劣化に注意する.

iv ）ろ過法

ろ過法は，滅菌用フィルターによって液体又は気体中の微生物を物理的に除

滅菌法：sterilizing method
加熱法：heating method

高圧蒸気法：
　moist heat method

乾熱法：dry-heat method

高周波法：
　microwave method

ガス法：gas method

放射線法：
　radiation method

ろ過法：filtration method

去する方法である．したがって，熱，放射線に対して不安定な被滅菌物にも適用できる．ろ過による被滅菌物は，$0.2\ \mu$m メンブランフィルターで除去できる微生物であり，細菌の中でもマイコプラズマやレプトスピラ，またウイルスは対象としない．

11.6.2　最終滅菌法と無菌性保証水準

最終滅菌：
terminal sterilization

　最終滅菌とは，製剤を容器に充塡した後，滅菌する方法であり，滅菌後の微生物の死滅を定量的に測定又は推測できる滅菌法である．滅菌法で述べた加熱法，ガス法，又は放射線法の中から適切な方法と条件を選択して用いる．

バイオバーデン：
bioburden
無菌性保証水準：
sterility assurance level

　被滅菌物に生存する微生物群をバイオバーデンという．最終滅菌を適用できる医薬品や医療機器には，原則，10^{-6}以下の無菌性保証水準が得られる条件で滅菌を行わなければならない．10^{-6}以下の無菌性保証水準は，物理的及び微生物学的手法に基づく滅菌工程のバリデーションを通して証明できるものであり，無菌試験法によって証明できるものではない．十分な無菌性を保証するために，バイオバーデンにこだわらず10^{-6}以下の無菌性が保証できる条件で滅菌するオーバーキル法が

オーバーキル法：
overkill sterilization

適用される．オーバーキル法では，D値＝1.0以上の菌が10^{-12}に減少する条件で滅菌を行う．菌数は滅菌時間あるいは照射線量の増大に対して指数関数的に減少し，D値（decimal reduction value）とは初期の菌数を1/10にするのに要する時間（加熱法）のことである（図11.4）．加熱滅菌の場合，D値は滅菌温度が高いほど小さくなるが，D値を10倍変化させるに要する温度変化をZ値という（図11.4）．

　無菌試験法に供される注射剤などの製品数は限られており，これのみで10^{-6}以下の無菌性を保証することはできない．したがって，製造工程全体のバリデーションと工程管理により，無菌性を保証する必要がある．滅菌指標体とは，滅菌工程の

滅菌指標体：
sterilization indicator
生物指標体：
biological indicator
化学指標体：
chemical indicator

管理又は滅菌の指標として使用されるもので，生物指標体（BI），化学指標体（CI）及び線量計などがある．BIは，特定の滅菌法に対して強い抵抗性を示す指標菌を用いてつくられたものであり，滅菌法の滅菌条件の決定及び滅菌工程管理に使用される．CIは，熱，ガス又は照射の作用を化学又は物理変化によって変色する物質を塗布または印刷した紙片などで，滅菌処理の有無の区別，滅菌工程の管理などに

線量計：dosimeter

用いられるものがある．滅菌効果は被滅菌物の吸収線量に依存するので，線量計による吸収線量の測定によって放射線法による滅菌工程の管理が行われる．

11.6.3　無菌操作法

無菌操作法：
aseptic manipulation

　無菌操作法は，無菌医薬品を製造する場合，医薬品を最終容器（医薬品が最終的に用いる容器のことをいう）に充塡した後，滅菌する方法である最終滅菌法を適用しない医薬品に用いる技術であり，ろ過滅菌後，又は原料段階から一連の無菌工程により無菌医薬品を製造するために用いる方法をいう．

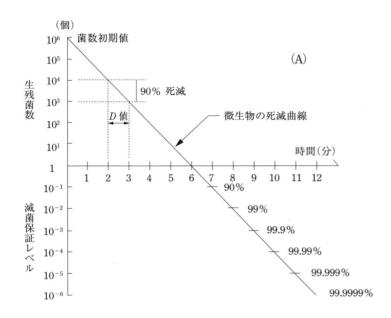
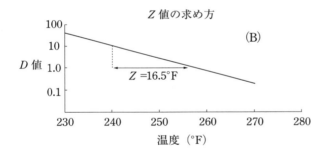

図 11.4　D 値及び Z 値
(A) 滅菌時間の対数値と生残菌数の関係から D 値が求められる．
(B) D 値の対数値と滅菌温度の関係から Z 値が求められる．

　本操作法を用いて無菌医薬品を製造する場合は，通例，あらかじめ使用するすべての器具及び材料を滅菌した後，環境微生物数及び微粒子数が適切に管理された無菌設備内において，適切な無菌操作法を用いて一定の無菌性保証水準を得られるように行う．無菌操作を行う区域は，他の区域より空気清浄度が高く，外部の空気が混入しないように外部より陽圧に保たれている．空気清浄度のパラメータとして空中浮遊微粒子数がある．無菌製剤製造のための空気清浄度を表 11.8 に示す．空気の清浄度は，空気中の微粒子を HEPA フィルターで捕捉することで維持する．通常，グレード A（クラス 100）の環境下で注射剤の充填が行われる．また，病院薬剤部などで注射剤の混合や小分け用市販点眼液を小分けする際も，クラス 100 のクリーンベンチ内で行われる．最大の汚染源はヒトであることから，ヒトが清浄区域内に

HEPA フィルター：
　high-efficiency particulate air filter

表 11.8 空気清浄度の規格

グレード	1 m³ 当たりの最大許容微粒子（0.5 μm 以上）数	
	非作業時	作業時
A	3,530	3,530
B	3,530	353,000
C	353,000	3,530,000
D	3,530,000	作業状態により異なる

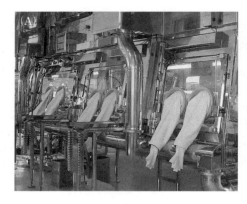
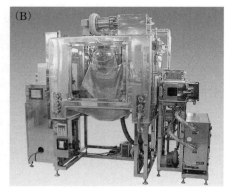
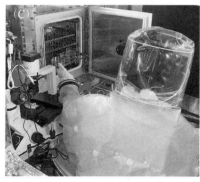

図 11.5 アイソレータ
(A) 治験薬生産用アイソレータ
(B) 細胞培養アイソレータ
(C) ハーフスーツでの作業風景（細胞培養アイソレータ内＆インキュベータ）
（写真提供：澁谷工業株式会社）

入らずに作業可能なアイソレータが利用されている（図11.5）．無菌操作にあたっては，ハード面以上にソフト面の充実が求められる．作業員が決められた手順を理解し，守り，記録に残すことが大切である．

無菌医薬品の製造にあたっては，微生物学的管理が適切に維持されていることを保証するために，環境，設備，及び作業員に対する微生物学的モニタリングを適切な頻度で行う必要がある．無菌医薬品の製造区域の微生物評価試験法は日本薬局方参考情報 G4 中（無菌医薬品製造区域の環境モニタリング法）に記載されている．

11.6.4　無菌試験法

無菌性保証：
sterility assurance

無菌試験法は破壊試験であるため，全数検査はできない．そのため，培地充塡試験法などのプロセスバリデーションにより工程全体の無菌性を保証する必要がある．

第 11 章　無菌製剤　　267

製造工程のバリデーション及び適切な工程管理とその記録により，高度な水準で無
菌性が恒常的に保証される場合には，出荷時の試験において，無菌試験を省略する
ことができる（最終滅菌医薬品の無菌性保証）．

① **培地充塡試験**（参考情報 G4）：無菌操作法で製造される医薬品の無菌性保証の
適切性を充塡医薬品の代わりに無菌培地などを用いて検証するプロセスバリデー
ションの一方法である．実製品の製造工程を用い，医薬品の代わりに無菌培地な
どを充塡して培養する．一連の試験を 3 回以上行う．

培地充塡試験：
media fill test

② **保存効力試験法**（参考情報 G4）：保存効力試験法は，液剤やクリーム剤などの
非無菌の製剤や無菌の製剤で，多回投与容器中に充塡された製剤自体又は製剤に
添加された保存剤の効力を微生物学的に評価する方法である．

保存効力試験法：
preservatives-
effectiveness tests

11.7　ポイントと問題

A　問　題：次の文の正誤を答えよ．

1. 注射剤は，皮下，筋肉内又は血管などの体内組織・器官に直接投与する，通例，溶液，懸濁液若しくは
乳濁液，又は用時溶解若しくは用時懸濁して用いる固形の無菌製剤である．

2. 水性懸濁注射液及び油性注射液は静脈内投与可能である．

3. 乳濁性注射液は，乳剤中の粒子が，通例，150 μm 以下であれば，静脈内注射に適用できるが，脊髄腔内
注射には適用できない．

4. TPN（total parenteral nutrition）は直接中心静脈へ投与する方法であるから，その pH は 7.4，浸透圧は等
張となるように調節する必要がある．

5. 油性注射剤の溶剤には，通例，植物油又は動物油を用い，それらは鉱油試験法に適合する．

6. 通例，生理食塩液及びリンゲル液は，注射用水の代用として用いることができる．

7. 注射剤の等張化剤として，ホウ酸，硝酸ナトリウム，ブドウ糖などが使用される．

8. 用時溶解して用いる注射剤には，賦形のみを目的とする添加剤を加えてはならない．

9. 溶剤に注射用水を用いた場合は，添付する文書，容器若しくは被包に，溶剤が注射用水であることを記
載する必要がある．

10. 注射剤のガラス容器には，不溶性異物検査法の妨げになるので，着色したものを用いることはできない．

11. 注射剤の容器はガラス容器のみを使用し，プラスチック容器は使用できない．

12. クロロブタノールは，注射剤の保存剤としてだけではなく，無痛化剤としても使用される．

13. 注射剤の不溶性異物検査法は，不溶性異物の有無を肉眼で観察する検査法である．

14. 凍結乾燥は，薬液を凍結し共晶点以下の温度に保ち，氷を高真空下で昇華させて乾燥する．

15. エンドトキシン試験法は，カブトガニの血球抽出成分より調製されたライセート試液と試料溶液中のエ
ンドトキシンがゲルを形成する性質を利用している．

16. 皮内，皮下及び筋肉内投与のみに用いる水性溶剤は，エンドトキシン試験法の適用を受ける．

17. 無菌試験法のメンブランフィルター法では，フィルター上に捕集された細菌を培養することで，無菌性を試験する．

18. 透析用剤は，腹膜透析又は血液透析に用いる液状若しくは用時溶解する固形の製剤である．

19. 透析用剤はエンドトキシン試験法に適合する必要はない．

20. 懸濁性点眼液中の粒子は，通例，最大粒子径 75 μm 以下である．

21. メチレンブルーは，点眼剤の着色を目的に用いられる．

22. 涙液と等張な 1.5 ％プロカイン塩酸塩 100 mL を調製するために必要な塩化ナトリウム量は 0.69 g である．ただし，1.0 ％プロカイン塩酸塩溶液及び 0.9 ％塩化ナトリウム溶液の氷点降下度はそれぞれ 0.122 ℃，0.52 ℃である．

23. 点眼剤の非水性溶剤として，植物油を用いることはできない．

24. 眼軟膏剤には，保存剤を加えることはできない．

25. 無菌医薬品製剤を製造する場合には，必ず，最終容器に充填した後に滅菌する必要がある．

26. 浸透圧測定法は，試料のオスモル濃度を凝固点降下度法を用いて測定する方法である．

27. 最終滅菌法を適用できる医薬品には，通例，10^{-4} 以下の無菌性保証水準が得られる条件で滅菌が行われる．

28. 放射線法や高周波滅菌法による滅菌では発熱を伴わないので，熱に不安定な物質の滅菌法として適している．

29. D 値は滅菌効果を表す指標で，滅菌温度が高いほど大きくなる．

30. 医療器具や衛生材料の滅菌には，酸化エチレンガスが用いられる．

31. 培地充填試験は無菌操作法で製造される医薬品の無菌性保証の適切性を検証するプロセスバリデーションである．

32. 保存効力試験法では，点眼剤などに添加する保存剤の濃度を変えて，防腐効果に必要な最小濃度を調べる．

B 解 答

1. 正. 製剤総則に記載されている注射剤の定義である．

2. 誤. 水性懸濁注射剤や油性注射液は主として筋肉内投与に用いられる．

3. 誤. 乳剤性注射剤は，乳剤中の最大粒子径が 7 μm 以下であれば静脈内に適用できるが，脊髄腔内には適用できない．最大粒子径が 150 μm 以下と規定されているのは懸濁性注射剤である．

4. 誤. TPN（中心静脈栄養）においては PPN（末梢静脈栄養）と異なり，太く血流量の多い上大静脈を使用するため，糖濃度が高く，浸透圧の高い輸液も投与可能である．

5. 誤. 油性注射剤の溶剤として動物油を用いることはできない．また，植物油においてもヒマシ油やアマニ油などの非食用油は使用できない．

6. 正.

7. 誤. ホウ酸は，点眼剤の緩衝剤や等張化剤として用いられるが，溶血作用を有するため注射剤には用いることはできない．

8. 誤. 用時溶解して用いる注射剤は固形製剤であり，賦形のみを目的とする賦形剤を用いることができる．

9. 誤. 溶剤に注射用水もしくは 0.9 ％以下の塩化ナトリウム液，又は pH を調節するための酸もしくはアルカリを用いた場合，製するに用いた溶剤の名称を記載する必要がない．

10. 誤. 注射剤用ガラス容器試験法の規定に適合する着色容器を用いることができる．

第 11 章　無菌製剤　　　**269**

11. 誤．注射剤の容器は，ガラス容器のほかにプラスチック製医薬品容器試験法の規定に適合するプラスチック性水性注射剤容器を使用することができる．

12. 正．クロロブタノール，ベンジルアルコールは，防腐作用とともに局所麻酔作用を有する．

13. 正．注射剤の不溶性異物検査法は，注射剤中の不溶性異物の有無を調べる検査法であり，肉眼で不溶性異物の観察を行う．

14. 正．

15. 正．ゲル化法では，ゲルができない場合，陰性となる．

16. 誤．皮内，皮下及び筋肉内投与のみに用いるものは，エンドトキシン試験法は適用されない．

17. 正．

18. 正．製剤総則に記載されている透析用剤の定義である．

19. 誤．透析用剤は，腹膜透析用剤，血液透析用剤ともにエンドトキシン試験法に適合する必要がある．腹膜透析用剤は，腹腔内に直接投与されるため，無菌試験法にも適合する必要がある．

20. 正．

21. 誤．注射剤や点眼剤の着色を目的に添加剤を加えることはできない．

22. 正．

23. 誤．点眼剤の非水性溶剤として，鉱油試験法に適合した植物油を用いることができる．

24. 誤．眼軟膏に保存剤を加えてよい．

25. 誤．無菌製剤を製造するとき，必ずしも最終容器に充塡した後に滅菌する必要はない．あらかじめ使用する全ての器具及び材料を滅菌した後，無菌設備内で適切な無菌操作法を用いて製造することがある．

26. 正．浸透圧は容量オスモル濃度に比例するが，希薄溶液中では質量オスモル濃度と容量オスモル濃度はほぼ等しい．

27. 誤．最終滅菌法を適用できる医薬品は，通例，10^{-6} 以下の無菌性保証水準が得られる条件で滅菌を行う．

28. 誤．放射線法は発熱を伴わないが，高周波滅菌法は $2450 \pm 50\,\mathrm{MHz}$ の高周波を照射して，このとき生じる熱によって微生物を殺滅する．

29. 誤．菌数は滅菌時間あるいは照射線量の増大に対して指数関数的に減少し，D 値とは初期の菌数を $1/10$ にするのに要する時間（加熱法）のことである．加熱滅菌の場合，D 値は滅菌温度が高いほど小さくなる

30. 正．ガス法では，酸化エチレンガスや過酸化水素により滅菌する．ガス法は加熱法より低い温度で滅菌が可能であり，プラスチック製容器などに適用される．

31. 正．

32. 正．保存効力試験法は，液剤やクリーム剤などの非無菌の製剤や無菌の製剤で，多回投与容器中に充塡された製剤自体又は製剤に添加された保存剤の効力を微生物学的に評価する方法である．

第12章

吸 入 剤

　本章では，第17改正日本薬局方（日局17）に収載されている製剤のうち，吸入剤，点鼻剤を取り上げ，定義，特徴，製法・製剤機器，添加物，保存容器などについて解説する．なお，定義，保存容器およびこれら以外の項目については，日局17（あるいはその解説書）に準じて記述した．日局17では，吸入剤は，後述のように気管支または肺に適用する製剤と定義されており，点鼻剤はその範疇に含まれないが，吸入剤と同様に有効成分を粘膜局所に噴霧する製剤であるため，便宜上，ここであわせて解説する．

12.1　吸入剤　inhalations

　吸入剤は，有効成分をエアゾールとして吸入し，気管支または肺に適用する製剤である．喘息，慢性閉塞性肺疾患（COPD），インフルエンザウイルス感染症などにおいて気管支や肺に対する局所作用を目的に利用される．近年，肺粘膜が高い物質透過性を示すことを利用して，ペプチド・タンパク質性医薬品などの全身作用を目的とした剤形としても注目を集めている．

　吸入剤は吸入エアゾール剤，吸入液剤，吸入粉末剤に分類される．吸入エアゾール剤は，噴射剤で有効成分を噴射するため，吸入力が弱い患者に適している．吸入液剤はネブライザを用いて有効成分を含む微細な液滴を発生させるため，吸入力が弱く，吸気との同調が難しい乳幼児や高齢者に有用である．吸入粉末剤は患者の吸気により有効成分を含む粉末が分散，吸入されるため，外部動力を用いた薬剤の噴射と吸気の同調が難しい患者に適した剤形である．

12.1.1 吸入エアゾール剤　metered-dose inhalers(MDI)

▶ 定　義

　吸入エアゾール剤は，容器に充填した噴射剤と共に，一定量の有効成分を噴霧する定量噴霧式吸入剤である．

▶ 特　徴

噴射剤：propellants

　エアゾール剤は薬物，噴射剤（プロペラント），特殊な噴霧装置（バルブ），耐圧容器，ボタン（アクチュエータ）から構成され（図12.1），これらにより分散媒の粒度分布，噴霧量，噴霧速度，噴霧パターンの再現性などの製剤特性が決定される．図12.2には吸入エアゾール剤の外観を示した．特徴として，1) 使用が簡便である，2) バルブの調整により，一定量の噴射が可能である，3) 密封されているため，酸素や異物の混入がなく，薬物の分解や汚染の可能性が少ないなどが挙げられる．吸入エアゾールは，噴射剤により強制的に薬剤が噴射されるため，吸入力が弱い患者に適しているが，噴霧と吸入の同調に訓練が必要であり，同調できないと口腔や咽頭に薬物が沈着し，副作用の要因となる．吸入エアゾール剤には，気管支拡張薬のサルタノール®・インヘラー（サルブタモール硫酸塩），ベロテック®（フェノテロール臭化水素酸塩），メプチン®・エアー（プロカテロール塩酸塩水和物），ストメリンD®（イソプロテレノール硫酸塩），アトロベント®（イプラトロピウム臭化物水和物），スピリーバ®・レスピマット（チオトロピウム臭化物水和物），気管支喘息治療薬のオルベスコ®・インヘラー（シクレソニド），フルタイド®・エアゾール

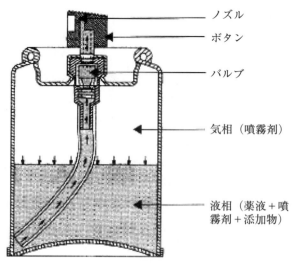

図12.1　エアゾール剤の構成（2相系）
（第17改正日本薬局方解説書，A-137，図1，廣川書店を改変）

第 12 章　吸入剤

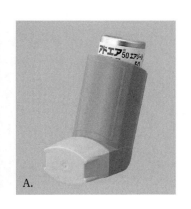
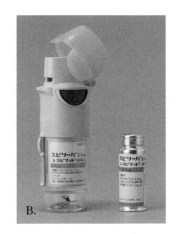
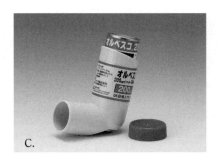

A.　　　　　　　　　　B.　　　　　　　　　　　　　C.

図 12.2　いろいろな吸入エアゾール剤
A. アドエア®・エアゾール，B. スピリーバ®・レスピマット，C. オルベスコ®・インヘラー
（A. グラクソスミスクライン，B. 日本ベーリンガーインゲルハイム，C. 帝人ファーマホームページ）

（フルチカゾンプロピオン酸エステル），インタール®・エアゾール（ベクロメタゾンプロピオン酸エステル），アドエア®・エアゾール（サルメテロールキシナホ酸塩，フルチカゾンプロピオン酸エステル）などがある．

▶ 製　法

本剤を製するには，通例，有効成分に溶剤及び適切な分散剤，安定化剤などを加えて，溶液又は懸濁液とし，液状の噴射剤と共に耐圧性の容器に充塡し，定量バルブを装着する．製法は冷却充塡法，圧力充塡法，アンダーカップ法に大別される．

1）冷却充塡法

沸点以下に冷却した噴射剤を冷却した容器に充塡し，バルブを装着する方法である．冷却による薬物の析出，結露による水分の混入，噴射剤の突沸などの欠点があるため，現在はあまり行われなくなった．

2）圧力充塡法

容器に薬液を充塡し，脱気及びバルブを装着した後，常温で加圧液化した噴射剤を，バルブを介して充塡する方法であるが，充塡に時間がかかるため工業化には向かない．

3）アンダーカップ充塡法

容器に薬液を充塡した後，脱気，噴射剤充塡及びバルブ装着を同時に行う方法で，工業化に向いている．

▶ 添加剤

噴射剤は無色，無臭，化学的に安定で，刺激性がなく，人体に無害であることが必要である．従来は図 12.3 に示すような CFC-11 や CFC-114 などの液化ガスのフロン類が用いられてきたが，オゾン層の破壊や地球温暖化効果などが懸念され，

プロペラント：propellants

2005 年以降，吸入剤での使用が禁止された．現在は，HFA-134a や HFA-227 などの代替フロンが使用されているが（図 12.3），これらにも地球温暖化効果があり問題となっている．

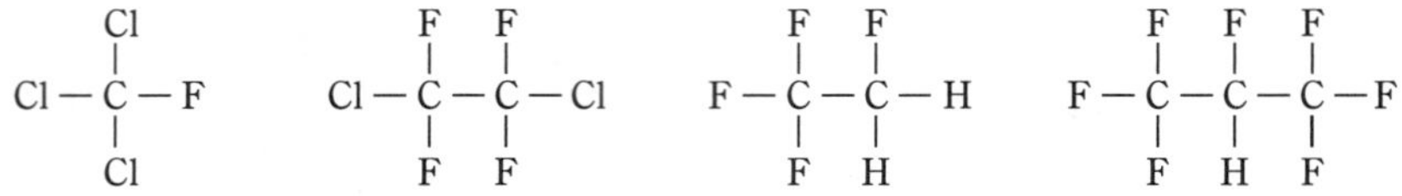

$$Cl-\overset{\overset{\displaystyle Cl}{|}}{\underset{\underset{\displaystyle Cl}{|}}{C}}-F \qquad Cl-\overset{\overset{\displaystyle F}{|}}{\underset{\underset{\displaystyle F}{|}}{C}}-\overset{\overset{\displaystyle F}{|}}{\underset{\underset{\displaystyle F}{|}}{C}}-Cl \qquad F-\overset{\overset{\displaystyle F}{|}}{\underset{\underset{\displaystyle F}{|}}{C}}-\overset{\overset{\displaystyle F}{|}}{\underset{\underset{\displaystyle H}{|}}{C}}-H \qquad F-\overset{\overset{\displaystyle F}{|}}{\underset{\underset{\displaystyle F}{|}}{C}}-\overset{\overset{\displaystyle F}{|}}{\underset{\underset{\displaystyle H}{|}}{C}}-\overset{\overset{\displaystyle F}{|}}{\underset{\underset{\displaystyle F}{|}}{C}}-F$$

CFC-11	CFC-114	HFA-134a	HFA-227
トリクロロモノフルオロメタン	ジクロロテトラフルオロエタン	テトラフルオロエタン	ヘプタフルオロプロパン

図 12.3　液化ガス

（製剤学・物理薬剤学　第 2 版，p.247，廣川書店）

➤ 保存容器

本剤に用いる容器は，通例，耐圧性の密封容器とする．

12.1.2　吸入液剤　inhalation solutions

➤ 定　義

吸入液剤は，ネブライザなどにより適用する液状の吸入剤である．

➤ 特　徴

ネブライザ：nebulizer

ネブライザは連続的に霧状の液滴を発生させる装置で，薬物溶液または懸濁液を噴霧する．多くの薬剤に適用でき，吸入力が弱く，吸気との同調が難しい乳幼児や高齢者に有用である．しかしながら，吸入時以外にも連続的に薬液が噴霧され，また容器内に薬液が残留しやすいため，無駄が多い．吸入液剤には，気管支拡張薬のベネトリン®（サルブタモール硫酸塩），イノリン®（トリメトキノール塩酸塩水和物），アスプール®（イソプレナリン塩酸塩），気管支喘息治療薬のパルミコート®（ブデソニド）やインタール®（クロモグリク酸ナトリウム）などがある．

➤ 製法・製剤機器

本剤を製するには，通例，有効成分に溶剤及び適切な等張化剤，pH 調節剤などを加え，混和して均質に溶解又は懸濁し，必要に応じて，ろ過する．ネブライザによる液滴発生様式はジェット式，超音波式，メッシュ式に大別される．いずれの様式も動力（電力）が必要である．

1）ジェット式

強いジェット気流でノズルの先端を陰圧にして薬液を吸い上げ微細化する様式で

ある．呼吸努力や吸気タイミングの調節が不要である一方，粒子径が大きく不均一で，吸入準備に時間がかかる，音が大きい，携帯が困難などの欠点がある．

2）超音波式

超音波振動で液滴を微細化する様式で，静音で粒子径が均一であるなどの特長を有するが，発熱による薬物溶液の組成変化の可能性などの欠点がある．

3）メッシュ式（図 12.4）

メッシュ構造を有する開口板の振動で液滴を微細化する様式で，発熱がなく，粒子径が均一で，容器を傾けても液がこぼれず，小型で携帯可能であるなどの特長がある．しかしながら，メッシュが破損しやすく高価であることなどの欠点がある．

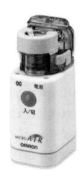

図 12.4　メッシュ式（オムロン NE-U22）
(オムロンホームページ)

➤ 保存容器

本剤に用いる容器は，通例，気密容器とする．製剤の品質に水分の蒸散が影響を与える場合は，低水蒸気透過性の容器を用いるか，又は低水蒸気透過性の包装を施す．

12.1.3　吸入粉末剤　dry powder inhalers

➤ 定　義

吸入粉末剤は，吸入量が一定となるように調製された，固体粒子のエアゾールとして吸入する製剤である．

➤ 特　徴

粉末吸入剤は小型軽量で動力が不要であり，患者の吸気のタイミングで有効成分を含む粉末が分散，吸入されるため投与の失敗が少ない．しかしながら，粉末を分散させるには強く吸入する必要があり，喘息や慢性閉塞性肺疾患（COPD）の患者では呼吸そのものが困難であることが多いため，咽頭や気管支上部への付着が問題

となる場合がある．

> **製法・製剤機器**

本剤を製するには，通例，有効成分を微細な粒子とし，必要に応じて粒子同士の凝集を防ぐために乳糖などの添加剤と混和して均質とする．吸入粉末剤に用いられる吸入器には様々なものがあり，図12.5の粉末吸入器はハンディーヘラーと呼ばれ，1回分の薬剤を充填したカプセルを用時装着して投与する．スピリーバ®（臭化チオトロピウム水和物）に利用されており，長時間作用型気管支拡張剤として慢性閉塞性肺疾患治療に用いる．

図12.6の粉末吸入器はディスクヘラーと呼ばれ，複数回分の薬剤を充填したカートリッジを装着して用いる．フルタイド®（フルチカゾンプロピオン酸エステル），セレベント®（サルメテロールキシナホ酸塩），リレンザ®（ザナミビル）などに使用されている．フルタイド®は吸入ステロイド喘息治療薬，セレベント®はβ_2選択性気管支拡張薬で，いずれも喘息や慢性閉塞性肺疾患に用いられる．リレンザ®はA型・B型インフルエンザウイルス感染症に用い1日2回，5日間の吸入を行うものであるが，後述の長期作用型ノイラミニダーゼ阻害剤のイナビル®（ラニナミ

吸入器：inhaler

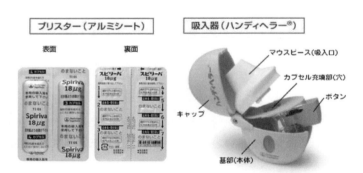

図12.5　ハンディーヘラー（スピリーバ®）
（日本ベーリンガーインゲルハイムホームページ）

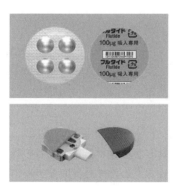

図12.6　ディスクヘラー（フルタイド®）
（グラクソスミスクラインホームページ）

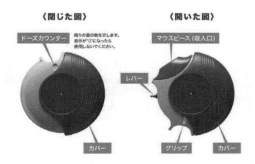

図 12.7 ディスカス（アドエア®）
（グラクソスミスクラインホームページ）

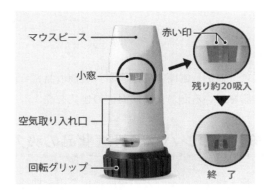

図 12.8 タービュヘイラー（パルミコート®）
（アストラゼネカホームページ）

ビルオクタン酸エステル水和物）の登場により最近はあまり使用されなくなった．

　図 12.7 の粉末吸入器はディスカスと呼ばれ，吸入器内に複数回分の薬剤を充填したロール状のブリスターが装着されている．アドエア®（長時間作用型 β_2 選択性気管支拡張薬サルメテロールキシナホ酸塩と抗炎症薬フルチカゾンプロピオン酸エステルの配合薬）に利用され，喘息や慢性閉塞性肺疾患の治療に用いられる．その他，前述のフルタイド®，セレベント® などにも利用されている．

　図 12.8 の粉末吸入器はタービュヘイラーと呼ばれ，吸入器内に充填した粉末を複数回吸入する．パルミコート®（ブデソニド）やシムビコート®（ブデソニドとホルモテロールの配合剤）に利用され，気管支喘息の治療に用いられている．

　図 12.9 の粉末吸入器はツインキャップスと呼ばれ，口を含む本体部分と薬剤トレーから構成され，保管時は薬剤格納室の上下が本体で塞がれた状態にあり，薬剤トレーをスライドさせて使用する．長期作用型ノイラミニダーゼ阻害剤のイナビル®（ラニナミビルオクタン酸エステル水和物）に利用され，単回投与で A 型・B 型インフルエンザウイルス感染症に対して優れた効果を発揮する．

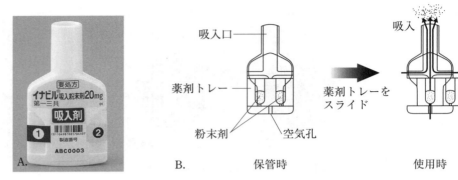

図 12.9 ツインキャップス（イナビル®）
A. ツインキャップス（イナビル®）の外観，B. 使用方法
（A. 第一三共ホームページ，B. 井上和博：ファルマシア，Vol.48, No.6, 546（2012））

▶ 保存容器

本剤に用いる容器は，通例，密閉容器とする．製剤の品質に湿気が影響を与える場合は，防湿性の容器を用いるか，又は防湿性の包装を施す．

12.1.4 ペプチド・タンパク質性医薬品の吸入剤

　肺は，従来から気管支喘息治療薬などの局所作用発現を期待した薬物の投与経路として用いられてきたが，最近では，解剖学的に薬物吸収に適していることが示されており，全身作用発現を期待した薬物の投与経路として注目されている．肺には薬物の吸収部位である肺胞が約 3〜4 億個存在し，その表面積は約 100 m^2 以上と小腸粘膜の表面積に匹敵すること，肺胞上皮細胞層の厚さが 0.1〜1 μm と極めて薄く，肺胞腔内と毛細血管との距離が極めて短いことなどが知られている．このような組織学的特徴から，一般に薬物の経肺吸収は消化管吸収に比べて速やかであり，水溶性薬物や高分子薬物でも比較的良好な吸収がみられることが報告されている．肺胞に薬物を効率よく送達するには，吸入する粒子の大きさを 1〜5 μm に調整する必要がある．2006 年に欧米で承認された糖尿病治療薬インスリン吸入剤 Exubera® は，吸入デバイスが大きく扱いにくいこと，高コストであることなどの理由により売り上げが伸びず，発売 1 年余りで市場からの撤退を余儀なくされたが，2014 年に米国において図 12.10 のインスリンの粉末吸入剤 Afrezza® が上市され，全身作用を目的とするペプチド・タンパク質医薬の経肺吸収に再び注目が集まっている．Afrezza® は，テクノスフィア Technosphere と呼ばれる新技術を利用しており，インスリンを含む粉末を吸入すると肺で溶解し，血流に取り込まれて速やかに作用する．Exubera® に比べて，小型軽量で携帯性にも優れる．

第 12 章　吸入剤　　279

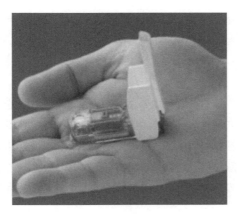

図 12.10　インスリンの粉末吸入剤 Afrezza®
（糖尿病ネットワークホームページ）

12.2　点鼻剤　nasal preparations

　点鼻剤は，鼻腔又は鼻粘膜に投与する製剤である．本剤には，点鼻液剤及び点鼻粉末剤がある．本剤は，必要に応じて，スプレーポンプなどの適切な噴霧用の器具を用いて噴霧吸入する．

12.2.1　点鼻液剤　nasal liquids and solutions

> 定　義

　点鼻液剤は，鼻腔に投与する液状，又は用時溶解若しくは用時懸濁して用いる固形の点鼻剤である．

> 特　徴

　点鼻液剤は，液剤の成分が均等になるようによく振ってから使用する．さらに容器を傾けて噴霧すると必要量が出てこない場合があるため，容器はまっすぐに立て，顔を少しうつむけて噴霧する．においや噴霧した際の刺激感，液だれなどが欠点として挙げられる．点鼻液剤には，スプレキュア®点鼻液，ナサニール®点鼻液，イミグラン®点鼻液，インタール®点鼻液，アラミスト®点鼻液などがある．スプレキュア®点鼻液及びナサニール®点鼻液はそれぞれ，GnRH誘導体ペプチドであるブセレリン酢酸塩，ナファレリン酢酸塩を主薬とし，子宮内膜症，子宮筋腫などに用いられる．イミグラン®点鼻液は片頭痛治療薬スマトリプタンを主薬とし，鼻粘膜からの速やかな吸収により速効性を示す．インタール®点鼻液及びアラミス

ト®点鼻液はそれぞれ，クロモグリク酸ナトリウム，フルチカゾンフランカルボン酸エステルを主薬とし，アレルギー性鼻炎に効果を示す．

➤ 製 法

本剤を製するには，通例，有効成分に溶剤及び添加剤などを加え，溶解又は懸濁し，必要に応じて，ろ過する．等張化剤，pH調節剤などを用いることができる．用時溶解又は用時懸濁して用いる本剤で，その名称に「点鼻用」の文字を冠するものには，溶解液又は懸濁用液を添付することができる．本剤で多回投与容器に充塡するものは，微生物の発育を阻止するに足りる量の適切な保存剤を加えることができる．

➤ 保存容器

本剤に用いる容器は，通例，気密容器とする．製剤の品質に水分の蒸散が影響を与える場合は，低水蒸気透過性の容器を用いるか，又は低水蒸気透過性の包装を施す．

12.2.2　点鼻粉末剤　nasal dry powder inhalers

➤ 定 義

点鼻粉末剤は，鼻腔に投与する微粉状の点鼻剤である．

➤ 特 徴

点鼻粉末剤は，どんな角度でも噴霧できるが，顔をまっすぐ前に向けて約45度で噴霧すると最も効果が期待できるとされている．点鼻粉末剤には，噴霧後の刺激が少なく液だれがない，成分が鼻腔から喉に流れにくいため苦味を感じにくい，保存剤を添加する必要がないなどの特長がある．エリザス®点鼻粉末や第13章ドラッグデリバリーシステムで述べるリノコート®パウダースプレーなどがある．

エリザス®点鼻粉末は，デキサメタゾンシペシル酸エステルを主薬とする製剤粉末を，14日間分噴霧器に充塡した点鼻粉末剤でアレルギー性鼻炎に用いられる．

➤ 製 法

本剤を製するには，通例，有効成分を適度に微細な粒子とし，必要に応じて添加剤と混和して均質とする．

➤ 保存容器

本剤に用いる容器は，通例，密閉容器とする．製剤の品質に湿気が影響を与える場合は，防湿性の容器を用いるか，又は防湿性の包装を施す．

第 12 章　吸入剤　　　281

12.3　ポイントと問題

A　問　題：次の文の正誤を答えよ.

1. 吸入エアゾール剤は，容器に充填した噴射剤と共に，一定量の有効成分を噴霧する定量噴霧式吸入剤である.

2. 吸入液剤は，ネブライザなどにより適用する液状の吸入剤である.

3. 吸入液剤はネブライザを用いて有効成分を含む微細な液滴を発生させるため，吸入力が弱く，吸気との同調が難しい乳幼児や高齢者に有用である.

4. 吸入粉末剤を噴霧時には，外部動力が必要である.

5. 肺深部に薬物を送達させるためには，粒子径は 0.1～0.5 μm が適する.

6. 吸入エアゾール剤の噴射剤には，CFC-11 などのフロンが使用されている.

7. 吸入エアゾール剤に用いる容器は，気密容器である.

8. エアゾール剤では，薬剤の噴射と吸入が同調しやすい.

9. ネブライザは，外部動力を用いて連続的に霧状の液滴を発生させる.

10. ネブライザの液滴発生様式のうち，メッシュ式はメッシュ構造を有する開口板の振動で液滴を微細化する様式で，発熱がなく，粒子径が均一，容器を傾けても液がこぼれず小型で携帯可能であるなどの特長がある.

11. 点鼻液剤は，鼻腔に投与する液状，又は用時溶解若しくは用時懸濁して用いる固形の点鼻剤である.

12. 点鼻粉末剤は，鼻腔に投与する微粉状の点鼻剤である.

B　解　答

1. 正.

2. 正.

3. 正.

4. 誤. 吸入粉末剤は患者自身の吸気による吸入のため，噴霧剤や外部動力が不要である.

5. 誤. 肺深部に薬物を送達させるためには，粒子径は 1～5 μm が適する.

6. 誤. 吸入エアゾール剤の噴射剤には，HFA-13a や HFA-227 などの代替フロンが使用されている.

7. 誤. 吸入エアゾール剤に用いる容器は，密封容器である.

8. 誤. 吸入エアゾールは，噴射剤により強制的に薬剤が噴射されるため，吸入力が弱い患者に適しているが，噴霧と吸入の同調に訓練が必要であり，同調できないと口腔や咽頭に薬物が沈着し，副作用の要因となる.

9. 正.

10. 正.

11. 正.

12. 正.

第 13 章

ドラッグデリバリーシステム（DDS）

13.1　ドラッグデリバリーシステム（DDS）の概念

　ドラッグデリバリーシステム（DDS，薬物送達システム）とは，投与方法や投与形態を工夫することによって，薬物を必要とする作用部位に，必要な時間，必要な量だけ送り届けることにより，最高の治療効果を得ることである．DDS の概念は，1968 年，A. Zaffaroni によって米国で設立された Alza 社（2001 年 Johnson & Johnson に買収）において開発された放出制御（コントロールドリリース）製剤に由来するとされている．Alza 社はカンサス大学の T. Higuchi の協力を得て，後述する Oros®，Ocusert®，Transderm-Scop® などのコントロールドリリース製剤を次々と開発した．これらは，1 日数回投与する必要のあった薬物について，薬物を持続的に放出する製剤を開発することで，投与回数及び副作用の軽減を実現したものであり，これにより治療効率と患者のアドヒアランスが著しく向上した．最近では，癌や炎症部位などへ特異的に薬物を送達する標的指向化（ターゲティング）に関する製剤開発も国内外で活発に行われている．また，薬物が投与部位から循環血中へ移行する過程を改善することも薬効発現に極めて重要であり，こうした吸収改善も DDS の範疇に含まれる．DDS は機能別に 1）放出制御（コントロールドリリース），2）標的指向化（ターゲティング），3）吸収改善に大別されており，以下これらについて解説する．

ドラッグデリバリーシステム：
drug delivery system
（DDS）

13.2　薬物放出制御（コントロールドリリース）

　薬物放出の制御（コントロールドリリース）は製剤からの薬物の放出を制御することで必要なときに必要な量の薬物を供給するための技術である．一般に薬物の治

療効果や副作用の発現は，作用点における薬物濃度に比例する．作用点での薬物濃度は血中薬物濃度と密接に関連することが多いため，薬物治療を最適化するには，血中濃度-時間パターンを投与量並びに投与速度などで調節することになる．図13.1は各種製剤，各投与方法による薬物の血中濃度-時間推移を示したものである．薬物治療において薬物の血中濃度はそれぞれの薬物固有の治療域濃度に維持されることが望ましいが，静脈内投与や通常の経口投与製剤では，治療域濃度の維持は一過性であり，最低薬効発現濃度（MEC）以下で治療効果が得られなかったり，最低毒性発現濃度（MTC）以上で副作用が発現する時間帯が長い．一方，薬物の放出が制御されたコントロールドリリース製剤では，副作用発現に関連するMTC以上の血中濃度はみられず，治療域濃度が長時間維持されており，持続的な治療効果が得られる．このようなコントロールドリリース技術は，経口，外用，注射など様々な剤形に応用されており，主に拡散によるコントロールドリリースと拡散以外の駆動力を用いる制御に大別される．

最低薬効発現濃度：
　minimum effective concentration（MEC）
最低毒性発現濃度：
　minimum toxic concentration（MTC）

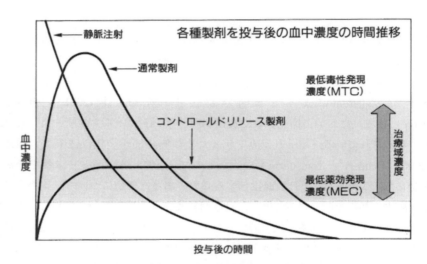

図 13.1　各種投与製剤投与後の血漿中濃度推移
（堀　了平監修，橋田　充編（1991）夢の薬剤DDS, p.10, じほう）

13.2.1　拡散によるコントロールドリリース

マトリックス：matrix

リザーバー：reservoir

　拡散によるコントロールドリリース技術には，大きく分けると①マトリックス内での薬物の拡散を制御する方法（マトリックス拡散制御システム）と②放出制御膜を用いて薬物貯蔵層（リザーバー）からの放出を制御する方法（膜透過制御システム）がある（図13.2）．

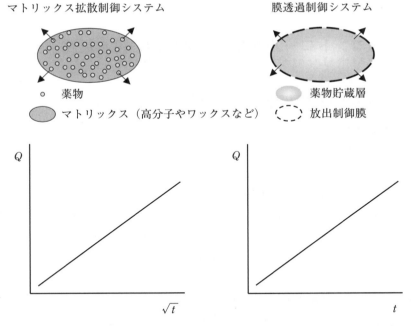

図 13.2 マトリックス拡散制御システムと膜透過制御システムの薬物放出挙動

▶ マトリックス拡散制御システム

ワックスやワセリンなどの脂溶性軟膏基剤やポリエチレン重合体などの高分子基剤はマトリックスと呼ばれる．マトリックスに薬物を分散させると，薬物の放出はマトリックス内の拡散速度により制御される．このときの薬物の放出速度は第 2 章に記載される Higuchi の式に従う．すなわち，図 13.2 に示すように薬物の放出量 Q は時間 t の平方根に比例する．例えば，放出量が 2 倍になるには 4 倍の時間がかかることになる．

Higuchi の式：
  equation of Higuchi

▶ 膜透過制御システム

薬物貯蔵層（リザーバー）をエチレン・酢酸ビニル共重合体などから構成される高分子膜で包み込むことで，リザーバーからの薬物の放出を高分子膜により制御する．この制御システムによる薬物放出は一定速度（0 次速度）となる．すなわち，図 13.2 に示すように薬物の放出量 Q は時間 t に比例する．

13.2.2 拡散以外の駆動力を利用したコントロールドリリース

拡散以外の駆動力を利用したコントロールドリリースには，浸透圧（Oros® など），イオン交換（Resinate® など），ある種の高分子の持つ膨潤力や粘着力（AdMMS® など），電気エネルギー（E-TRANS® など），磁力，超音波及び動水圧力を利用し

たものなどがある.

13.2.3　コントロールドリリース製剤の投与経路別分類

➤　経口投与型コントロールドリリース製剤

① 経口徐放化製剤

　速放部と徐放部を有する経口徐放化製剤の歴史は比較的古く，1950 年代から米国の多くの製薬企業において開発されている．表 13.1 は経口徐放化製剤をまとめたものである．放出制御した顆粒を錠剤成型したスパスタブ®，内層をフィルムコートしたレペタブ®，有核錠のロンタブ®，2 層又は 3 層錠のスパンタブ®，放出性の異なる顆粒をカプセルに充填したスパンスル® などがある．ただし，上記の経口徐放化製剤はコントロールドリリース製剤としてみなさない場合もある.

スパスタブ：spacetabs
レペタブ：repetabs
ロンタブ：lontabs
スパンタブ：spantabs
スパンスル：spansules

② マトリックス拡散制御型経口製剤

　経口投与型コントロールドリリース製剤のうち，表 13.2 に示すマトリックス制御型は最も多く開発されている．セルロースと高級脂肪アルコールのマトリックス（Contin® system），ワックスマトリックス，多孔性マトリックスの Gradumets® system，半固形油性マトリックス（OSSM）などがある.

③ OCAS®（Oral Controlled Absorption System）

　OCAS® は，結腸を含めた消化管全域における持続的な薬物吸収を可能にしたコントロールドリリース製剤である．図 13.3 に示すように，従来の経口徐放性製剤では，消化液が多量に存在する消化管上部（胃や小腸）における持続的な薬物放出は可能であったが，消化管下部（結腸内部）は水分が少ないため，結腸での薬物放出は困難であった．OCAS® は消化液が多量に存在する胃や小腸内で水を吸収して錠剤内部までゲルを形成することにより，水分が少ない結腸に製剤が移行した後もゲル層の継続的な溶解・侵食により持続的に薬物を放出する．OCAS® は主薬，ハイドロゲル形成基剤（ポリエチレンオキサイド）及びゲル化促進剤（ポリエチレングリコール）で構成される新しいタイプのマトリックス制御型経口製剤である．欧州を中心に Omnic-OCAS®（タムスロシン塩酸塩）が排尿障害改善薬として市販されている.

④ 膜透過制御型経口製剤

　表 13.3 に示す膜透過制御型経口製剤には，半透膜で被覆したペレットの Biovail Delivery® System，核となる芯物質の周囲に薬物を含有した高分子層を有し，その表面に高分子の放出制御膜を施した微透析顆粒カプセル，高分子マイクロカプセルの Micro-K Extencaps® などがある.

第 13 章　ドラッグデリバリーシステム（DDS）

表 13.1　経口徐放化製剤の代表例

Spacetabs® コーティング層の厚みを変えた放出性の異なる顆粒を含む錠剤	○速放性顆粒 ●徐放性顆粒1 ○徐放性顆粒2 ●徐放性顆粒3	テオドール錠® （テオフィリン） テオロング錠® （テオフィリン） デタントール R 錠® （ブナゾシン） フランドル錠® （硝酸イソソルビド）
Repetabs® コーティング（フィルムコーティングや腸溶性コーティング）した徐放性部を核とし，その外側を放出部で囲み，糖衣錠としたもの	フィルムコーティング 糖衣 腸溶性内核錠 腸溶性コーティング 速溶層	デパケン R 錠® （バルプロ酸） ネオマレルミン TR 錠® （クロルフェニラミン）
Lontabs® 徐放錠からなる内核を速放性の外層で囲った有核錠	徐放性内核錠 速溶層	カルビスケン R 錠® （ピンドロール）
Spantabs® 溶解性及び放出性の異なる 2〜3 層よりなる多層錠	速放性部 徐放性部	

（橋田　充監修，高倉喜信編（2016）図解で学ぶ DDS 第 2 版，p.42，じほうより改変）

表 13.2　マトリックス制御型経口製剤の代表例

Contin® system	セルロースと高級脂肪アルコール 薬物	MS コンチン錠® （モルヒネ） ユニフィル LA 錠® （テオフィリン）
ワックスマトリックス 薬物をワックス格子に封入したもの	ワックスマトリックス 薬物	ヘルベッサー錠® （ジルチアゼム） スローケー錠® （塩化カリウム）
Gradumets® system 薬物を多孔性プラスチックに封入したもの	多孔性プラスチック 医薬品	フェログラデュメット錠® （硫酸鉄）
半固形油性マトリックス型製剤（OSSM） 半固形油性基剤の中に薬物を懸濁させて，硬カプセルに充填	ゼラチン・シール　微細なカプトプリルの結晶 半固形油性基剤　硬カプセル	カプトプリルR® （カプトプリル）

（橋田　充監修，高倉喜信編（2016）図解で学ぶ DDS 第 2 版，p.42，じほうより改変）

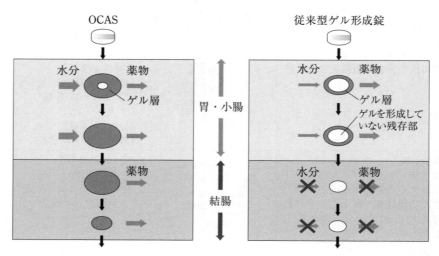

図 13.3　OCAS® によるコントロールドリリース

（迫　和博（1998）新規持続吸収型経口徐放システム（OCAS®）の開発．ファームテクジャパン，**14**（6），871）
（橋田　充監修，高倉喜信編（2016）図解で学ぶDDS　第2版，p.44，じほう）

表 13.3　膜透過制御型経口製剤の代表例

Biovail delivery® 半透膜を利用した放出制御膜	半透膜	カピステンカプセル® （ケトプロフェン）
微透析顆粒カプセル 芯物質に白糖とコーンスターチを用い，放出制御にはセラック・エチルセルロースを使用	薬物（硝酸イソソルビド） 白糖コーンスターチ核 セラック・エチルセルロース層	ニトロールRカプセル® （硝酸イソソルビド）
Micro-K Extencaps® 高分子マイクロカプセル	液体透過膜 KCl固体 胃液　KCl溶液	Micro-K Extencaps® （塩化カリウム）

（堀　了平監修，橋田　充編（199）夢の薬剤DDS．p.19．じほうより改変）

⑤ 浸透圧ポンプ型経口製剤

　浸透圧ポンプ型経口製剤は浸透圧を放出の駆動力としたコントロールドリリース製剤である．代表例として，Oros® が挙げられる．Oros® の外見は通常の経口製剤と同じであるが，半透膜でつくられた殻内に薬物及び電解質が封入されており，殻に薬物を放出する小孔（オリフィス）を有する．経口投与後，消化管内の水が半透膜の殻を透過して殻内に入り，殻内の薬物あるいは電解質（プッシュ層）が溶解し，それにより生じる浸透圧により，オリフィスから一定速度（0次速度）で薬物が放出される．わが国で2007年に発売された図13.4のコンサータ®（メチルフェニデート）はOros® Tri-Layerと呼ばれ，2つの薬物層とプッシュ層の3層構造を有し

ている．

⑥ イオン交換型経口製剤

イオン交換によるコントロールドリリース製剤としてResinate®がある．Resinate®は，カチオンあるいはアニオン性薬物を，それぞれSO_3^-基又は$N^+(CH_3)_3$基を有するイオン交換樹脂に結合させたものであり，経口投与後，生体側から供給されるK^+，Na^+，Cl^-などのイオンと薬物が交換されることで，薬物が放出される．

⑦ 消化管粘膜付着性細粒剤システム adhesive micromatrix system（AdMMS®）

図13.5に示すAdMMS®は，ポリグリセリン脂肪酸エステルに薬物とカルボキシビニルポリマーの粒子を分散させた構造を有する細粒剤である．消化管の水分と接触すると，内部に分散したカルボキシビニルポリマー粒子が瞬時に膨潤し細粒内部から表面に突き出る．この膨潤したポリマーがアンカーとなって消化管の表面に強く付着することで，消化管における長期滞留性と持続的な吸収が得られる．AdMMS®はなかでも胃内に滞留する性質を有することから，抗生物質であるアモキシシリンによるヘリコバクター・ピロリの駆除への応用が期待されている．

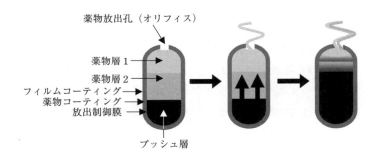

図13.4　Oros® Tri-Layer
（コンサータ錠®添付文書，ヤンセンファーマ株式会社より改変）

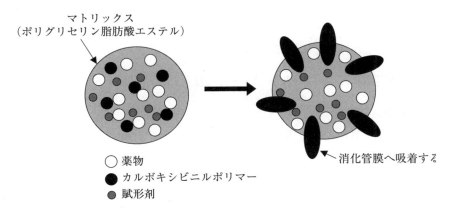

図13.5　消化管内粘膜付着性細粒剤システム（AdMMS®）

経皮治療システム：
transdermal therapeutic
system（TTS）

➤ 経皮治療システム

経皮治療システム（TTS）は，全身作用を目的として皮膚を適用部位とする外用コントロールドリリース製剤である．TTS製剤は放出制御方式の違いによりマトリックス拡散制御型と膜透過制御型に大別される（図13.6）．

① マトリックス拡散制御型経皮治療システム

マトリックス拡散制御型のTTS製剤（図13.6）では，ホクナリン®テープ（ツロブテロール），フランドルテープ®（硝酸イソソルビド），ペンレス®（リドカイン），リバスタッチ®（リバスチグミン）などがある．これらのうち，ホクナリン®テープは喘息発作の予防を目的として開発されたもので，支持体，主薬のツロブテロールが練り込まれている粘着剤，ライナーで構成される．粘着剤中では薬物の一部が結晶状態で存在するため，経皮吸収に伴い粘着剤に溶解している薬物分子が消失しても，結晶から薬物分子が溶解，拡散するため粘着剤中に溶解している薬物分子は一定に維持される．これにより粘着剤からの持続的な薬物放出が得られる（図13.7）．就寝時に適用すれば喘息発作が起こりやすい早朝時に薬効が得られ，従来の経口投与製剤では予防しにくかった早朝の発作の予防が可能となった．

② 膜透過制御型経皮治療システム

膜透過制御型のTTS製剤（図13.6）は，エチレン・酢酸ビニル共重合体の放出制御膜で一定速度の薬物放出性を得るもので，ニトロダームTTS®（ニトログリセリン），エストラダームM®（エストラジオール），デュロテップパッチ®（フェンタニル），ニコチネルTTS®（ニコチン）などが代表例として挙げられる．これらのうち，ニトロダームTTS®は狭心症の予防を目的として開発されたもので，主薬であるニトログリセリンを乳糖に含ませ，粘性シリコン中に分散させたリザーバー，放出制御膜，粘着層で構成されており，適用後24時間にわたり一定速度（0次速度）でニトログリセリンを放出することで，ほぼ一定の血中濃度を維持する．この他，前述のAlza社で乗り物酔いの予防を目的として開発されたTransderm-Scop®はスペースシャトルの宇宙飛行士の宇宙酔いの予防に役立ち，薬物のコントロールドリリースの有用性を世に示した歴史的なTTS製剤である．

➤ 粘膜適用型コントロールドリリース製剤

① 眼内治療システム

緑内障治療を目的として開発されたオキュサートOcusert®は主薬のピロカルピンの貯蔵層膜をエチレン・酢酸ビニル共重合体の放出制御膜でサンドイッチ状に固定したもので，下瞼の内側に適用する（図13.8）．適用後1週間にわたり一定速度（0次速度）でピロカルピンが放出される．通常の点眼剤では1日4回投与が必要であったが，オキュサート®が開発されたことにより投与回数と副作用（縮瞳）が

第 13 章　ドラッグデリバリーシステム（DDS）

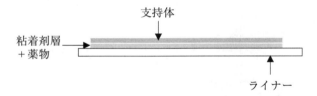

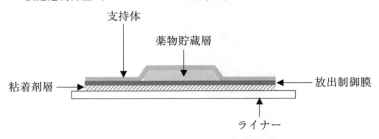

図 13.6　マトリックス拡散制御型 TTS と膜透過制御型 TTS の構造

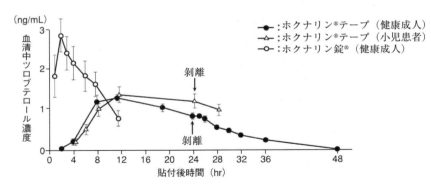

図 13.7　ホクナリン® テープとホクナリン錠® 投与後の血中ツロブテロール濃度推移
（牧野栄一（2001）ホクナリンテープの開発，ファルマシア，**37**（5），406-408）

軽減された．しかし最近のプロスタグランジン関連医薬品の開発に伴い，現在ではオキュサート® はほとんど使用されなくなった．

② **鼻腔内徐放システム**

図 13.8 に示すリノコート® は，鼻過敏症治療を目的として開発されたもので，主薬であるベクロメタゾンプロピオン酸エステルと粘膜付着性基剤であるヒドロキシプロピルセルロース（HPC）を充填したカプセルを噴霧器に装填し鼻腔内に噴霧する．鼻腔内において薬物を含む HPC は鼻腔内の水分で膨潤し鼻粘膜に付着することで薬物の鼻腔内滞留性を向上させて効果を持続させる．

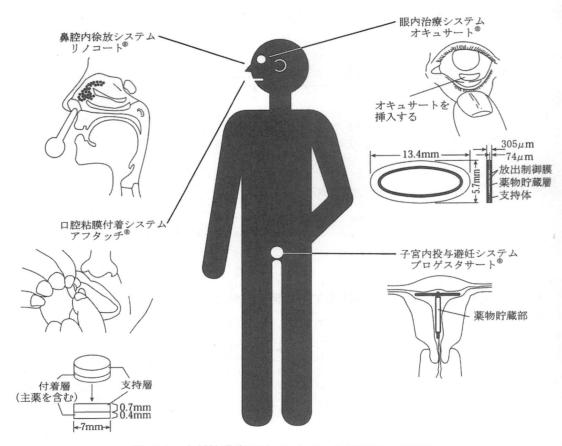

図 13.8　各種粘膜適用型コントロールドリリース製剤
(瀬﨑　仁，木村聰城郎，橋田　充編 (2006) 薬剤学 第 4 版, p.246, 廣川書店)

③ 口腔粘膜付着システム

アフタ性口内炎の局所治療を目的として開発されたアフタッチ®は，2層性の付着錠であり，ヒドロキシプロピルセルロース (HPC) とカルボキシビニルポリマーで構成される付着層を有する (図 13.8)．口腔内の患部に付着させて患部を保護するとともに，主薬であるトリアムシノロンアセトニドを徐放する．従来の軟膏剤に比べて，トリアムシノロンアセトニドを長時間にわたり放出することで，治療効率が格段に向上した．

④ 子宮内投与避妊システム

子宮内に適用するコントロールドリリース製剤として，米国では避妊を目的とした図 13.8 に示すプロゲスタサート®progestasert®が開発されている．T型フレームの垂直軸に円筒状の薬物貯蔵層を有し，エチレン・酢酸ビニル共重合体の放出制御膜により，主薬であるプロゲステロンが子宮内で約 1 年間にわたり一定速度 (0次速度) で放出される．一方，わが国では主薬をレボノルゲストレルとするミレー

第 13 章　ドラッグデリバリーシステム（DDS）

ナ®が認可されている．ミレーナ®の製剤構造はプロゲスタサート®と同様であり，約 5 年間にわたり避妊効果を示す．

➤ 注射型コントロールドリリース製剤

　注射型コントロールドリリース製剤には，① 水系懸濁液，② 複合体，プロドラッグ，③ マイクロカプセル，マイクロスフェア，ペレット，④ エマルション，リポソーム，⑤ 油性溶液，⑥ 油性懸濁液などがある．これらのうち，① の水系懸濁液では，インスリン注射剤の超速効型及び超遅効型（持続型）がある．いずれの型も遺伝子組換え技術などによりインスリン分子を改変したインスリンアナログ（インスリン誘導体）を利用したもので，超速効型の場合には，ヒューマログ®（インスリンリスプロ；B 鎖 28 及び 29 番目のアミノ酸の順番を入れ替えてリジン・プロリンとしたもの），ノボラピッド®（インスリンアスパルト；B 鎖 28 番目のプロリンをアスパラギンで置換したもの），アピドラ®（インスリングルリジン；B 鎖 3 番目のアスパラギンをリジンに，B 鎖 29 番目のリジンをグルタミン酸に置換したもの）などがあり，皮下投与後に 6 量体のインスリンが通常のインスリンに比べて速やかに単量体へ解離し血管内へ移行する．このため，投与後 40 分程度で最高血中濃度に到達する．一方，超遅効型（持続型）では，ランタス®（インスリングラルギン）やレベミル®（インスリンデテミル）などがあり，前者は B 鎖の C 末端に 2 つのアルギニンを追加し，A 鎖の 21 位のアスパラギンをグリシンに置換したもので，酸性条件では溶解しているが，注射後に組織内で中性になると沈殿し，皮膚からの吸収が遅れる．後者は，B 鎖 30 位が欠損したインスリンに脂肪酸が結合したもので，注射後に脂肪酸基を介してインスリン 6 量体が 2 つ結合したダイヘキサマーを形成すること，アルブミンへ結合することなどにより作用が遅延する．

インスリンアナログ： insulin analog

　また ③ のうち，前立腺癌や子宮内膜症などの治療薬であるリュープロレリン酢酸塩（黄体形成ホルモン放出ホルモン（LH-RH）の誘導体）を乳酸・グリコール共重合体（PLGA）で構成される高分子マトリックス微粒子（マイクロスフェア）に封入したリュープリン®（図 13.9）では，図 13.10 に示すように皮下注射後，生体内で PLGA が徐々に分解されることで 0 次に近い速度でリュープロレリン酢酸塩を約 1 か月にわたり持続的に放出する．従来の水溶液注射剤による頻回投与を解消するとともに治療効率を著しく向上させた．2015 年には薬物の放出性を改良した PLGA マイクロスフェアの利用により，半年間持続的に効果が得られるリュープリン PRO®がわが国で発売されている．

マイクロスフェア： microsphere

➤ 局所埋め込み型コントロールドリリース製剤

　局所埋め込み型コントロールドリリース製剤として ALZET® Osmotic minipump と DUROS® implant system がある．これらは前述の Oros®と同様に浸透圧を駆動力として薬物を持続的に放出する埋め込み剤である．

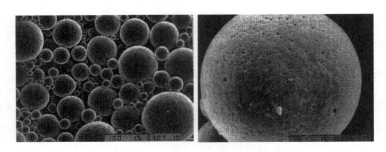

図 13.9 リュープリン® の電子顕微鏡像
（戸口　始，小川泰亮，岡田弘晃，山本直樹（1991）薬学雑誌，**111**（8），397）

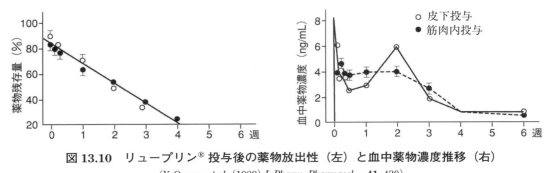

図 13.10 リュープリン® 投与後の薬物放出性（左）と血中薬物濃度推移（右）
(Y. Ogawa, *et al.* (1989) *J. Pharm. Pharmacol.*, **41**, 439)

13.3　薬物標的指向の制御

　薬物に生体内で標的部位に指向する性質を与えて，標的部位に特異的に薬物を送達する試みを標的指向化（ターゲティング）という．ターゲティングの対象となる生体内部位は ① 臓器，② 癌や炎症部位など臓器中の特定部位，③ レセプターや酵素など細胞の内外に存在する分子レベルの物質の3段階のレベルに分類され，それぞれ，1次，2次，3次ターゲティングと定義される．

　ターゲティングの方法には，薬物に直接標的指向性を付与する方法と標的指向性をもたせた運搬体（キャリア）に薬物を搭載する方法があるが，後者は様々な薬物に適用可能であり汎用性に優れる．キャリアには低分子，高分子，微粒子及び細胞などが挙げられるが，これらのうち主に高分子及び微粒子をキャリアとして利用するDDS製剤が実用化されている．

　また，ターゲティングについても，ある特定の細胞のレセプターや抗体の認識を利用して積極的に薬物の標的指向化を図る能動ターゲティング，生体の生物学的特性を受け身に利用する受動ターゲティングがある．

能動ターゲティング：
　active targeting
受動ターゲティング：
　passive targeting

13.3.1 受動ターゲティング

　受動ターゲティングは，生体の血管透過性などの生理学的，解剖学的特性，あるいは正常組織と病態組織の違いを利用して目的部位に薬物を集積させる手法である．現在，実用化されている製剤の多くは受動ターゲティングのアプローチを利用しており，なかでも腫瘍組織へのターゲティングが活発に試みられている．腫瘍組織では，毛細血管の透過性が亢進しており，かつリンパ系が未発達あるいは欠如しているため，高分子や微粒子が血管から容易に漏出し，蓄積しやすいことが知られている（図13.11）．こうした現象は，EPR効果と呼ばれており，腫瘍組織における脈管系に起因するこのEPR効果を利用した高分子及び微粒子性キャリアの受動ターゲティングが多く検討されている．

EPR効果：enhanced permeability and retention effect（EPR effect）

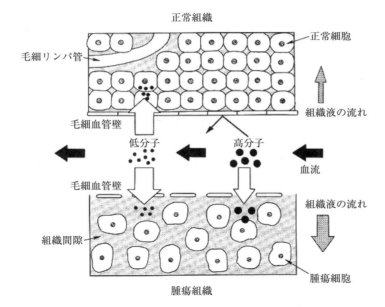

図 13.11　EPR 効果（enhanced permeability and retention effect）
（橋田　充，高倉喜信著（1994）生体内薬物送達学（基礎生体工学講座），産業図書）

➤ 高分子キャリアを利用した DDS

① スチレン-マレイン酸共重合体

　図13.12に示すスマンクス®（SMANCS®）は高分子キャリアであるスチレン-マレイン酸共重合体（SMA）にタンパク質抗癌剤ネオカルチノスタチン（NCS）を結合させた高分子化医薬である．SMANCS®の命名は両者の略号に由来する．SMANCS®をリピオドールに懸濁させた油性抗癌剤は，肝動脈内に注入後，前述の腫瘍組織における脈管系に起因するEPR効果を利用した受動ターゲティングによ

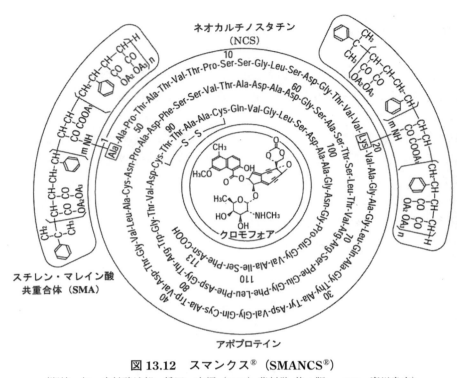

図 13.12　スマンクス® (SMANCS®)
(瀬崎　仁, 木村聰城郎, 橋田　充編 (2006) 薬剤学　第4版, p.252, 廣川書店)

り肝癌に効果を示す．最近，副作用の血管障害が少ないミリプラチン/リピオドールの開発などに伴い販売中止となったが，SMANCS® は EPR 効果による受動ターゲティングを利用した世界初の高分子化医薬として特筆すべき DDS 製剤である．

ポリエチレングリコール：
polyethylene glycol

② ポリエチレングリコール

ペグイントロン®，ペガシス® は C 型肝炎治療を目的として開発されたもので，それぞれ，インターフェロンアルファ-2b, -2a に生体適合性に優れた水溶性の高分子であるポリエチレングリコール (PEG) を 1 分子結合させた PEG 修飾インターフェロンである．皮下注射後のこれらの PEG 修飾インターフェロンの血中滞留性は未修飾インターフェロンと比較して著しく高く，またインターフェロンによる効果も持続する．これは PEG の立体障害によるプロテアーゼに対する安定性の改善や分子量増加による糸球体ろ過すなわち腎排泄の抑制などによるものと考えられている．従来の未修飾インターフェロンによる C 型肝炎治療では，高用量のインターフェロンを最初の 2 〜 3 週間毎日注射し，その後週 3 回の注射を 22 週続ける必要があったが，PEG 修飾で血中滞留性が改善されたことにより，投与回数が少なくなり，また効果の持続化に伴い治療効率も向上した．

③デンドリマー

デンドリマー：dendrimer

　樹状ポリマーであるデンドリマーは，枝分かれ構造を持ち，分子中心から対称構造を持つ球状分子である．デンドリマーは，「core（核）」，「interior（内部）」，「surface（表面）」の3つの要素から構成されており，デンドリマーの分子特性は，それぞれの要素の成分と世代（generation, G）により決定される（図13.13）．デンドリマーには，1）分子サイズを正確に制御できる，2）分子量分布を持たず均一性に優れている，3）表面に多数の反応点があり化学修飾が容易であるなどの利点がある．1985年にTomaliaらによりポリアミドアミンデンドリマーが合成されて以来，構造が異なる100種類以上のデンドリマーが報告されている．現在，デンドリマーはMRIの造影剤として実用化されているが，核酸医薬，低分子薬物のキャリアや光化学療法用の光増感剤などへの応用が期待されている．

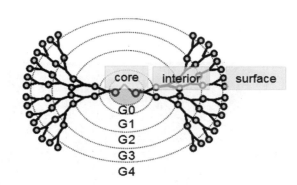

図13.13　デンドリマーの構造

➤ 微粒子性キャリアを利用したDDS

① リポソーム

リポソーム：liposome

　リポソームは生体膜の成分であるリン脂質を用いて形成される脂質二重膜と水相からなる小胞である．生体適合性が高く，水溶性，脂溶性いずれの薬物も包含することができ，水溶性薬物は内水相に，脂溶性薬物は脂質膜内に保持されるため，DDSキャリアとして汎用される．図13.14に示すように形態的には多重層リポソーム（MLV：直径数百～数千nm），大きな一枚膜リポソーム（LUV：直径数百～千nm），小さな一枚膜リポソーム（SUV：直径数十nm）に大別される．深在性（内臓性）真菌症の治療を目的として開発されたアムビゾーム®は，図13.15に示すように主薬であるアムホテリシンBをリポソームに包含したもので世界初のリポソーム製剤として1990年に米国で上市され，その後わが国でも認可された．一般にリポソームは，静脈内投与されると肝臓や脾臓の細網内皮系（RES）に取り込まれやすいため，血中半減期が短いという欠点があるが，アムビゾーム®の平均粒子径は100 nm以下と小さいため，RESに取り込まれにくい．正常組織ではリポソームは血管から漏出しにくいのに対し，感染部位では血管透過性の亢進によりリポ

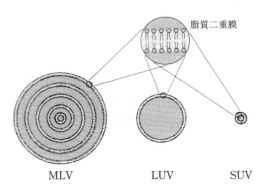

図 13.14　様々な種類のリポソーム
（堀　了平監修，橋田　充編（1991）夢の薬剤 DDS, p.65, じほう）

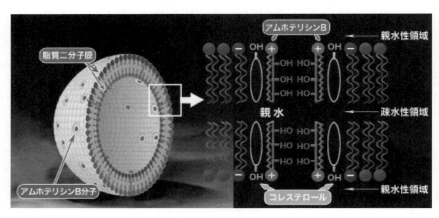

図 13.15　アムホテリシン B を包含したリポソームとアムホテリシン B の構造
（大日本住友製薬　ホームページ）

ソームが漏出し，真菌に作用する．

　一方，リポソームの血中滞留性改善を目的として，前述の PEG をリポソーム表面に修飾させた PEG 修飾リポソームが開発されている．PEG 修飾された高分子や微粒子は静脈内投与後の RES による取り込みが回避されるため，レーダー網をかいくぐって攻撃するステルス（STEALTH）戦闘機にちなんで，PEG 修飾リポソー

ムはステルス®リポソーム（STEALTH® liposomal technology）と命名された．カポジ肉腫や卵巣癌治療を目的として開発されたドキシル®注は，図13.16に示すようにこのステルス®リポソームに抗癌剤のドキソルビシンを包含したもので，前述のEPR効果を利用して腫瘍組織へ受動ターゲティングされる．

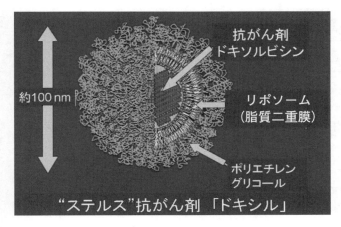

ドキソルビシン封入 PEG 修飾リポソーム

図 13.16　ドキソルビシンを包含した PEG 修飾リポソームとドキソルビシンの構造
（ヤンセンファーマ ホームページ）

② エマルション

エマルションには，油中水型（w/o），水中油型（o/w）などの二相から成るエマルション，油中水中油型（o/w/o），水中油中水型（w/o/w）などの多相エマルションがある．エマルションの内相に薬物を包含することで，薬物の放出速度の制御，リンパへの標的指向が可能となる．図13.17に示すように，分散相がゼラチンゲル水溶液からなる s/o 型エマルションにブレオマイシンを包含させたものを末梢組織内に局所投与すると，内皮細胞間に空隙のあるリンパ管への移行が向上し，小児リンパ管腫に対する効果が改善されることが示されている．

エマルション：emulsion

③ リピッドマイクロスフェア

イントラファット®，イントラリポス®などの名称で高カロリー輸液として利用される脂肪乳剤は，精製大豆油を精製卵黄レシチンで乳化させた粒子径 200 nm 以下の o/w 型エマルションである（図13.18）．この脂肪乳剤を脂溶性薬物のキャリアとして標的指向化に用いたものをリポ剤（リピッドマイクロスフェア）と呼ぶ．リプル®，パルクス®はアルプロスタジル（PGE_1）をリピッドマイクロスフェアに包含させたものである．静脈内投与されると，リピッドマイクロスフェアが動脈硬化などの障害を受けた血管壁に集積しやすい性質を利用して慢性動脈閉塞症（バージャー病，閉塞動脈硬化症）などの治療に使用されている．また，リメタゾン®は，

リピッドマイクロスフェア：lipid microsphere

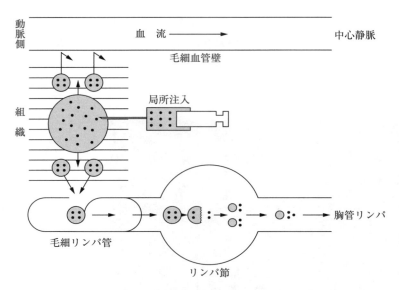

図 13.17　エマルションを用いたリンパ指向性ターゲティング
(村西昌三 (1980) 薬学雑誌, **100**, 687 より改変)

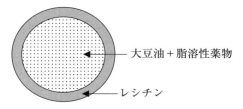

図 13.18　リピッドマイクロスフェア

デキサメタゾンパルミチン酸エステルを包含したものであるが，リピッドマイクロスフェアが炎症性細胞であるマクロファージに貪食されやすい性質を利用して慢性関節リウマチ治療に用いられる．その他，術後疼痛や各種癌における鎮痛薬として非ステロイド性抗炎症薬（NSAIDs）であるフルルビプロフェンアキセチルを包含したリップフェン®，ロピオン®，麻酔薬としてプロポフォールを包含したディプリバン®などがある．

高分子ミセル：
polymeric micelle

④ 高分子ミセル

高分子ミセルは親水性の鎖と疎水性の鎖を分子内に有する高分子の集合体である（図 13.19）．疎水性の鎖を内核として高分子が会合して形成する構造で，粒子径は 10〜100 nm で比較的小さく，疎水性の内核に薬物を包含する．PEG を親水性の鎖とする高分子ミセルに抗癌剤を包含させ，前述の EPR 効果を利用した腫瘍組織への受動ターゲティングが試みられている．

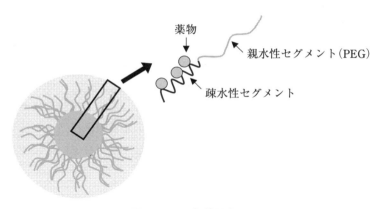

図 13.19　高分子ミセル

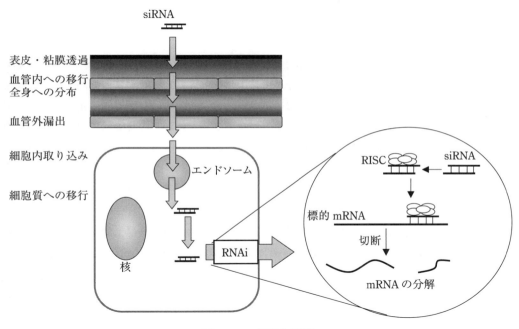

図 13.20　RNA 干渉
（西川元也，小林直樹，高倉喜信（2004）Drug Delivery System，**19**（4），387 より一部改変）

⑤ 核酸医薬の DDS

　核酸医薬の開発では，最近，短い 2 本鎖 RNA（siRNA）がその塩基配列特異的に病因遺伝子の mRNA を分解し，その遺伝子発現を抑制する RNA 干渉が注目を集めている（図 13.20）．RNA 干渉による遺伝子発現抑制効果は従来のアンチセンス法（病因遺伝子の mRNA と相補的な配列を持つアンチセンスオリゴヌクレオチドを利用した遺伝子発現抑制法）などと比較して，強力かつ配列特異性が非常に高いことから，RNA 干渉は新しい分子標的治療法として疾患治療への応用が期待される．しかしながら，siRNA による疾患治療を実現するには，1）生体における siRNA の安定性，2）標的作用部位への送達性，3）作用の持続化など克服すべき

課題が多い．特に siRNA の標的作用部位への送達は，その低い生体膜透過性からきわめて困難であり，これまで，血管系を介して標的作用部位に siRNA を送達させる全身投与型の DDS による効率的な RNA 干渉は難しい状況にあったが，最近，ある種の脂質微粒子 lipid nanoparticles（LNP）を用いることで，効率的な RNA 干渉が得られるようになった．この LNP は前述のリポソームとほぼ同様の成分で構成されているが，リポソームのような内水相がない脂質粒子構造を有しており，siRNA が特殊なカチオン性の脂質と複合体を形成して脂質粒子中に包含されている．

13.3.2　能動ターゲティング

プロドラッグ：prodrug

> **プロドラッグ**

能動ターゲティングの実用例として，プロドラッグが挙げられる．プロドラッグは薬物が有する種々の欠点を分子構造の化学修飾により改善するために設計された誘導体である．誘導体では作用を示さず，化学的あるいは酵素的に元の薬物（親薬物）に変換されて薬理作用を示す．プロドラッグ化の主な目的は標的指向の制御の他，吸収の改善，作用の持続化，毒性及び副作用の軽減，水溶性の増加，安定性の向上，不快な味や臭いのマスキングなどである．表 13.4 にはプロドラッグの具体例を示した．プロドラッグの利用による標的指向の制御の例として，レボドパ，ドキシフルリジンなどが挙げられる．ドパミンを親薬物とするレボドパは，α-アミノ酸の輸送系により血液脳関門を透過する．脳内の脱炭酸酵素によりドパミンに変換され，パーキンソン病の手足の震えや筋肉のこわばりなどを改善する．抗癌剤 5-フルオロウラシルを親薬物とするドキシフルリジンは，腫瘍部位で高活性のピリミジンヌクレオシドホスホリラーゼにより 5-フルオロウラシルに変換され，腫瘍選択的な作用を示す．

13.4　吸収改善

一般に，消化管，皮膚，各種粘膜吸収を改善する技術は，大きく化学的吸収促進法と物理的吸収促進法に分類される．

第13章　ドラッグデリバリーシステム（DDS）　　*303*

13.4.1　化学的吸収促進

➤　吸収促進剤

　吸収促進剤は，薬物の膜透過を促進する添加物であり，その代表例として界面活性剤，胆汁酸，キレート剤，脂肪酸などが挙げられる．これら吸収促進剤は低分子薬物の吸収を著しく改善するが，生体膜に対する刺激性が懸念される．アンピシリン及びセフチゾキシムの直腸からの吸収促進を目的として，吸収促進剤としてカプリン酸ナトリウムを含む小児用坐剤が実用化されている．また，ペプチド・タンパク質性医薬品のような高分子薬物に対して優れた促進効果を示す吸収促進剤も報告されている．

吸収促進剤：
absorption enhancer

➤　プロドラッグ

　表13.4に示すプロドラッグのうち，消化管吸収の改善を目的としたプロドラッグとして，メチルテストステロン，フルスルチアミン，タランピシリンなどがある．消化管吸収の改善を目的としたプロドラッグでは，水溶性の親薬物に脂溶性の分子構造修飾を施すことで消化管膜への分配を向上させ膜透過を促進するアプローチが一般的であるが，バラシクロビルなどのように消化管上皮細胞に発現するトランスポーターの基質となるように分子構造修飾を親薬物に施すアプローチもある．

プロドラッグ：prodrug

13.4.2　物理的吸収促進

　物理的吸収促進法は特に経皮吸収改善に利用されている．電気エネルギーを利用した①イオントフォレシス，超音波を利用した②ソノフォレシス，高圧を利用して薬物の経皮透過を促進する③ジェットインジェクション，アレイ状微細針により皮膚に小さな穴を開ける④マイクロニードルなどがあり，これらの方法は，低分子のみならず高分子薬物に対しても顕著な吸収促進効果を示す．①のイオントフォレシスは，皮膚に電場をかけることにより，主にイオン性薬物の経皮吸収を促進する方法で，鎮痛薬のIontocaine®（リドカイン），片頭痛薬Zecuity®（スマトリプタン）の経皮吸収促進に使用されたが，現在は販売中止になっている．②のソノフォレシスは20〜100 kHzの比較的低周波の超音波を利用した経皮吸収促進法であり，基礎研究を中心に多くの報告がある．その促進機構としては，脂質層の熱運動性の増大による薬物拡散性の増大やキャビテーションにより発生した気泡が皮膚表面で振動崩壊することにより生じるジェット流などが考えられている．③のジェットインジェクションは，高圧により薬液あるいは粉末薬の経皮吸収を促進する方法である．薬液に高圧をかけてプラスチック製ノズルから霧状に薬液を皮膚に噴射することで，皮下脂肪内に薬物を送達させることが可能である．④のマイク

イオントフォレシス：
iontophoresis
ソノフォレシス：
sonophoresis
ジェットインジェクション：
jet injection
マイクロニードル：
microneedle arrays

表 13.4 種々の目的で開発されたプロドラッグ

目的	プロドラッグ	親薬物	目的	プロドラッグ	親薬物
苦味の改善	クロラムフェニコールパルミチン酸エステル	クロラムフェニコール	特定組織での作用発現	レボドパ（脳への移行）	ドパミン
	キニーネエチル炭酸エステル	キニーネ		ドキシフルリジン（腫瘍内濃度の増加）	フルオロウラシル
溶解性の改善	ヒドロコルチゾンコハク酸エステルナトリウム	ヒドロコルチゾン	作用の持続化	テガフール	フルオロウラシル
	メチルテストステロン	テストステロン		エノシタビン	シタラビン
消化管吸収の改善	フルスルチアミン	チアミン		アラセプリル	カプトプリル
	タランピシリン	アンピシリン			

（後藤 茂監修，金尾義治，森本一洋編（2002）パワーブック生物薬剤学，p.415-418，廣川書店）

第13章　ドラッグデリバリーシステム（DDS）　　　*305*

ロニードルは，長さ数百マイクロメートルのアレイ状微細針を利用して，薬物吸収の最大のバリアである角質層に小さな穴を開けることにより，薬物の経皮吸収性を増大させる方法で，概念自体は1970年代まで遡り，前述のAlza社に端を発する．微細加工技術の発展に伴って，近年，ペプチド・タンパク質性医薬品を対象とした医療用マイクロニードルの開発が国内外で活発に行われている．

13.4.3　消化管以外の吸収経路の利用

　最近の医薬品開発においては，遺伝子工学の進歩に伴い，従来の低分子薬物のみならず，生体内のホルモン，サイトカイン及び抗体などを用いたペプチド・タンパク質医薬の開発が増加しつつある．しかし，こうしたペプチド・タンパク質医薬は水溶性高分子であるため，消化管からの吸収は極めて低く，また生体内に存在する酵素により分解されやすいことから，注射により投与されることが一般的である．しかし，注射は投与時の痛みやアレルギー反応などの問題があり，患者のQOLを著しく低下させる．そこで現在，注射に替わる非侵襲的かつ簡便な投与経路として，鼻，口腔，眼，肺，腟，直腸などの各種粘膜吸収経路による薬物吸収が検討されている．第12章　吸入剤で述べたGnRH誘導体ペプチドであるブセレリン酢酸塩や酢酸ナファレリンの点鼻剤やインスリンの吸入剤などがそれらの例として挙げられる．

13.5　ポイントと問題

A　問　題：次の文の正誤を答えよ．

1. マトリックス拡散制御型製剤では，薬物が高分子やワックスなどの基剤中に分散されており，基剤中の薬物分子の拡散や基剤の侵食，溶解によって薬物が放出制御される．
2. ロンタブは，半透膜で被覆された錠剤であり，浸透圧を利用して徐放性を示す．
3. スパンタブは，フィルムコーティングした徐放性部を核とし，その外側を速放性部で囲み糖衣錠としたものである．
4. リュープロレリン酢酸塩を含有した乳酸・グリコール酸共重合体マイクロスフェアは，皮下投与後1か月間または半年間にわたって主薬を放出させることができる．
5. ニトログリセリンを主薬とした経皮吸収製剤を狭心症時に貼付することで速やかな症状寛解が期待できる．
6. 受動ターゲティングとは，標的部位を特異的に認識できる抗体や糖タンパク質などを薬物に結合させて体内分布を制御する方法である．
7. リポソームは，内部の疎水性コアに薬物を含有させた高分子ミセル製剤である．
8. リポソームは脂溶性，水溶性いずれの薬物に対してもキャリアとして利用できる．

306

9. アムホテリシン B の注射用リポソーム製剤は病巣部位への移行性の向上を目的としたものである.

10. リポソーム表面をポリエチレングリコールで修飾することで, 血中滞留性が向上する.

11. ペグインターフェロンアルファ-2b は肝臓への標的指向化を目的として, インターフェロンアルファ-2b にポリエチレングリコール (PEG) を結合させたものである.

12. フルスルチアミンは消化管吸収の改善を目的とするプロドラッグである.

B 解 答

1. 正.

2. 誤. 記述は Oros® の内容である. Oros® は浸透圧による連続的な薬物放出を示す製剤である. ロンタブは, 内層を徐放性, 外層を速溶性として製錠したものである.

3. 誤. スパンタブは速溶層と徐放層の部分に分けて, 2 層又は 3 層に打錠したものである.

4. 正.

5. 誤. ニトログリセリンを含む経皮吸収製剤はコントロールドリリース製剤であり, 狭心症発作の予防に用いられる. 狭心症発作時や救急処置では, ニトログリセリン舌下錠や舌下スプレーを用いる.

6. 誤. 能動ターゲティングの内容である. 受動ターゲティングとは, 生体の血管透過性などの生理学的, 解剖学的特性, あるいは正常組織と病態組織の違いを利用して目的部位に薬物を集積させる手法である.

7. 誤. リポソームはリン脂質の二重膜構造からなる閉鎖小胞である.

8. 正.

9. 正.

10. 正.

11. 誤. 肝臓への標的指向化を目的としない. タンパク質分解酵素に対する安定性の向上, 糸球体ろ過の抑制などを目的とする.

12. 正.

第 **14** 章

医薬品の容器・包装

　医薬品の容器・包装に要求される機能は，内容医薬品の品質の維持・保護だけでなく，使用性の向上，医薬品情報の提供などがある．医薬品の品質は，酸素や紫外線，温度や湿度などの影響を受けるため，容器・包装は医薬品の品質・安全性・有効性が，規定された期間中維持されるための保護機能を持つ．また，使用性の向上は医療従事者や患者の安全性や服薬遵守の向上につながる．容器や被包への内容医薬品情報の表示は医薬品の識別や使用方法の確認を容易にし，調剤をしやすくするだけでなく安全性の観点からも重要である．日本薬局方では，通則において，医薬品の容器の定義がされている．また，第 17 改正日本薬局方（日局 17）より，製剤総則中に新たに製剤包装通則がもうけられ，製剤包装の原則及び包装適格性に関わる基本的な事項が示された．参考情報には包装に関わる基本的要件と用語が新たに収められた．本章では，日局 17 の容器・包装に関する規定及び主な製剤の容器について解説する．

14.1　日本薬局方における医薬品容器

14.1.1　医薬品容器の定義

　日局 17 の通則では，「容器とは，医薬品を入れるもので，栓，蓋なども容器の一部である．容器は内容医薬品に規定された性状及び品質に対して影響を与える物理的，化学的作用を及ぼさない．」（通則 41 条）と定められている．密閉容器，気密容器，密封容器の 3 種類が規定されており，求められる条件は，密閉＜気密＜密封の順に厳しくなる．また，密閉容器と規定されている場合には気密容器を，気密容器と規定されている場合には密封容器を用いることが認められている．通則では，遮光及び容器・被包に記載すべき事項についても定められている．

(1) 容器の種類（表14.1）

ストリップ包装，PTP包装については14.2.1を参照．

1）密閉容器：「通常の取扱い，運搬又は保存状態において，固形の異物が混入することを防ぎ，内容医薬品の損失を防ぐことができる容器」（通則42条）と定義されている．薬包紙，紙袋，紙箱などがある．

2）気密容器：「通常の取扱い，運搬又は保存状態において，固形又は液状の異物が侵入せず，内容医薬品の損失，風解，潮解又は蒸発を防ぐことができる容器」（通則43条）と定義されている．ガラス瓶，缶，プラスチック容器，ストリップ包装（SP包装）やPTP包装などがある．

3）密封容器：「通常の取扱い，運搬又は保存状態において，気体の侵入しない容器」（通則44条）と定義されている．注射剤のアンプルやバイアル，吸入エアゾール剤の金属製容器などがある．

表14.1 日本薬局方における容器

容器の種類	要件	例
密閉	固形の異物が侵入することを防ぐ． 内容医薬品の損失を防ぐ．	薬包紙，紙箱など
気密	固形又は液状の異物が侵入しない． 内容医薬品の損失，風解，潮解又は蒸発を防ぐ．	缶，ガラス瓶，プラスチック瓶，PTP包装，SP包装，チューブ，坐剤のコンテナなど
密封	気体が侵入しない．	アンプル，バイアルなど

(2) 遮光及び記載事項

1）遮光：「通常の取扱い，運搬又は保存状態において，内容医薬品に規定された性状及び品質に対して影響を与える光の透過を防ぎ，内容医薬品を光の影響から保護することができること」（通則45条）と定められている．

2）直接の容器又は直接の被包に記載すべき内容：医薬品各条において「表示量，表示単位又は有効期限の記載があるものについては，その含量，含有単位又は最終有効年月」（通則46条），「基原，数値，物性等，特に表示するよう定められているものについては，その表示」（通則47条）が定められている．

14.1.2 製剤包装の原則及び包装適格性

局方参考情報，包装適格性の評価項目などのG7. 医薬品包装関連に具体的な内容が記されている．

製剤包装通則には，「容器，被包などを用いた製剤包装の原則及び包装適格性に係る基本的な事項」が示されている．

(1) 製剤包装の原則

開発段階の重要性：製剤包装は，有効期間にわたって規定される製剤の品質規格を保証できる必要がある．そのために，包装の適格性（後述）を開発段階で十分に検討することが重要である．

品質管理の項目設定：製剤特性に応じた包装適格性の検討に基づき，最終製品の規格及び試験方法，工程内試験，並びに製剤包装に用いる資材の評価等，品質を適切に管理するための項目を設定する．

項目の適切性の確認：品質管理の項目の適切性は，製剤の安定性試験により最終的に確認される．

製剤包装の変更：包装の変更に際しては，上記の項目について検討を行う必要がある．

予期せぬ変化への対応：包装の予期せぬ変化が，製剤の品質に影響を及ぼしていないか確認するために，適切な試験を行う必要がある．

(2) 包装適格性

包装適格性には以下の要素が含まれる．

保護：製剤特性に応じて，防湿性，遮光性，気体及び微生物に対するバリア機能，並びに輸送時等の衝撃に対する保護性能を持つ．

適合性：製剤と物理的，化学的相互作用を起こさない形状，材料から構成される．

安全性：包装の構成成分および不純物の製剤への溶出量，移行量が安全性の見地から十分に低い材料から構成される．

機能：包装の性能には単純に製剤を保護するだけではなく，患者の服薬遵守の向上，使いやすさなどが含まれる．また，誤飲防止等の患者の安全性確保，医療従事者の安全性向上の機能などを付与することができる．

注射剤の包装設計：注射剤用ガラス容器試験法，プラスチック製医薬品容器試験法，輸液用ゴム栓試験法，容器完全性試験，光安定性試験，製剤各条の記述などから，適切なものを選択し，包装適格性を検討する．

包装適格性は，一般試験法収載の試験法，製剤の剤形及び特性に応じた適切な手法等に基づき検討する．包装適格性の評価に使用された試験法に基づき，品質と適切に管理するための項目と設定する．

14.2 製剤と容器

14.2.1 固形製剤に用いられる容器

錠剤や顆粒剤，散剤，カプセル剤の容器は，製剤総則では密閉容器とあるが，実際には気密容器が用いられていることが多い．医療用の散剤や顆粒剤，市販（OTC）の錠剤やカプセル剤では，まとまった量または数をガラス瓶やプラスチックボトルにつめたものが多く見られる．散剤や顆粒剤の分包品ではストリップ包装やスティック包装（ピロータイプ包装の一種），錠剤やカプセル剤の個包装では，PTP包装またはストリップ包装がよく用いられる（図14.1，14.2）．

ストリップ包装 strip packaging（SP，SP包装ともいう）は「錠剤，カプセル剤，散剤，顆粒剤などを2枚の材料の間に直に挟み込み，その周囲を接着した包装」である．材料にはセロファンやアルミニウムに熱可塑性ポリエチレンなどをラミネートしたフィルムが用いられる．

PTP包装 press through packaging は「ブリスター包装の一種で，プラスチック成形品の開口部にアルミ箔などの押し出し性のよい材料を用いた包装」である．熱可塑性高分子フィルムでつくったくぼみに錠剤などを入れ，アルミニウムにラミネートしたフィルムで開口部を覆って加熱圧着したものである．

SP包装やPTP包装は錠剤やカプセル剤を個別に気密保存でき，調剤現場では計数に便利である．SP包装やPTP包装に用いられる代表的フィルムの透湿度合いを表14.2に示す．一般に高分子フィルムの透湿性は比較的高い．アルミ箔の透湿性は0であるが，ピンホールの発生の可能性に注意が必要である．固形製剤に使用される容器の種類については第8章を参照してほしい．

分包品：一回使用量ずつ包装したもの（局方製剤総則）．

ピロータイプ包装 pillow type packaging：袋状の包装の一種であり，例えば，材料の縦の中央部を張り合わせ，上下の端をシールした包装（局方参考情報 G7. 医薬品包装関連）．

ブリスター包装 blister packaging：プラスチック又はアルミ箔のシートを加熱成形して1個又は複数個のくぼみをつくり，その中に製剤を入れ，開口部をプラスチックフィルム又はシート，アルミ箔などで覆い，周辺部を基材に接着又は固定した包装．製剤を取り出すときには，フィルムや箔などを剥離して行う形態のものをいい，カプセル剤，錠剤，充填済みシリンジ剤，複数個のアンプルを入れたキット製品等で用いられる（局方参考情報 G7. 医薬品包装関連）．

表14.2　代表的フィルムの透湿度合

フィルム		透湿度 (g/m²/24 h)
材　料	厚さ（μm）	
セロファン	23	800 ～ 1000
硬質ポリ塩化ビニル	30	29 ～ 34
低密度ポリエチレン	30	15 ～ 20
高密度ポリエチレン	30	7 ～ 8
アルミニウム箔	20	0

第 14 章　医薬品の容器・包装

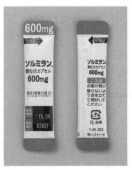

スティック包装の例

（帝人 HP より）

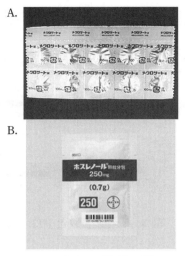

ストリップ包装の例

（A. 寿製薬 HP，B. バイエル薬品 HP より）

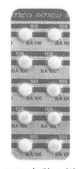

PTP 包装の例

（バイエル薬品 HP より）

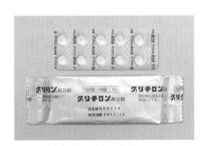

二次包装に用いられている
ピロータイプ包装の一例

（ミノファーゲン製薬 HP より）

図 14.1　固形製剤の包装の例

14.2.2　半固形製剤に用いられる容器

　ここでは軟膏剤など，及び坐剤の容器について解説する．半固形製剤に使用される容器の詳細については第 9 章を参照してほしい．

（1）軟膏剤・ゲル剤・クリーム剤・眼軟膏剤

　軟膏剤や眼軟膏剤などの容器にはチューブ（押出しチューブともいう）が多用されている（図 14.3）．チューブは素材により，金属製チューブ，プラスチック製チューブ，ラミネートチューブがある．金属製チューブは現在ではほとんどがアルミチューブである．プラスチック製チューブには，ポリエチレンのみを使用した単層

押出しチューブ collapsible tube：一方の端に，ノズルとキャップがあり，他方は閉じられており，軟膏等の内容物を押し出せる柔軟性をもつ容器（局方参考情報　G7. 医薬品包装関連）．

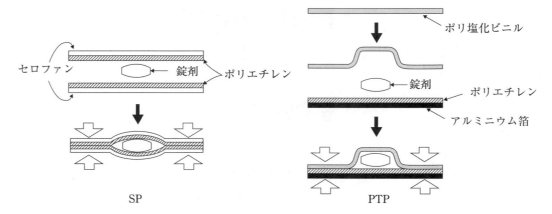

図 14.2　SP 包装と PTP 包装

チューブ，ナイロンやポリビニルアルコール（PVA）樹脂などのガスバリア性のある樹脂を組み合わせた多層チューブがある．ラミネートチューブはアルミ箔の両側にポリエチレンなど各種の樹脂を張り合わせた多層シートを用いたチューブである．医薬品以外でも，化粧品や歯磨き粉など幅広く用いられている．

軟膏剤・ゲル剤・クリーム剤にはポリエチレンやポリプロピレンなどのプラスチック製の軟膏つぼも用いられている．

(2) 坐　剤

坐剤の包装はその特殊な形状に薬剤を成形する機能と坐剤の保護機能を併せ持つものとなっている．プラスチックコンテナ又はアルミ製コンテナが主流である（図14.3）．アルミ製コンテナは，防湿性，遮光性，ガスバリア性に優れている．プラスチックコンテナは，成形性や包装作業性に優れているが，防湿性，遮光性，ガス

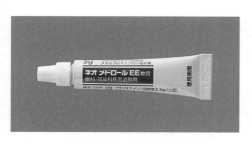

チューブ（押出しチューブ）の例
（ファイザー HP より）

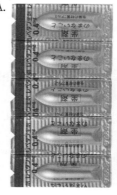
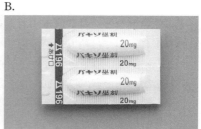

坐剤コンテナの例　A. アルミ製コンテナ　B. プラスチックコンテナ
（A. 大塚製薬 HP，B. 大正富山医薬品 HP より）

図 14.3　半固形製剤の包装の例

バリア性はアルミ製コンテナに劣る．

14.2.3 注射剤に用いられる容器

　注射剤の容器は，内容医薬品に影響を与えず，生理的に有害な物質が溶出せず，微生物による汚染を完全に防止することができるものでなければならない．製剤の性質上，他の医薬品容器と異なり，注射剤の容器のための試験法が設定されている．注射剤の容器の詳細については第 11 章を，注射剤の容器のための試験法については第 15 章を参照してほしい．

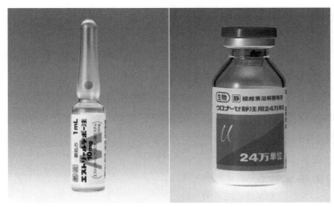

アンプルの例　　　　バイアルの例
（持田製薬 HP より）

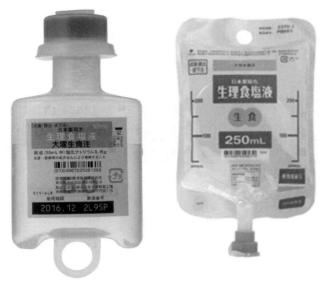

プラスチックボトル，プラスチックバッグの例
（大塚製薬 HP より）

図 14.4　注射剤の容器の例

(1) アンプル，バイアル（ガラス製注射剤容器）

比較的容量の少ない注射剤（10 mL 以下）によく用いられる（図 14.4）．ガラス製容器の利点は耐熱性が高く，気体が透過せず，透明性が高い点である．ホウケイ酸ガラスは，他のガラスと比べてアルカリの溶出が少なく，内容医薬品との相互作用も小さいため，注射剤用のガラス製容器に多用される．ガラス製容器の問題点は，アンプル開封時のガラス片の混入と，アルカリ溶出，衝撃に弱く破損しやすい点である．

> アンプル ampule：注射剤などの薬液又は凍結乾燥した内容医薬品などを封入する透明又は着色のガラス製又はプラスチック製の容器．通例，口部を熔閉又は熔着して封じる（局方参考情報 G7. 医薬品包装関連）．
> バイアル vial：注射剤などに用いる透明又は着色のガラス製又はプラスチック製の容器・瓶の一種である．ゴム栓及びアルミキャップを用い封をする（局方参考情報 G7. 医薬品包装関連）．

(2) プラスチック製のバッグ及びボトル

ポリエチレン，ポリプロピレン等のプラスチック製の注射剤容器は近年増加している．特に大容量の輸液はプラスチック製のバッグやボトルが主流である（図 14.4）．軽量で破損しにくいのが利点である．問題点は，ガラスと較べて透明性が低い，気体の透過性が無視できない，吸着や可塑剤の溶出など内容医薬品との相互作用の可能性があるため詳細な検討が必要な点である．

(3) 注射用キット製品

「医療機関での投薬調製時の負担軽減，細菌汚染・異物混入の防止を目的として，医薬品と医療用具（特殊容器を含む）又は2以上の医薬品を一つの投与体系として組み合わせた製品」（1986年3月12日付薬審二第98号通知）を注射用キット製品という．注射用キット製品には，プレフィルドシリンジやダブルバッグ製剤などがある（図 14.5）．

> プレフィルドシリンジ prefilled syringe：薬剤が，プラスチック製又はガラス製の注射器（シリンジ）にあらかじめ充塡された製剤．
> ダブルバッグ製剤：2室タイプのマルチチャンバーバッグ製剤．一つのバッグを2室に分割し，それぞれの室に異なる薬液が入っている．投与前に，簡単な操作で2室間の隔壁を開通し，薬液を混合できるようになっている．

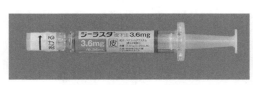

プレフィルドシリンジの例
（協和発酵キリン HP より）

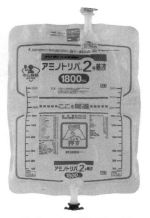

ダブルバッグ製剤の例
（大塚製薬 HP より）

図 14.5　注射用キット製品の例

第 14 章　医薬品の容器・包装　　*315*

14.3　ポイントと問題

A　問　題：次の文の正誤を答えよ.

1. 日本薬局方における容器とは，医薬品を入れるもので，栓や蓋を含まない.
2. 密閉容器とは，通常の取り扱いにおいて，気体の侵入しない容器をいう.
3. 容器の厳密度は，密封容器＜密閉容器＜気密容器の順に増す.
4. 気密容器の規定がある場合には密閉容器を用いることができる.
5. 医薬品の容器には情報の伝達の役割があり，直接の容器又は直接の被包に記載すべき内容が定められている.
6. 密閉容器の例として，PTP 包装，SP 包装，押出しチューブがある.
7. 気密容器の例として，紙箱，薬包紙などがある.
8. 日本薬局方製剤包装通則には，製剤包装の原則と包装適格性に関する項目が定められている.
9. PTP 包装は散剤や顆粒剤の包装として多用されている.
10. 押出しチューブは軟膏剤やクリーム剤に多用されている.
11. 注射剤容器はガラス製でなければならない.
12. 包装材料に用いるプラスチックフィルムは，気体の透過性を無視できる.
13. プレフィルドシリンジは，注射液をあらかじめ注射器に充填した製剤である.

B　解　答

1. 誤．容器とは，医薬品を入れるもので，栓や蓋を含む.
2. 誤．問題文は密封容器の定義．密閉容器は，「通常の取り扱い，運搬又は保存状態において，固形の異物が混入することを防ぎ，内容医薬品の損失を防ぐことができる容器」をいう.
3. 誤．容器の厳密度は，密閉容器＜気密容器＜密封容器の順に増す.
4. 誤．密閉容器の規定がある場合には気密容器を，気密容器の規定がある場合には密封容器を用いることができる．規定より厳密度が 1 段階高い容器を用いることができる.
5. 正
6. 誤．PTP 包装，SP 包装，押出しチューブは気密容器である.
7. 誤．紙箱，薬包紙は密閉容器である.
8. 正
9. 誤．PTP 包装は錠剤やカプセル剤の包装として多用されている.
10. 正
11. 誤．水性注射剤の容器にはプラスチック製容器を用いることができる.
12. 正．包装材料に用いるプラスチックは気体の透過性を無視できない.
13. 正．注射用キット製品の 1 つである.

第 **15** 章
製剤の品質管理と製剤試験

　日本薬局方では，医薬品の品質保証のために種々の試験法が設定されている．本章では，最終的な製品としての製剤の品質を保証するための製剤試験法及び容器・包装材料試験法について解説する．製剤試験法は剤形ごとに定められた試験であり，同じ有効成分であっても剤形が異なれば適用すべき試験法は異なる．日本薬局方で規定された製剤試験法への適合は，製剤の品質管理上必ず満たすべき要件である．しかし，近年では製造工程の管理も重要視されており，最終産物である製剤に対する試験だけでは品質管理上十分ではないことにも留意すべきである．また，剤形の多様化や製剤技術の進歩に伴い，製剤の試験についても要求される品質の要件が多岐にわたってきているが，日本薬局方に全ての試験法が規定されているわけではない．第 17 改正日本薬局方（日局 17）では，貼付剤に適用すべき試験法として，粘着力試験法及び皮膚に適用する製剤の放出試験法が新たに収載された．現在も次期日本薬局方の改正に向けて，新たな試験法の導入が検討されている．本章では，日局 17 の製剤試験法，容器・包装材料試験法について，固形及び半固形製剤，無菌製剤に分けて解説する．

15.1　固形及び半固形製剤に適用する製剤試験法

15.1.1　製剤均一性試験法 〈*6.02*〉

　個々の製剤の間での有効成分含量の均一性の程度を示すための試験法である．したがって，本試験は，別に規定される場合を除き，単剤又は配合剤に含まれる個々の有効成分に対して適用される．

　錠剤，カプセル剤，散剤又は顆粒剤の分包品，用時溶解又は用時懸濁して用いる注射剤等は，個々の製剤中に有効成分の 1 回服用量又は複数個で 1 回用量になるように有効成分を含有している．そのような製剤の有効成分含量の均一性を保証する

〈　〉内は日局 17 における試験法の番号を示す．

製剤均一性試験法を適用する製剤の多くは，固形・半固形製剤であるが，液剤の分包品や注射剤などにも適用される．詳細は第 7 章を参照のこと．

表 15.1　製剤に適用する主な試験法

分　類	製剤・剤形		適用する試験法
経口投与する製剤	錠剤	一般の錠剤	製剤均一性試験法，溶出試験法又は崩壊試験法
		口腔内崩壊錠	
		チュアブル錠	
		発泡錠	
		分散錠	
		溶解錠	
	カプセル剤		製剤均一性試験法，溶出試験法又は崩壊試験法
	顆粒剤	一般の顆粒剤	製剤均一性試験法（分包品），溶出試験法又は崩壊試験法
		発泡顆粒剤	
	散剤		製剤均一性試験法（分包品），溶出試験法
	経口液剤	一般の経口液剤	製剤均一性試験法（分包品）
		エリキシル剤	
		懸濁剤	（懸濁剤には溶出試験法を適用）
		乳剤	
		リモナーデ剤	
	シロップ剤	シロップ剤	製剤均一性試験法（分包品），溶出試験法（懸濁したもの）
		シロップ用剤（ドライシロップ）	製剤均一性試験法（分包品）溶出試験法または崩壊試験法（用時溶解して用いるものを除く）
	経口ゼリー剤		製剤均一性試験法，溶出試験法
口腔内に適用する製剤	口腔用錠剤	一般の口腔用錠剤	製剤均一性試験法
		トローチ剤	
		舌下錠	
		バッカル錠	
		付着錠	
		ガム剤	
	口腔用スプレー剤		
	口腔用半固形剤		
	口腔用液剤	一般の口腔用液剤	製剤均一性試験法（分包品）
		含嗽剤	
注射により投与する製剤	注射剤	一般の注射剤	製剤均一性試験法（用時溶解又は用時懸濁して用いるもの），エンドトキシン試験法（皮下，皮内，筋肉のみに投与するものを除く），無菌試験法，注射剤の採取容量試験法，注射剤の不溶性異物検査法，注射剤の不溶性微粒子試験法
		輸液剤	
		埋め込み注射剤	製剤均一性試験法，エンドトキシン試験法，無菌試験法
		持続性注射剤	（一般の注射剤に同じ）
透析に用いる製剤	透析用剤	腹膜透析用剤	エンドトキシン試験法，無菌試験法，注射剤の採取容量試験法，注射剤の不溶性異物検査法，注射剤の不溶性微粒子試験法
		血液透析用剤	エンドトキシン試験法
気管支・肺に適用する製剤	吸入剤	吸入粉末剤	
		吸入液剤	
		吸入エアゾール剤	
目に投与する製剤	点眼剤		無菌試験法，点眼剤の不溶性異物検査法，点眼剤の不溶性微粒子試験法
	眼軟膏剤		無菌試験法，眼軟膏の金属性異物試験法
耳に投与する製剤	点耳剤		無菌試験法（無菌に製する場合）
鼻に適用する製剤	点鼻剤	点鼻粉末剤	
		点鼻液剤	
直腸に適用する製剤	坐剤		製剤均一性試験法
	直腸用半固形剤		
	注腸剤		
腟に適用する製剤	腟錠		製剤均一性試験法
	腟用坐剤		
皮膚などに適用する製剤	外用固形剤	外用散剤	製剤均一性試験法（分包品）
	外用液剤	一般の外用液剤	製剤均一性試験法（分包品，ただし乳化又は懸濁したものを除く）
		リニメント剤	
		ローション剤	
	スプレー剤	外用エアゾール剤	
		ポンプスプレー剤	
	軟膏剤		

第 15 章　製剤の品質管理と製剤試験　　319

表 15.1　つづき

分　類	製剤・剤形		適用する試験法
皮膚などに適用する製剤（つづき）	クリーム剤		
	ゲル剤		
	貼付剤	テープ剤	粘着力試験法，皮膚に適用する製剤の放出試験法，製剤均一性試験法（経皮吸収型製剤）
		パップ剤	
生薬関連製剤	エキス剤		重金属試験法
	丸剤		崩壊試験法
	酒精剤		
	浸剤・煎剤		
	茶剤		
	チンキ剤		
	芳香水剤		
	流エキス剤		重金属試験法

には，ロット内の個々の製剤中の有効成分量が，表示量を中心とした狭い範囲内にあることを確認する必要がある．ただし，懸濁剤，乳剤又はゲルからなる外用の皮膚適用製剤へは本試験法を適用しない．

　製剤含量の均一性は，含量均一性試験又は質量偏差試験のいずれかの方法で試験される（表 15.2）．含量均一性試験は全ての製剤に適用できるが，質量偏差試験は適用できる製剤が限られている（詳細は後述）．

表中の「CU」は含量均一性試験のみが適用されることを，「MV」は質量偏差試験を適用可能であること（含量均一性試験でもよい）を，それぞれ示している．

表 15.2　含量均一性試験（CU）と質量偏差試験（MV）の各製剤への適用

剤　形	タイプ	サブタイプ	含量 / 有効成分濃度	
			25 mg 以上かつ 25% 以上	25 mg 未満又は 25% 未満
錠剤		素錠	MV	CU
	コーティング錠	フィルムコーティング錠	MV	CU
		その他	CU	CU
カプセル剤	硬カプセル		MV	CU
	軟カプセル	懸濁剤，乳化剤，ゲル	CU	CU
		液剤	MV	MV
個別容器に入った固形製剤（分包品，凍結乾燥製剤等）	単一組成		MV	MV
	混合物	最終容器内で液剤を凍結乾燥した製剤	MV	MV
		その他	CU	CU
個別容器に入った製剤（完全に溶解した液）			MV	MV
その他			CU	CU

（第 17 改正日本薬局方解説書，B-605，表 6.02-1）

(1) 含量均一性試験

有効成分含量の測定方法は
製剤ごとに異なる．日局
17収載品については医
薬品各条に具体的な測定
の方法が記載されている．

　製剤個々の有効成分の含量を測定し，それぞれの成分の含量が許容域内にあるかどうかを確認する試験である．全ての製剤に適用できる．

(a) 試験の概略

　試料30個以上をとり，試料10個について個々の製剤中の有効成分含量を適切な方法で測定する．表15.3を参照し，以下の式を用いて判定値を計算する．

$$判定値 = | M - \overline{X} | + ks \qquad （記号については表15.3を参照）$$

(2) 質量偏差試験

　有効成分濃度（有効成分含量を製剤質量で割ったもの）が均一であるという仮定で行われる試験である．次の製剤に適用できる．
（ⅰ）成分が完全に溶解した液を個別容器に封入した製剤（軟カプセルを含む）．
（ⅱ）他の有効成分及び添加剤を含まず，単一の成分のみからなる散剤，顆粒及び用時溶解の注射剤などの固形製剤を個別容器に封入したもの．
（ⅲ）成分が完全に溶解した液を，最終容器内で凍結乾燥することにより製した用時溶解の注射剤などの固形製剤で，その調製法がラベル又は添付文書に記載されているもの．
（ⅳ）硬カプセル，素錠又はフィルムコーティング錠で，有効成分含量が25 mg以上で，かつ製剤中の有効成分の割合が質量比で25％以上のもの．ただし，有効成分を含まない部分（コーティング部，カプセル殻など）を除いて計算する．

錠剤などが配合剤で，25％
より低い成分がある場合，
その成分については含量
均一性試験法で試験する．

(a) 試験の概略

① 適当な方法によりロットを代表する試料について測定し，有効成分の平均含量を求める．この値をAとし，表示量に対する％として表す．
② 試料30個以上をとり，10個の試料の質量を以下に従って求める．
（ⅰ）素錠又はフィルムコーティング錠：個々の試料の質量を精密に量る．
（ⅱ）硬カプセル剤：個々の試料の質量をカプセルごと精密に量る．カプセルから内容物を適切な方法で除去し，個々の空のカプセルの質量を精密に量る．個々の試料の質量から対応する空のカプセルの質量を差し引いて，それぞれの試料の内容物の質量を求める．
（ⅲ）軟カプセル剤：個々の試料の質量をカプセルごと精密に量る．カプセルを切り開き，内容物を適当な溶媒で洗い出す．残存している溶媒を蒸発させて除去する．個々の空カプセルの質量を精密に量り，個々の試料の質量から対応す

第15章　製剤の品質管理と製剤試験

表15.3　製剤均一性試験法におけるパラメータ

変　数	定　義	条　件	値
$\overline{X}$	表示量に対する%で表した個々の含量の平均 $(x_1, x_2, \cdots, x_n)$		
$x_1, x_2, \cdots, x_n$	試験した個々の試料に含まれる有効成分含量（表示量に対する%）		
n	試料数(試験した試料の全個数)		
k	判定係数	試料数 n が 10 のとき	2.4
		試料数 n が 30 のとき	2.0
s	標準偏差		$\sqrt{\dfrac{\sum_{i=1}^{n}(x_i-\overline{X})^2}{n-1}}$
RSD	相対標準偏差（平均値に対し，%で表した標準偏差）		$\dfrac{100s}{\overline{X}}$
M（ケース1）$T \leq 101.5$ の場合に適用	基準値	$98.5\% \leq \overline{X} \leq 101.5\%$	$M=\overline{X}$ $(AV=ks)$
		$\overline{X} < 98.5\%$	$M=98.5\%$ $(AV=98.5-\overline{X}+ks)$
		$\overline{X} > 101.5\%$	$M=101.5\%$ $(AV=\overline{X}-101.5+ks)$
M（ケース2）$T > 101.5$ の場合に適用	基準値	$98.5\% \leq \overline{X} \leq T$	$M=\overline{X}$ $(AV=ks)$
		$\overline{X} < 98.5\%$	$M=98.5\%$ $(AV=98.5-\overline{X}+ks)$
		$\overline{X} > T$	$M=101.5\%$ $(AV=\overline{X}-T+ks)$
判定値 (AV)			一般式：$\lvert M-\overline{X} \rvert +ks$（種々の場合の計算は上に示した）
$L1$	判定値の最大許容限度値		$L1=15.0$ 他に規定する場合を除く．
$L2$	個々の含量の M からの最大許容偏差	個々の含量の下限値は $0.75M$，上限は $1.25M$ $(L2=25.0$ とする$)$	$L2=25.0$ 他に規定する場合を除く．
T	表示量に対する%で表した製造時における個々の製剤中の目標含量．各条に別に規定する場合を除き，T は 100.0% とする．		

（第17改正日本薬局方解説書，B-607，表6.02-2）

　　る空カプセルの質量を差し引いて，内容物の質量を求める．

（ⅳ）錠剤とカプセル剤以外の固形製剤：硬カプセル剤の項に記載された方法と同様に個々の製剤を処理し，質量を求める．

（ⅴ）液剤：試料10個について，通常の使用法に従って取り出した内容液の質量を正確に量る．必要ならば，密度を用いて用量に換算し，用量と定量法により

（ⅳ）に相当する製剤として散剤，顆粒剤などの分包品や最終容器に溶液を入れて凍結乾燥した注射剤などがある．

求めた含量から含量推定値（後述）を計算してもよい．

③ 個々の試料の質量から，有効成分含量の推定値を以下の式により算出する．

$$x_i = w_i \times \frac{A}{\overline{W}}$$

$w_1, w_2, \cdots, w_n$：試験した個々の試料の質量

A：適当な方法で測定して求めた有効成分含量（表示量に対する%）

$\overline{W}$：個々の質量 $(w_1, w_2, \cdots, w_n)$ の平均値

$x_1, x_2, \cdots, x_n$：試料 1 個に含まれる有効成分含量の推定値

④「含量均一性試験」同様，判定値を以下の式により計算する．

$$判定値 = | M - \overline{X} | + ks \qquad （記号については表 15.3 を参照）$$

ただし，$\overline{X}$ を A に，個々の試料の有効成分含量は有効成分含量の推定値に置き換える．

(3) 判定基準

初めの試料 10 個について判定値を計算し，その値が $L1\%$ を超えないときは適合とする．もし判定値が $L1\%$ を超えるときは，更に残りの試料 20 個について同様に試験を行い，判定値を計算する．2 回の試験を併せた 30 個の試料の判定値が $L1\%$ を超えず，かつ個々の製剤の含量が，$(1 - L2 \times 0.01)M$ 以上で，かつ $(1 + L2 \times 0.01)M$ を超えないときは適合とする．別に規定するもののほか，$L1$ を 15.0，$L2$ を 25.0 とする．

> 「別に規定する」とは，医薬品，医療機器等の品質，有効性及び安全性の確保等に関する法律に基づく承認の際に規定することを示す．

15.1.2 溶出試験法 〈6.10〉

経口製剤について溶出試験規格に適合しているかどうかを判定するために行うものであるが，併せて著しい生物学的非同等を防ぐことを目的としている．本試験における試料とは，最小投与量に相当するもので，錠剤では 1 錠，カプセルでは 1 カプセル，その他の製剤では規定された量を意味する．

溶出試験法には，回転バスケット法，パドル法，フロースルーセル法の 3 つの方法がある．回転バスケット法，パドル法は即放性製剤，徐放性製剤，腸溶性製剤の試験に，フロースルーセル法は即放性製剤，徐放性製剤の試験に用いられる．

> 溶出試験に用いる方法は，日局 17 収載品については医薬品各条で規定されている．パドル法が多用され，回転バスケット法はインドメタシンカプセルやジゴキシン錠などに適用されている．現在，フロースルーセル法が適用されている日局 17 収載品はない．

(1) 回転バスケット法・パドル法

(a) 装置の概略（図 15.1）

回転バスケット法の装置は容積 1 L で半円球の底部を持ち蓋のできる透明な容器，円筒形のバスケット，バスケットを取り付ける回転軸，回転軸を回転させるためのモーター，恒温水槽（又は恒温ジャケット）からなる．

パドル法では，撹拌翼と回転軸からなるパドルを，回転バスケット法のバスケットと回転軸の代わりに用いる．試料が浮く場合や容器の基底等に付着する場合などにはシンカーを用いることができる．

(b) 試験の概略

① 即放性製剤及び徐放性製剤

ⅰ）操作：規定された量の試験液を容器に入れて装置にセットし，37℃ ± 0.5℃ に保つ．

> 溶出試験装置の適合性には，装置の寸法が日局17で指定された許容誤差に従っていることの確認が含まれる．また，使用中に定期的に監視が必要とされる重要なパラメータに温度や試験液の容量，回転バスケット法やパドル法では回転速度，フロースルーセル法では試験液の流量などがある．定期的に，溶出試験装置が適切な性能を有しているかどうか判定する．

> 即放性製剤と徐放性製剤は試験液採取の時間と回数は異なるが，試験液及び操作は同じである．

> 試験液は医薬品各条で規定されている．緩衝液の場合は，pHを規定値の ± 0.05 になるように調整する．

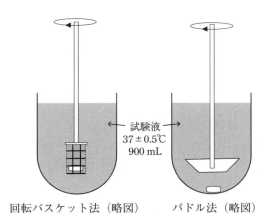

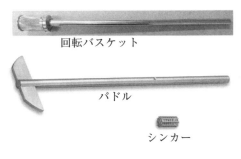

回転バスケット，パドル，シンカーの一例

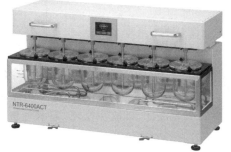

溶出試験器の一例

図 15.1 溶出試験法の装置
（写真は富山産業株式会社提供）

試料を入れ，直ちに規定された回転数で回転バスケット又はパドルを回転させる.

規定された時間又は間隔で試験液を採取し，指示された分析法で溶出した有効成分量を測定する.

ⅱ）試験液：適切な試験液を用いる．日局 17 収載品については医薬品各条で規定されている.

ⅲ）試験時間

即放性製剤：規定された時間 ± 2% 以内で試験を行う．ただし，一時点での測定が規定されているときは，規定された溶出率に達した場合には，その時間より早く試験を終了することができる.

徐放性製剤：通常 3 時点の測定を行い，単位は時間（hr）で表示する.

② 腸溶性製剤

ⅰ）操作：溶出試験第 1 液と溶出試験第 2 液による試験について，それぞれ独立に行う．操作は即放性製剤と同じ.

ⅱ）試験液：溶出試験第 1 液（pH 約 1.2），溶出試験第 2 液（pH 約 6.8）

ⅲ）試験時間

第 1 液による試験は，通例，錠剤，カプセル剤は 2 時間，顆粒剤は 1 時間とする．第 2 液による試験は，即放性製剤で定められた試験時間と同じ.

（2）フロースルーセル法

（a）装　置

試験液の貯層，送液用ポンプ，フロースルーセル（大きさは医薬品各条で規定），恒温水槽からなる．送液用ポンプは，フロースルーセルの中を上向きに試験液を送液する．フロースルーセルは垂直に設置し，セルの上部には未溶解の粒子の流失を防ぐためフィルターシステムを装着する．セルの下部にある円錐の先端に試験液導入チューブを保護するため直径約 5 mm のビーズを置き，その上に直径約 1 mm のガラスビーズを入れ円錐内を満たす．特殊な剤形ではホルダーを使用して試料を保持することができる．フロースルーセルは恒温水槽に沈め温度を 37 ± 0.5℃ に保つ.

（3）判定基準

2 つの判定法がある．医薬品各条で Q 値が規定されている場合は，判定法 1 に従い，その他の場合は判定法 2 に従う.

判定法 1：即放性製剤，徐放性製剤，腸溶性製剤の別に表 15.4 に示した基準に従い判定する.

判定法 2：別に規定するもののほか，試料 6 個の個々の試料からの溶出率が全て医薬品各条に規定する値のときは適合とする．規定する値から外れた試料が 1 個又は 2 個のときは新たに試料 6 個をとって試験を繰り返す．12 個中 10 個以上の試料

試験時間は医薬品ごとに定められている．日局 17 収載品については医薬品各条で規定されている.

溶出試験第 1 液の pH 約 1.2 は胃液に近い pH，溶出試験第 2 液の pH 約 6.8 は腸液に近い pH である．組成は日局 17 の「試薬・試液」〈9.41〉の項を参照.

2016 年 4 月現在 Q 値が規定されている日局 17 収載品はない.

第 15 章　製剤の品質管理と製剤試験　　　　325

表 15.4　溶出試験法の判定法 1 による判定基準

	水準	試験個数	判定基準
即放性製剤	S1	6	個々の試料からの溶出率が Q + 5%以上
	S2	6	12 個（S1 + S2）の試料の平均溶出率 ≧ Q かつ，Q − 15 %未満のものがない
	S3	12	24 個（S1 + S2 + S3）の試料の平均溶出率 ≧ Q かつ，Q − 15%未満のものが 2 個以下，Q − 25%未満のものがない
徐放性製剤	L1	6	すべての個々の溶出率が，それぞれの規定範囲内（限度値も含む） かつ，最終試験時間では，全ての個々の溶出率が規定された値以上
	L2	6	12 個（L1 + L2）の試料の平均溶出率が規定された範囲内（限度値も含む） かつ，試験終了時の 12 個（L1 + L2）の試料の平均溶出率が規定された値以上 また，個々の試料からの溶出率は，規定された範囲からの表示量の ±10%を超えて外れるものがなく，かつ，試験終了時に規定された値より表示量の 10%を超えて下回るものがない
	L3	12	24 個（L1 + L2 + L3）の試料の平均溶出率が規定された範囲内（限度値も含む） かつ，試験終了時の 24 個（L1 + L2 + L3）の試料の平均溶出率が規定された値以上である また，規定された範囲から表示量の 10%を超えて外れるものが，24 個のうち 2 個以下であり，かつ，試験終了時に規定された値よりも表示量の 10%を超えて下回るものが，24 個のうち 2 個以下 更に，規定された範囲から表示量の 20%を超えて外れるものがなく，かつ，試験終了時に規定された値よりも表示量の 20%を超えて下回るものがない
腸溶性製剤 第1液	A1	6	個々の試料からの溶出率が 10%以下
	A2	6	12 個（A1 + A2）の試料の平均溶出率が 10%以下 かつ，25%を超えるものがない
	A3	12	24 個（A1 + A2 + A3）の試料の平均溶出率が 10%以下 かつ，25%を超えるものがない
腸溶性製剤 第2液	B1	6	個々の試料からの溶出率が Q + 5%以上
	B2	6	12 個（B1 + B2）の試料の平均溶出率 ≧ Q かつ，Q − 15%未満のものがない
	B3	12	24 個（B1 + B2 + B3）の試料の平均溶出率 ≧ Q Q − 15%未満のものが 2 個以下，Q − 25%未満のものがない

（第 17 改正日本薬局方解説書，B-649，判定規準表 6.10-1〜4 改変）

の個々の溶出率が規定する値のとき適合とする．腸溶性製剤は第 1 液，第 2 液それぞれ，試料 6 個について試験を行い，上記に従い判定する．

15.1.3　崩壊試験法 〈*6.09*〉

錠剤，カプセル剤，顆粒剤，シロップ用剤，丸剤が試験液中，定められた条件で規定時間内に崩壊するかどうかを確認する試験法である．崩壊試験法は，製剤中の有効成分が完全に溶解するかどうかを確認することを目的としていない．

電動機と恒温槽を除き，装置の各部分の寸法は網目も含め全て日局 17 で規定されている．詳細は図 15.2 および日局 17 参照のこと．

(1) 装置の概略 （図 15.2）

　装置は，ビーカー，1 分間 29〜32 往復，振幅 53〜57 mm で上下する試験器及び電動機，恒温水槽からなる．試験器は中心軸に沿って上下運動できるように電動機に適当な方法でつるす．

　補助盤：医薬品各条に使用が規定されている場合にのみ，使用できる．試験器のそれぞれのガラス管に 1 個の補助盤を入れる．

　補助筒：顆粒剤及び腸溶顆粒を充填したカプセル剤を試験するときに用いる．

(2) 操作の概略

　試験は全て 37 ± 2℃ で行う．試験時間については表 15.5 を参照．

① 即放性製剤

ⅰ）錠剤・カプセル剤・丸剤（生薬を含む丸剤を除く）

　試験器の 6 本のガラス管にそれぞれ試料 1 個ずつを入れる（補助盤の使用が規定されている場合は試料のあとに補助盤を入れる）．

　別に規定するもののほか，試験液に水を用いて，試験器を作動させる．

　試験時間経過後，試験器を試験液から引き上げ，試験器内の試料の崩壊の様子を観察する．試料の残留物をガラス管内に全く認めないか，又は認めても明らかに原形をとどめない軟質の物質であるとき，あるいは不溶性の剤皮又はカプセル被膜の断片であるとき，試料は崩壊したものとする．

ⅱ）生薬を含む丸剤

崩壊試験第 1 液の pH 約 1.2 は胃液に近い pH，崩壊試験第 2 液の pH 約 6.8 は腸液に近い pH である．組成は日局 17 の「試薬・試液」〈9.41〉の項を参照．

　試験液に崩壊試験第 1 液（pH 約 1.2）を用いて錠剤と同様に試験を行う．

　60 分後に試料の残留物をガラス管内に認めるときは，引き続き崩壊試験第 2 液（pH 約 6.8）で 60 分間試験を行う．

ⅲ）顆粒剤及びシロップ用剤

　30 号ふるい（500 μm）を用いて製剤の粒度の試験法（15.1.4 参照）に準じてふるい，ふるいに残留するもの 0.10 g ずつをそれぞれ補助筒 6 個にとる．

第 1 液と第 2 液の試験と別々に行うのは無胃酸症の傾向のある人を考慮しているため．第 1 液による前処理の有無に関係なく，第 2 液に製剤が崩壊することが求められている．

　補助筒を試験器のガラス管に 1 個ずつ入れて固定し，別に規定するもののほか，試験液に水を用いて，試験器を作動させる．

　試験時間終了後，試験器を試験液から引き上げ，補助筒を取り出して補助筒内の試料の崩壊の様子を観察する．試料の残留物を補助筒内に全く認めないか，又は認めても明らかに原形をとどめない軟質の物質であるとき，あるいは剤皮の断片であるとき，試料は崩壊したものとする．

②腸溶性製剤

　別に規定するもののほか，崩壊試験第 1 液及び崩壊試験第 2 液による 2 つの試験を別々に行う．

第 15 章　製剤の品質管理と製剤試験

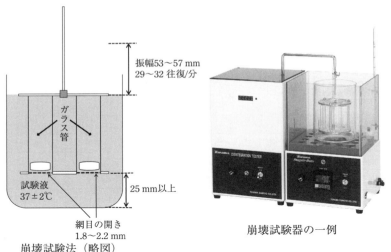

崩壊試験法（略図）

崩壊試験器の一例

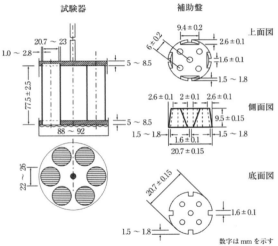

崩壊試験装置

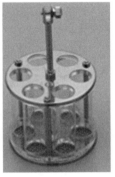

試験器の一例

補助盤の一例

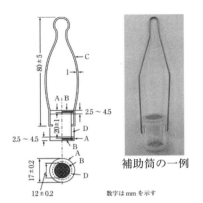

補助筒の一例

A及びD：プラスチック筒
B：網目の開き0.42mm，線径0.29mmの耐酸性の網
C：耐酸性針金の取手

補助筒

図 15.2　崩壊試験法の装置

（図は第17改正日本薬局方解説書より，写真は富山産業株式会社提供）

表 15.5　崩壊試験法の試験条件

	剤　　形		試験液	輔助盤	補助筒	試験時間
即放性製剤	錠剤（素錠）		水	規定による	－	30 分
	カプセル剤		水	規定による	－	20 分
	適当なコーティング剤で剤皮を施した錠剤		水	規定による	－	60 分
	丸剤	生薬を含まない	水	規定による	－	60 分
		生薬を含む	第 1 液(→第 2 液)	規定による	－	60 分 (→ 60 分)
	顆粒剤	剤皮を施していない	水	－	＋	30 分
		剤皮を施した	水	－	＋	60 分
腸溶性製剤	腸溶錠及び腸溶性カプセル剤		第 1 液	規定による	－	120 分
			第 2 液	規定による	－	60 分
	腸溶顆粒剤および腸溶顆粒を充填したカプセル剤		第 1 液	－	＋	60 分
			第 2 液	－	＋	30 分
医薬品各条で規定された製剤	ニトログリセリン錠，硝酸イソソルビド錠（いずれも舌下錠）		水	－	－	2 分
	リン酸ピペラジン錠		水	－	－	10 分

（第 17 改正日本薬局方解説書より改変）

　ⅰ）腸溶錠及び腸溶性カプセル剤

　　崩壊試験第 1 液による試験：試験液に崩壊試験第 1 液を用いて 120 分間試験を行う．

　　錠剤又はカプセル剤が壊れた場合，又は腸溶性被膜が開口，破損した場合，崩壊したものとする．

　　崩壊試験第 2 液による試験：試験液に崩壊試験第 2 液を用いて 60 分間試験を行う．即放性製剤と同様の基準で崩壊したものとする．

　ⅱ）腸溶顆粒剤及び腸溶顆粒を充填したカプセル剤

　　顆粒剤又はカプセル剤中よりとり出した内容物について，即放性の顆粒剤と同様にして補助筒 6 個に試料をとり，試験を行う．

　　崩壊試験第 1 液による試験：試験液に崩壊試験第 1 液を用いて 60 分間試験を行う．

　　崩壊試験第 2 液による試験：試験液に崩壊試験第 2 液を用いて 30 分間試験を行う．

(3) 判　定

① 即放性製剤

　試料 6 個を用い，全ての試料が崩壊した場合，適合とする．1 個または 2 個の試料が崩壊しなかった場合，更に 12 個の試料について試験を行い，計 18 個の試料のうち 16 個以上の試料が崩壊した場合，適合とする．

② 腸溶性製剤

　ⅰ）腸溶錠及び腸溶性カプセル

第15章　製剤の品質管理と製剤試験　　　329

第1液：試料6個を用い，全ての試料が崩壊しない場合，適合とする．1個又は2個が崩壊した場合は，更に12個の試料について試験を行い計18個の試料のうち，16個以上の試料が崩壊しない場合，適合とする．

第2液：即放性製剤に同じ．

ⅱ）腸溶顆粒剤及び腸溶顆粒を充填したカプセル剤

第1液：補助筒6個分の試料を用い，試験器の網目から落ちる顆粒数が15粒以内のとき適合とする．

第2液：即放性製剤に同じ．

15.1.4　製剤の粒度の試験法 〈*6.03*〉

製剤総則中の製剤の粒度の規定を試験する方法である．ただし，本試験法を適用するのは顆粒剤のうちで細粒剤又は散剤と称する製剤のみである．

（1）操作の概略

ふるい枠の内径が75 mmの18号（850 μm）及び30号（500 μm）のふるいを用いる．

試料10.0 gを正確に量り，前記のふるい及び受器を重ね合わせた用器の上段に入れる．上蓋をして3分間ふるった後，各々のふるい及び受器の残留物の質量を量る．

> 第16改正日本薬局方において顆粒剤と散剤の定義が変更された．しかし，日局16では顆粒剤に含包されるがそれ以前の定義により，〜散，〜細粒として既に商品名が定着している製剤がある．これらの名称変更による混乱を避けるための措置として本試験法が残されている．

（2）基　準

18号ふるいを全量通過し，30号ふるいに残留するものが10%以下のものを細粒剤と称することができる．

18号ふるいを全量通過し，30号ふるいに残留するものが5%以下のものを散剤と称することができる．

> 日局17製剤各条1.3顆粒剤の項に記載されている．

15.1.5　制酸力試験法 〈*6.04*〉

胃において酸と反応し，制酸作用を発現する医薬品原体及び製剤の制酸力を求める試験法である．日局17の本試験法に定められた方法で試験を行うとき，原体は，その1 gに対応する0.1 mol/L塩酸の消費量（mL）で示し，製剤は，用法及び用量の1日服用量に対応する0.1 mol/L塩酸の消費量（mL）で示す．

15.1.6　粘着力試験法 〈*6.12*〉

貼付剤の粘着力を測定する方法である．本試験法には，ピール粘着力試験法，傾

> 粘着力は試験温度に依存するため，試験温度が規定されている．

斜式ボールタック試験法，ローリングボールタック試験法，プローブタック試験法がある．試験は別に規定するもののほか，24 ± 2℃で行う．

テープなどの粘着性物質の代表的な特性には，粘着力（剥がすときにかかる力），粘着性（瞬間的に接着する力），保持力（接着力の強さ）がある．粘着力が弱いと皮膚に貼付後容易に剥がれてしまう可能性があり，また強すぎると剥がす際に皮膚に損傷を与えるリスクがあるため，貼付剤は適度な粘着力を有することが求められる．粘着性の測定では比較的軽い力で短時間に被着体に接着する力を測定し，貼付剤の使用開始時における皮膚への接着しやすさを評価する．

(1) 試料の調製・器具の洗浄の概略

試料は調製後，湿度の影響を受けない包剤で包装し，24±2℃で12時間以上放置した後に試験する．粘着力試験用の試験板，ボール，及びプローブは日局17に記載された方法で洗浄し，洗浄後10時間以内に試験に使用する．

いずれも，素手で触れたり，他の異物が付着したりしないように注意して取り扱う．

(2) ピール粘着力試験法

試験板に試料を貼り付けた後，試料を180°又は90°方向に引き剥がすのに要する力を測定する．

(a) 装置の概略

試料を試験板に貼り付けるための圧着装置，引張試験機からなる（図15.3）．

(b) 操作の概略

試料は，一端に掴みしろを設けられるように調整する．試料を試験板に圧着装置を用いて貼り付けた後，ピール粘着力試験を行う．圧着の際に空気が入った試料は使用しない．

① 180°ピール粘着力試験法

試料の掴みしろをもって，180°に折り返し，引張速度毎秒5.0±0.2 mmで動かし測定を開始する．測定開始後，最初の25％の長さの測定値は無視し，その後試験板から引き剥がされた50％の長さの粘着力測定値を平均し，ピール粘着力試験法の値とする．単位は，N/cmで表記する．

② 90°ピール粘着力試験法

試料を90°に折り返す以外は，180°ピール粘着力試験法と同一の方法で行う．

粘着力はピール粘着力試験法により，粘着性は，傾斜式ボールタック試験法，ローリングボールタック試験法，プローブタック試験法により測定される．

粘着力試験法には一律の判定基準は存在しない．「別に規定」，つまり，医薬品，医療機器等の品質，有効性及び安全性の確保等に関する法律に基づく承認の際に規定されている．

圧着に用いるローラー，試験板はJIS規格に適合するか，同等のものを用いる．

第 15 章　製剤の品質管理と製剤試験

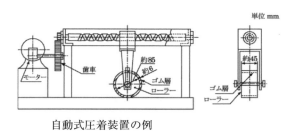
自動式圧着装置の例

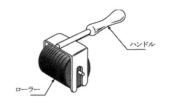
手動式圧着装置の例

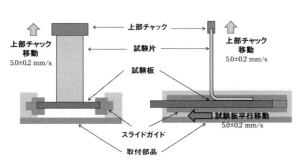
90°ピール粘着力測定装置の例

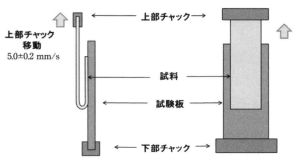
180°ピール粘着力測定装置の例

図 15.3　ピール粘着力試験法の装置
(第 17 改正日本薬局方解説書より)

(3) 傾斜式ボールタック試験法

傾斜板でボールを転がし，停止するボールの最大の大きさを測定する方法である．

(a) 装置の概略（図 15.4）
装置は転球装置とボールからなる．
転球装置：傾斜角が 30°で 300 mm 以上の傾斜面を有する傾斜板を用いる．
ボール：No.2〜32 を用いる．

(b) 操作の概略
転球装置を測定台上に水準器を用いて水平に固定する．別に規定するもののほか，試料は幅 10 mm，長さ 70 mm 以上の大きさとする．試料を傾斜板上の所定の位置に粘着面を上にして固定し，助走路用の紙などを，試料の上端の位置に貼り付ける．助走路の長さを 100 mm とする．試料は中央に 50〜100 mm の粘着面を残し，下端を適当な紙などで覆う．

ボールを傾斜板の上端より転がし，粘着面で停止した最大のボールのナンバーを傾斜式ボールタック試験の測定値とする．

No.1 のボールの直径が 1/32 インチ，番号が 1 つ大きくなるごとに直径が 1/32 インチずつ大きくなり，No.32 の直径は 1 インチである．材質，精度などは JIS の規格に規定（詳細は日局 17 参照）．

測定値であるボールのナンバーが大きいほど，すなわち停止した最大のボールが大きいほど接着しやすい試料といえる．

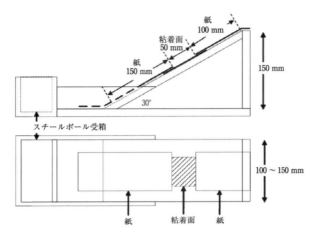 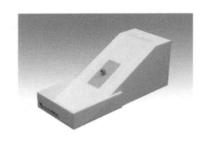

(a) 傾斜式ボールタック試験用転球装置の例　　(b) 傾斜式ボールタック試験用転球装置の一例

図 15.4　傾斜式ボールタック試験法の装置
((a) 第 17 改正日本薬局方解説書，(b) コスメディ製薬株式会社 HP より)

(4) ローリングボールタック試験法

傾斜板で一定の大きさのボールを試験開始位置から転がした後，ボールが停止するまでの距離を測定する方法である．

(a) 装置の概略（図 15.5）
角度 21.5° の傾斜を持つ構造の転球装置と，粘着力試験用ボール No.14（直径 7/16 インチ）を用いる．

(b) 操作の概略
試料は平滑で硬い平面の測定板上に粘着テープなどを用いて固定する．試料が固定されている測定台上に水準器を用いて転球装置を水平に固定する．ボールを試験開始位置に置いて転がす．

ボールが粘着面で停止したときの距離を測定する．停止距離は傾斜面の末端から粘着剤とボールが接触している中心までの長さを求め，ローリングボールタック試験の値とする．単位は mm で表記する．

測定された距離が短いほど接着しやすい試料である．

(5) プローブタック試験法

貼付剤の粘着面に規定された円柱状のプローブを短時間接触させた後，引き剝がすときの力を測定する方法である．

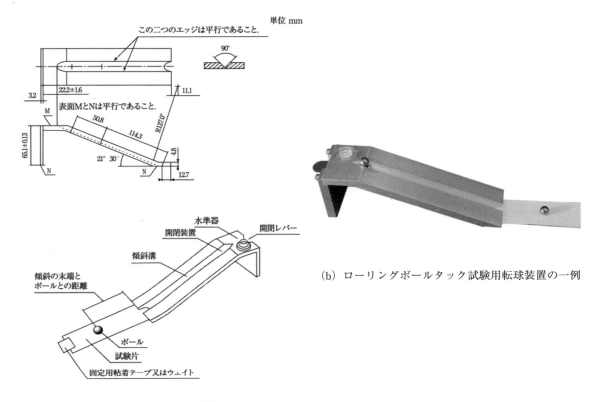

図 15.5 ローリングボールタック試験法の装置
((a) 第17改正日本薬局方解説書，(b) Cometech Testing Machines 社 HP より)

(a) 装置の概略（図15.6）

プローブ，試料台，応力検出器からなり，ウエイトリングなどにより一定荷重を一定時間与えることができる機構を有する．装置は，貼付剤の粘着面とプローブの接触及び引き剥がしを一定速度で行える，速度を制御できる機構を有する．

(b) 操作の概略

試料をたるみのないように貼り付け試料台に置く．別に規定するもののほか毎秒 10 ± 0.01 mm の速度でプローブと試料の粘着面を接触させ，0.98 ± 0.01 N/cm^2 の接触荷重で 1.0 ± 0.1 秒間保持する．直ちに毎秒 10 ± 0.01 mm の速度でプローブを粘着面から引き剥がす．引き剥がす際に要する最大荷重を求め，プローブタック試験の値とする．単位は N/cm^2 で表す．

15.1.7 皮膚に適用する製剤の放出試験法 〈6.13〉

本試験法は皮膚に適用する製剤からの医薬品の放出性を測定する方法を示し，放

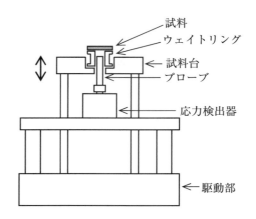

図 15.6　プローブタック試験法の装置
(第17改正日本薬局方解説書より)

出試験規格に適合しているかどうかを判定するために使われる．これらの製剤では，医薬品の有効性と放出性との関係は個々の製剤特性に依存するため，本試験法は，製剤ごとの品質管理に有効な試験法である．特に経皮吸収型製剤等では，有効成分の放出挙動の適切な維持管理が必要である．日局17で適用が規定されているのは貼付剤のみである．

　パドルオーバーディスク法，シリンダー法，縦型拡散セル法の3つの方法があり，パドルオーバーディスク法及びシリンダー法は溶出試験法のパドル法の装置を用いて行うことができる．

(1) パドルオーバーディスク法

(a) 装置の概略（図15.7）

　溶出試験法のパドル法の装置（図15.1）に加え，ステンレス製のディスク（図15.7）を用いる．ディスクは試料を容器の底に沈めるために用いられる．試料を貼り付けたディスクは，パドルの撹拌翼の底部と平行に容器内に設置する．パドルの撹拌翼の底部とディスクの表面の距離は，別に規定するもののほか，25±2 mmとする．その他，装置の適合性や試験液の取り扱い等に関しては，原則として溶出試験法に従う．

(b) 操作の概略

　規定された容量の試験液を容器に入れ，32±0.5℃になるまで待つ．試料をできるだけ平らになるように，両面テープ等を用いた適切な方法で放出面が上になるようにディスクに固定する．容器の底部に，ディスクを試料の放出面が上になるように，パドル翼の底部や試験液面と平行に設置する．設置後速やかに，規定された回転数でパドルを回し，規定された間隔でまたは規定された時間に，決められた位置

- ディスクは図15.7に類似で異なるサイズのものや異なる形状のものも使用できる．化学的に不活性で分析を妨害しなければ，ディスク以外の適切な部品を用いてもよい．
- 試験液の温度は体表面に近い温度として設定されている．
- 試料を裁断することにより試料の機能が損なわれない場合には，適切な大きさに正確に計って切った試料を試験に使用してもよい．

第 15 章　製剤の品質管理と製剤試験

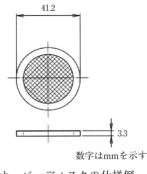
パドルオーバーディスクの仕様例

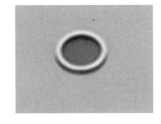
パドルオーバーディスクの一例

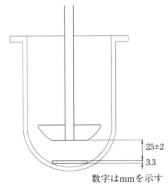
パドルと容器の状態

図 15.7　パドルオーバーディスク法の装置
（左図：第 17 改正日本薬局方解説書，写真：富山産業株式会社 HP より）

から試験液を採取する．規定された分析法を用いて放出した有効成分量を測定する．

(2) シリンダー法

(a) 装置の概略（図 15.8）

溶出試験法のパドル法の装置のうち，容器はそのまま使用し，パドルは図 15.8 に示すようなシリンダー回転部品に置き換えて試験を行う．容器底部とシリンダー部品の下部の距離は 25 ± 2 mm とする．その他，装置の適合性や試験液の取り扱い等に関しては，原則として溶出試験法に従う．

(b) 操作の概略

規定された容量の試験液を容器に入れ，32 ± 0.5℃になるまで待つ．試料を，両面テープ等を用いた適切な方法で，放出面が外側を向くようにシリンダーに固定する．シリンダーを溶出試験装置に取り付け，速やかに，規定された回転数でシリンダーを回転させる．規定された間隔で又は規定された時間に，決められた位置から試験液を採取する．規定された分析法を用いて放出した有効成分量を測定する．

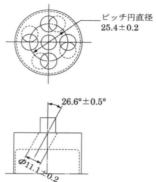
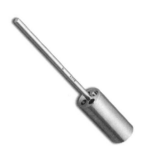

数字は mm を示す

シリンダー回転部品の上部構造の仕様例　　　シリンダーの一例

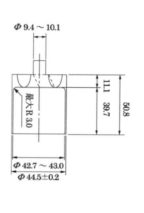

（A）短いシリンダー　　（B）長いシリンダー

数字は mm を示す

シリンダー回転部品の仕様例

図 15.8　シリンダー法の装置
（左図：第 17 改正日本薬局方解説書，写真：富山産業株式会社 HP より）

（3）縦型拡散セル法

（a）装置の概略（図 15.9）

　二つのチャンバーに分かれた縦型の拡散セルから成り，二つのチャンバーはクランプによって固定されている．

（b）操作の概略

　規定された容量の試験液をあらかじめ回転子を入れたレセプターチャンバーに入れ，試験液の温度を 32 ± 1.0℃ に保つ．試料をドナー側に均一に設置し，速やかに一定の回転数でマグネティックスターラーにより回転子を回転させる．規定された

第 15 章　製剤の品質管理と製剤試験

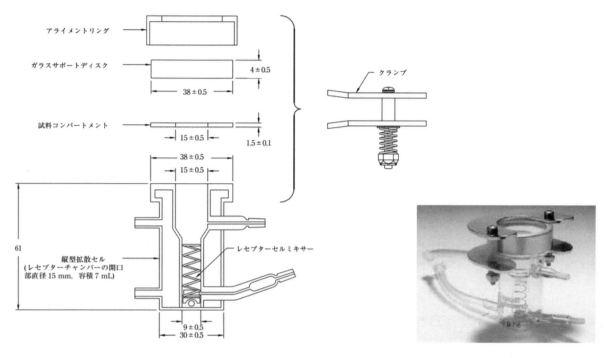

(a) 縦型拡散セルの例　　　　　　　　　　　　　　(b) 縦型拡散セルの一例

図 15.9　縦型拡散セル法の装置

((a) 第 17 改正日本薬局方解説書，(b) ㈱アイビックリサーチの web カタログ www.ivicres.com/data/hanson201608.pdf より)

間隔で又は規定された時間に，試験液を採取する．規定された分析法を用いて試験液中に放出した有効成分量を測定する．

(4) 試験液

pH 5〜7 の範囲における任意の緩衝液（イオン強度 0.05 程度）を用いる．必要に応じて，界面活性剤の添加，pH の変更，イオン強度の変更を行っても良い．試料の形状に影響を及ぼさなければ，水，水/アルコール混液，有機溶媒等を用いることができる．

液量は，200 mL（特別な容器とミニパドル等を使用），500 mL，900 mL とする．

(5) 判定基準

医薬品各条には試験液採取時間における試料からの放出率の規格幅を記載する．
別に規定するもののほか，試料からの有効成分の放出率が表 15.6 の判定基準を満たすときに適合とする．
限度値は，規定された各試験液採取時間でのそれぞれの放出率の値である．複数

表 15.6 皮膚に適用する製剤の放出試験法の判定基準

水準	試験個数	判定基準
L1	6	すべての個々の放出率が，それぞれの規定範囲内（限度値も含む）
L2	6	12 個（L1 + L2）の試料の平均放出率が規定された範囲内（限度値も含む） かつ，個々の試料からの放出率は，規定された範囲からの表示量の ± 10 ％を超えて外れるものがない
L3	12	24 個（L1 + L2 + L3）の試料の平均放出率が規定された範囲内（限度値も含む） かつ，規定された範囲から表示量の 10 ％を超えて外れるものが，24 個のうち 2 個以下 更に，規定された範囲から表示量の 20 ％を超えて外れるものがない

(第 17 改正日本薬局方解説書，B-676，表 6.13-1 より改変)

の範囲が示されている場合は，それぞれの範囲で判定基準を適用する．

15.2 無菌製剤に適用する製剤試験法

15.2.1 眼軟膏剤の金属性異物試験法 〈6.01〉

眼軟膏剤の金属性異物を試験する方法である．

眼軟膏剤は結膜嚢に適用する製剤であり，固形物は眼粘膜への刺激となる．そのため，眼軟膏剤に含まれる金属性異物の大きさと数の限度値を規定し，試験を行う．

もともとは容器に用いる金属製チューブの加工に由来する金属性異物の混入を調べるための試験であった．現在では製造工程での混入も考慮して試験が行われている．

基剤を溶かすことにより，混入した金属性異物は沈降し，再度固まる時には底面に集まる．ペトリ皿を逆さにすることで，底面に沈んだ金属性異物を観察できる．

(a) 操作の概略

試料 5 g（5 g 未満の場合は全量）を直径 60 mm の平底ペトリ皿に入れ，ふたをして加熱し，基剤を完全に溶かす．揺り動かさないように注意しながら，室温で放置し，固まらせる．平底ペトリ皿を反転し，ミクロメーターの付いた 40 倍以上の倍率の顕微鏡で，平底ペトリ皿の底の 50 μm 以上の金属性異物の数を数える．

(b) 判 定

試料 10 個について試験し，検出された異物の数が規定値以下のとき，適合とする．本剤 10 個の 50 μm 以上の金属性異物の合計数は 50 個以下，かつ個々の平底ペトリ皿のうち 8 個を超えるものが 1 枚以下のとき，適合とする．これに適合しない場合，更に 20 個について同様に試験し，本剤 30 個の金属性異物の合計が 150 個以下であり，かつ個々の平底ペトリ皿のうち 8 個を超えるものが 3 枚以下のとき，適合とする．

第15章　製剤の品質管理と製剤試験　　　339

15.2.2　注射剤の採取容量試験法 〈6.05〉

　表示量よりやや過剰に採取できる量が容器に充填されていることを確認する試験法である．アンプル，プラスチックバッグなどの単回投与容器又は分割投与容器で提供される注射剤は，通常，表示量を投与するのに十分な量の注射剤で充填されており，過量は，製品の特性に応じて決まる．

　本試験法は腹膜透析用剤にも適用され，輸液剤の方法で試験される．

製品の特性で過量の設定に大きく影響するのは薬液の粘性である．液の粘性が高いと注射筒に採取するときにアンプルやバイアルの内壁に付着する量が大きくなるため，過量が大きく設定される．

(a)　単回投与注射剤

　表示量が 10 mL 以上の場合は 1 個，3 mL を超え 10 mL 未満の場合は 3 個，3 mL 以下の場合は 5 個をとり，個々の容器ごとに全内容物を採取する．注射針をつけた注射筒で採取し，注射針の中が空にならないように全内容物を受用メスシリンダーに排出し，容量を測定する．個々の製剤の採取容量が表示量以上のとき，適合とする．

(b)　分割投与注射剤

　1 回の投与量と投与回数が表示されている分割投与注射剤では，1 個をとり，規定された投与回数と同数の注射筒を用いて内容物を採取し，単回投与注射剤の方法に従って操作する．各注射筒から得られる採取容量が表示された 1 回の投与量以上であるとき，適合とする．

(c)　カートリッジ剤又は充填済みシリンジ剤（プレフィルドシリンジ）

　表示量が 10 mL 以上の場合は 1 個，3 mL を超え 10 mL 未満の場合は 3 個，3 mL 以下の場合は 5 個をとり，内容物を質量既知の乾いたビーカーへ排出する．付属の注射針などがある場合には，それらを装着して行う．内容物の質量（g）を密度で除して容量（mL）とする．個々の製剤の採取容量が表示量以上のとき適合とする．

(d)　輸液剤

　容器 1 個をとり，測定しようとする容量が 40 % 以上となる乾燥したメスシリンダー中に全内容物を排出し，容量を測定する．製剤の採取容量が表示量以上のとき，適合とする．

輸液剤は製品の添付文書に示されている投与方法に準じて内容物をメスシリンダー中に排出する．

15.2.3　注射剤の不溶性異物検査法 〈6.06〉

　注射剤の不溶性異物の有無を調べる検査法である．

　第 1 法は非破壊全数検査，第 2 法は破壊試験であり抜き取り検査である．いずれも，肉眼による観測で異物を検出する．一般にたやすく検出される異物の大きさは

液中に浮遊している異物については，製造現場では品質管理の目的で光遮蔽型異物検査機をはじめ様々な機械的検査法が導入されている．しかし，気泡と不溶性異物の区別やアンプルに固着している異物の検出がしにくいなどの問題点がある．そのため，日局17の規定には機械的検査法は導入されておらず，肉眼による本検査法が規定されている．

プラスチック製容器はガラス製容器よりも澄明度が劣るので，照明を明るくするなどの措置がとられている．

溶剤に異物が検出されなくても，溶解又は懸濁後に検出される場合があるため，溶剤について検査する（第1法）だけでなく，溶剤で溶解又は懸濁した場合の検査（第2法）も行う．

第1法，第2法とも観察しにくい場合は適宜観察時間を延長する．

試験は外部から微粒子が混入しない条件下，できればクリーンキャビネット内で行う．

50 μm 程度の粒子といわれている．

(a) 第1法

溶液，懸濁液又は乳濁液である注射剤，用時溶解又は用時懸濁して用いる注射剤の溶解液などはこの方法による．

容器の外部を清浄にし，白色光源の直下，2000〜3750 lx の明るさの位置で，肉眼で白黒それぞれの色の背景において約5秒ずつ観察するとき，たやすく検出される不溶性異物を認めてはならない．ただし，プラスチック製水性注射剤容器を用いた注射剤にあっては，上部及び下部に白色光源を用いて8000〜10000 lx の明るさの位置で，肉眼で観察するものとする．

(b) 第2法

用時溶解又は用時懸濁して用いる注射剤はこの方法による．

容器の外部を清浄にし，異物が混入しないように十分注意して，添付された溶解液等若しくは注射用水を用いて溶解又は懸濁し，白色光源の直下，2000〜3750 lx の明るさの位置で，肉眼で白黒それぞれの色の背景において約5秒ずつ観察するとき，明らかに認められる不溶性異物を含んではならない．

15.2.4　注射剤の不溶性微粒子試験法〈6.07〉

輸液を含む注射剤中に意図することなく混入した，気泡ではない容易に動く外来性，不溶性の微粒子を対象とする試験法である．乳剤性注射剤及び懸濁性注射剤以外の全ての注射剤に適用される．

第1法（光遮蔽粒子計数法）又は第2法（顕微鏡粒子計数法）で試験する．第1法での試験を優先するが，場合によってはまず第1法で試験し，次に第2法で試験する必要がある．試験は外部から微粒子が混入しない条件下（できればクリーンキャビネット中）で行う．また，試料を加えず規定された操作を行い微粒子数を調べ，試験環境が適切かを検査する．

(1) 第1法　光遮蔽粒子計数法

(a) 装　置

微粒子の粒径及び各粒径の粒子数を自動的に測定できる光遮蔽原理に基づいた装置を用いる．

(b) 判　定

平均微粒子数が下記に規定する値のときは適合とする．規定する値を超えたときは，第2法で試験する．

A：表示量が 100 mL 以上の注射剤

1 mL 当たり 10 μm 以上のもの 25 個以下，25 μm 以上のもの 3 個以下

B：表示量が 100 mL 未満の注射剤

容器当たり 10 μm 以上のもの 6000 個以下，25 μm 以上のもの 600 個以下

(2) 第2法　顕微鏡粒子計数法

(a) 装　置

双眼顕微鏡，微粒子捕集用ろ過器及びメンブランフィルターを用いる.

(b) 判　定

平均微粒子数が下記に規定する値のときは適合とする.

A：表示量が 100 mL 以上の注射剤

1 mL 当たり 10 μm 以上のもの 12 個以下，25 μm 以上のもの 2 個以下

B：表示量が 100 mL 未満の注射剤

容器当たり 10 μm 以上のもの 3000 個以下，25 μm 以上のもの 300 個以下

15.2.5　点眼剤の不溶性微粒子試験法 〈6.08〉

点眼剤中の不溶性微粒子の大きさ及び数を試験する方法である．装置及び方法は注射剤の不溶性微粒子試験法の第2法，顕微鏡粒子計数法に準じている.

判　定

本剤 1 mL 中の個数に換算するとき，300 μm 以上の不溶性微粒子が 1 個以下であるとき適合とする.

15.2.6　点眼剤の不溶性異物検査法 〈6.11〉

点眼剤中の不溶性異物の有無を調べる検査法である.

容器の外部を清浄にし，白色光源を用い，3000〜5000 lx の明るさの位置で，肉眼で観察するとき，澄明で，たやすく観察される不溶性異物を認めない.

点眼剤は眼粘膜への刺激を考慮し，異物の混入を検査する必要がある．注射剤よりも大きな異物，主にプラスチックの細片や繊維上の異物が試験の対象となるため，顕微鏡法が採用されている.

15.3 容器・包装材料試験法

15.3.1 注射剤用ガラス容器試験法 〈7.01〉

注射剤ガラス容器は，内容医薬品と物理的又は化学的に作用してその性状又は品質に影響を与えないもので，完全に融封できるか，又は他の適当な方法によって微生物が侵入しないようにし，内容医薬品を保護できるものであり，次の規格に適合する．

① 容器は無色又は淡褐色透明で，注射剤の不溶性異物検査法の試験に支障をきたす気泡があってはならない．

② 分割使用を目的とする容器は，ゴム栓又は他の適当な栓を用いて密封する．栓は内容医薬品と物理的又は化学的に作用せず，注射針を挿入したとき，栓の破片が混入せず，また抜きとったとき，直ちに外部からの汚染を防ぐ．

③ アルカリ溶出試験に適合する．

第1法：融封できる容器又は内容 100 mL 以上の輸液用容器以外の融封できない容器はこの方法による．

第2法：融封できない内容 100 mL 以上の輸液用容器はこの方法による．

④ 着色容器の鉄溶出試験に適合する．

⑤ 着色容器の遮光性試験に適合する．

ガラスからの溶出物は主としてアルカリである．第1法，第2法ともに溶出するアルカリの最大値が定められている限度試験であり，第1法はガラス容器の粉砕物からの溶出を測定する粉砕法，第2法はガラス容器の内表面からの溶出を測定する表面溶出法である．

遮光性ガラスは鉄化合物を含む．鉄の溶出は身体への有毒性よりも薬液への影響が問題となる．

15.3.2 プラスチック製医薬品容器試験法 〈7.02〉

本試験法は，プラスチック製医薬品容器の設計及び品質評価に用いることができる．常に，どのような医薬品容器についても，ここに記述した全ての試験を行うことが必要なわけではない．他方，本試験法はプラスチック製医薬品容器の設計・品質評価に必要な全ての試験方法を示すものではない．したがって，必要に応じて他の試験を追加すべきである．ただし，水性注射剤に使用するプラスチック製容器は本試験法中の「(b) プラスチック製水性注射剤容器の規格」に適合する．

(a) 試験項目

① 灰化試験：強熱残分，重金属，鉛，カドミウム，スズ

② 溶出物試験：泡立ち，pH，過マンガン酸カリウム還元性物質，紫外吸収スペクトル，蒸発残留物

③ 微粒子試験

灰化試験は日局 17 一般試験法の強熱残分試験法，重金属は重金属試験法第2法により操作，試験する．

④ 透明性試験

⑤ 水蒸気透過性試験

⑥ 漏れ試験

⑦ 細胞毒性試験

(b) プラスチック製水性注射剤容器の規格

水性注射剤に使用するプラスチック製容器は，内容医薬品と作用して，その有効性，安全性，安定性に影響を与えず，内容剤が微生物汚染しないものであり，以下の規格に適合する．

① ポリエチレン製又はポリプロピレン製水性注射剤容器

容器は，接着剤を使用していないもので，ポリエチレン製又はポリプロピレン製のものをいう．試験項目は，透明性，外観，水蒸気透過性，重金属，鉛，カドミウム，強熱残分，溶出物（泡立ち，pH，過マンガン酸カリウム還元性物質，紫外吸収スペクトル，蒸発残留物），細胞毒性である．

② ポリ塩化ビニル製水性注射剤容器

容器は接着剤を使用していないもので，ポリ塩化ビニルの単一重合体よりなり，可塑剤としてフタル酸ジ(2-エチルヘキシル)のみを使用しているものとする．また，容器は，水蒸気の透過を防ぐため容易に取り除けるもので包装することができる．

試験項目は，厚さ，透明性，外観，漏れ，柔軟性，水蒸気透過性，重金属，鉛，カドミウム，スズ，塩化ビニル，微粒子，強熱残分，溶出物（泡立ち，pH，過マンガン酸カリウム還元性物質，紫外吸収スペクトル，蒸発残留物），細胞毒性である．

> 水蒸気透過を防ぐための包装を用いた場合，水蒸気透過性試験は包装を施した状態で行う．

③ その他の水性注射剤容器

共通の試験項目は，透明性，外観，水蒸気透過性，細胞毒性である．他に，重金属，強熱残分，溶出物などに関する当該容器の材質に固有の規格を満足する．

15.3.3 輸液用ゴム栓試験法 〈7.03〉

輸液として用いる注射剤に使用する内容 100mL 以上の容器に用いるゴム栓（プラスチック等の材料でコーティング又はラミネートしたものを含む）をいう．使用するゴム栓は内容医薬品と物理的又は化学的に作用してその性状又は品質に影響を与えないもので，また，微生物の侵入を防止し，内容輸液の使用に支障を与えないものであり，次の規格に適合する．

① カドミウム

② 鉛

③ 溶出物試験：性状，pH，亜鉛，過マンガン酸カリウム還元性物質，蒸発残留物，紫外吸収スペクトル

> 細胞毒性試験は培養細胞に対する影響を，急性毒性試験はマウスに対する毒性を試験する．

④ 細胞毒性試験（細胞毒性試験に適合しない場合，急性毒性試験を行う）

15.4　ポイントと問題

A　問　題：次の文の正誤を答えよ.

1. 製剤均一性試験法は，個々の製剤の間での有効成分含量の均一性の程度を示すための試験法である.

2. 配合剤の製剤均一性試験法では，個々の有効成分それぞれに対して試験を行う.

3. 製剤均一性試験法中の質量偏差試験は，全ての製剤に適用できる.

4. 軟カプセル剤の質量偏差試験では，個々の質量から対応するカプセル被包の質量を差し引いた値を内容物の質量として判定する.

5. 崩壊試験法は，製剤中の有効成分の溶出性を調べるための試験法である.

6. 崩壊試験法は，徐放性の製剤には適用しない.

7. 崩壊試験法では，補助盤は医薬品各条で規定されている場合にのみ，使用できる.

8. 溶出試験法は，経口製剤について溶出試験規格に適合しているかどうかを判定するために行うものであるが，併せて生物学的同等性を保証することを目的としている.

9. 溶出試験法には，回転バスケット法，パドル法，フロースルーセル法の3つの方法がある.

10. 腸溶性製剤の溶出試験において，溶出試験第1液で一定時間耐酸性の試験を行った後，その試料を引き続き溶出試験第2液で試験する.

11. 腸溶性製剤の溶出試験に用いる溶出試験第1液の pH は約3.5，溶出試験第2液の pH は約8.6である.

12. 粘着力試験法は貼付剤の粘着力を試験する方法である.

13. 皮膚に適用する製剤の放出試験法は，軟膏剤，ゲル剤，クリーム剤，貼付剤に適用する.

14. 注射剤の採取容量試験法は，内容物が容器に表示量どおりに正確に充填されていることを確認する試験法である.

15. 点眼剤の不溶性異物検査法は，不溶性異物の大きさ及び数を測定する方法である.

16. 注射剤の不溶性異物検査法は，肉眼で不溶性異物の観察を行う.

17. 注射剤の不溶性微粒子試験法は，注射剤中の微粒子の溶解性を調べる方法である.

18. 注射剤用ガラス容器試験法には，アルカリ溶出試験，着色容器の鉄溶出試験，及び着色容器の遮光性試験が定められている.

19. 輸液用ゴム栓試験法は，輸液として用いる注射剤に使用する内容100mL以上の容器に用いるゴム栓を試験する方法である.

B　解　答

1. 正.

2. 正.

3. 誤. 製剤均一性試験法中の質量偏差試験は，有効成分濃度（有効成分含量を製剤質量で割ったもの）が均一であるという仮定で行われる試験であるため，適用できる製剤が限られている.

第 15 章　製剤の品質管理と製剤試験　　　*345*

4. 正．硬カプセル剤でも同様．

5. 誤．崩壊試験法は，定められた条件で規定時間内に崩壊するかどうかを確認する試験である．有効成分の溶出は確認できない．

6. 正．

7. 正．

8. 誤．溶出試験法は，著しい生物学的非同等を防ぐことを目的としているが，生物学的同等性を保証することはできない．

9. 正．3 つの方法のうち，どの方法を用いるかは医薬品ごとに定められている．

10. 誤．腸溶性製剤の溶出試験第 1 液による試験と溶出試験第 2 液による試験は異なる試料を用いて別々に行う．腸溶性製剤の崩壊試験第 1 液，崩壊試験第 2 液による試験でも同様．

11. 誤．溶出試験第 1 液の pH は胃液に近い約 1.2，溶出試験第 2 液の pH は腸液に近い約 6.8 である．

12. 正．日局 17 より新たに設定され，貼付剤への適用が規定された試験法である．

13. 誤．皮膚に適用する製剤の放出試験法の適用が定められているのは貼付剤のみである．日局 17 より新たに設定された試験法である．

14. 誤．注射剤の採取容量試験法は，表示量よりやや過剰に採取できる量が容器に充填されていることを確認する試験法である．

15. 誤．点眼剤の不溶性異物検査法は不溶性異物の有無を調べる検査法である．注射剤の不溶性異物検査法も同様．

16. 正．点眼剤の不溶性異物検査法も同様．

17. 誤．注射剤の不溶性微粒子試験法は注射剤中の不溶性微粒子の数と大きさを試験する方法である．点眼剤の不溶性微粒子試験法も同様．

18. 正．

19. 正．

日本語索引

ア

アイソレータ　266
アクリル酸エステル共重合体　203
足場構造形成　94
アスコルビン酸
　酸化　44
アスパルテーム　146
アスピリン
　安定化　48
　加水分解速度定数　41
圧縮コーティング　135
圧縮錠　131
圧入法　188
圧力充填法　273
アドエア　277
アピドラ　293
アフタッチ　292
アミノ安息香酸エチル
　安定化　47
アミノピリン　20
アミロース　111
アミロペクチン　111
アムビゾーム　297
アムホテリシンB　298
アラセプリル　304
アラビアゴム　160
アルキルスルホン酸塩
　溶解度　87
アルギン酸ナトリウム　111
アルコール数測定法　230
アルミ製コンテナ　312
アレニウス式　38
アレニウスプロット　39
安息角　63,64
アンダーカップ充填法　226,273
安定化　29
　方法　45
安定化剤　4,247
安定型結晶多形　68,69
安定剤　255
安定性　29
　影響する要因　38
安定度定数　19
アンドレアゼンピペット　56,57
アンピシリン　304
　加水分解　44

イ

アンプル　248,313,314
RNA干渉　301

イオン　10
イオン強度　42
イオン交換型経口製剤　289
イオン性界面活性剤　84
イオン積　12,40
イオントフォレシス　303
鋳型錠　131
1次反応　32,33
一次粒子　53
一般酸-塩基触媒反応　42
イナビル　278
医薬品
　安定性と安定化　6,29
　難溶化　21
　副作用被害　2
　容器・包装　307
医薬品容器
　日本薬局方　307
陰イオン性界面活性剤　84
インスリンアスパルト　293
インスリンアナログ　293
インスリングラルギン　293
インスリングルリジン　293
インスリンデテミル　293
インスリンリスプロ　293
インドメタシンカプセル剤
　安定化　48
イントラファット　299
イントラリポス　299
EPR効果　295

ウ

ウイテプゾール　189
ウォッシュバーンの式　81
ウベローデ型毛細血管粘度計　107,
　108
埋め込み型注射剤　243

エ

エアゾール剤　218
　構成　272

製法　273
添加剤　273
噴射の仕組み　225
保存容器　274
液化ガス　274
液状製剤　209
エキス剤　227
　試験法　228
　製法　228
　保存容器　228
エキセントリック型打錠機　134
液滴法　77
エストラダームM　290
エチルセルロース　111,142
エノシタビン　304
エマルション　299
エリキシル剤　210
エリスロマイシン　45
エルダーの仮説　67
塩基　11
塩基解離定数　12
遠心式分級機　166
円錐平板型回転粘度計　109
塩析　90
エンドトキシン試験法　250
SP包装　142,310,312

オ

オーガ式充填機　149,151
オキュサート　290,292
押出し造粒機　156
押出しチューブ　311,312
オストワルド型毛細血管粘度計
　107,108
オスモル濃度　249,259
オスモル濃度測定法　249
オーバーキル法　264
オリフィス　63
温浸　228
温度　38
音波ふるい機　166
OD錠　129
o/w型乳剤　91

カ

加圧充填法　226

会合コロイド　90
回転粘度計　108, 109
回転バスケット法　323
外部滑沢打錠法　146
界面　75
界面活性剤　19, 47, 78, 83
　作用・用途　87
　性質　84
　分子集合体　85
　分類と化学構造　83
　溶解　85
　溶解度　86
　用途とHLB　88
界面現象　5, 75
　液体-固体間　79
　固体-気体間　81
　気体-液体間　76
外用エアゾール剤　225
外用液剤　222
　種類　223
　添加剤　224
外用固形剤　173
　試験法　173
　種類　173
　保存容器　173
外用散剤　173
解離　10
解離定数　11
カカオ脂　188
化学指標体　264
化学的吸収促進　303
可逆反応　36, 38
拡散　21, 22
核酸医薬　301
拡散係数　22
拡散層　89
拡散速度　22
拡張ぬれ　80
撹拌造粒機　156, 157
ガス吸着法　60
ガス法　263
加速試験　40
活性化エネルギー　38, 39
活性錯体　38
滑石　169
滑沢剤　3, 64, 140, 146
　作用メカニズム　64
荷電コロイド粒子　90
カードテンションメーター　184
加熱法　263
カプセル剤　147
　試験法　153
　種類　147

製法・製剤機器　149
　添加剤　152
　容器　153
カプトプリル　304
ガム剤　171
可溶化能　87
可溶性塩　19, 20
可溶性錯塩　17
可溶性複合体　18
可溶性誘導体　19
ガラス製注射剤容器　314
顆粒圧縮法　131
顆粒剤　153
　乾燥　157
　試験法　162
　種類　154
　製造工程　155
　製法・製剤機器　154
　添加剤　159
　保存容器　162
カルボキシビニルポリマー　200
カルボキシメチルセルロース　112, 200
カルメロース　112, 160
カルメロースカルシウム　162
カルメロースナトリウム　160
カロブビーンガム　182
眼科用緩衝液　256
間けつ法　262
丸剤　174
　試験法　175
　製造工程　175
　製法・製剤機器　174
　添加剤　175
　保存容器　175
乾式顆粒圧縮法　131, 132
乾式造粒法　155
　造粒機　155
緩衝液　14
　一般試験法　15
緩衝剤　4, 247, 255
緩衝能　14
関節腔内注射　241
乾燥機
　種類　159
含嗽剤　217
乾燥特性曲線　158
眼内治療システム　290
眼軟膏剤　257
　基剤・添加剤　258
　試験法　258
　製法・製剤機器　258
　保存容器　258

容器　311
眼軟膏剤の金属性異物試験法　338
乾熱法　263
乾熱滅菌法　263
甘味剤　4, 146, 215, 217
含量均一性試験　320

キ

擬1次反応　33
幾何学的粒子径測定法　54
基剤　3
　混合　195
希釈散　163
希釈法　91
気体定数　39
キニーネ　304
キニーネエチル炭酸エステル　304
希薄溶液　8
ギブスの吸着等温式　77
気密容器　308
逆ミセル　85, 86
キャッピング　135, 137
キャンバス　138
吸湿性　67
吸収液剤
　保存容器　275
吸収促進剤　303
球状ミセル　86
吸着　81
吸入エアゾール剤　272, 273
吸入液剤
　製法・製剤機器　274
吸入器　276
吸入剤　271
吸入粉末剤　275
　製法・製剤機器　276
　ペプチド・タンパク質性医薬品　278
　保存容器　278
吸熱反応　38
凝固点降下　9
凝固点降下度　249, 260
共軸二重円筒型回転粘度計　184
凝集　93
凝集沈降　94
矯味剤　4
共役酸　12
極限粘度　107
局所埋め込み型コントロールドリリース製剤　293
気流分級法　166
擬0次反応　31

日本語索引

ク

キレート剤　48
筋肉内注射　241

グァーガム　215
空気清浄度
　規格　266
空気透過法　59
空隙率　65
クエット型粘度計　184
クラフト点　86
クラリスロマイシン　45
グリセロゼラチン　189
クリープ　105
クリーミング　92
クリーム剤　195, 197
　基剤　196
　試験法　199
　成分組成　198
　製法　196
　添加剤　196
　保存容器　198
　容器　311
クルムバイン径　55
クロスポビドン　146, 162
クロラムフェニコール　304
クロラムフェニコールパルミチン酸
　エステル　304
　DSC プロファイル　70
　X 線回折パターン　70

ケ

経口液剤　209
　試験法　213
　種類　210
　製剤機器　212
　製法　211
　添加剤　211
　保存容器　212
経口徐放化製剤　286, 287
経口ゼリー剤　181
　試験法　183
　製法　182
　添加剤　182
　保存容器　182
経口投与型コントロールドリリース
　製剤　286
経口投与する液状製剤　209
経口投与する製剤　127, 181
傾斜式ボールタック試験法　331
傾斜式ボールタック試験用転球装置

332, 333
経皮吸収型製剤
　種類　202
経皮治療システム　290
ケーキング　94
血液透析用剤　253
結合剤　3, 159
結晶　68
結晶セルロース　159, 162
血漿増量剤　243
結晶多形　69
　確認方法　70
　物理的性質　68
ゲル化剤　200
ゲル化法　250
ゲル剤　199
　試験法　201
　製法　200
　添加剤　200
　保存容器　201
　容器　311
けん化　249
限外顕微鏡　89
懸濁液 0 次反応　31
懸濁化剤　3, 211, 215, 224, 248, 256
懸濁剤　93, 210
　安定性　93, 94
懸濁シロップ剤　214
懸濁性注射剤　242
懸濁性点眼剤　254
顕微鏡粒子計数法　341
研和法　193

コ

コアセルベーション　90
高圧蒸気法　263
膠衣　140
合一　93
光学顕微鏡法　54
硬カプセル剤　147
　放出制御特性　148
　容量規格　148
硬カプセル充填機　149
　種類　151
高カロリー輸液　243
口腔内に適用する製剤　169, 183,
　216
口腔内崩壊錠　129, 144
口腔粘膜付着システム　292
口腔用液剤　216
　試験法　218
　種類　217

製法　217
　添加剤　217
　保存容器　218
口腔用錠剤　169
　試験法　171
　種類　170
　保存容器　171
口腔用スプレー剤　218
　試験法　219
　種類　218
　製法　219
　添加剤　219
　保存容器　219
口腔用半固形剤　183
　試験法　184
　製法　183
　添加剤　183
　保存容器　184
抗酸化剤　48, 194
高周波法　263
高周波滅菌法　263
合成高分子　112
光沢剤　141
高張電解質輸液　242
喉頭蓋谷　129
硬度試験法　143
口内炎用薬　217
合匙　154
降伏値　102
高分子　5, 99, 109
　構造　110
高分子キャリア　295
高分子ミセル　300, 301
鉱油試験法　249
小型ミセル　86
国際調和　124
固形製剤　127
　製剤試験法　317
　崩壊・分散　23
　包装　311
　溶解　23
　容器　310
コゼニー・カーマンの式　59
コソルベンシー　21
固体
　溶解モデル　23, 24
固定層　89
コーティング　136
　種類　137
コーティング機　138
コーティング剤　3, 140
　種類　141
コーティング錠　128

コーティング・パン　139
コポリマー　109
コールターカウンター　56
コールターカウンター法　55
コロイド　89
　安定性　90
コロイド分散系　89
コロイドミル　212
コロイド粒子　89
混合　167
混合性　66
混合溶媒　21
コントロールドリリース　283
コントロールドリリース製剤
　投与経路別分類　286
コンプレス式充填機　150, 151

サ

剤形　2
　日本薬局方　4
最終滅菌　264
最終滅菌法　264
最低毒性発現濃度　284
最低薬効発現濃度　284
錯塩　17
坐剤　185
　基剤　188
　形状　185
　試験法　189
　使用法　186
　製法　187
　切断　187
　添加剤　188
　包装　312
　保存容器　189
坐剤コンテナ　312
酸　11
酸解離定数　12
散剤　163
　試験法　169
　製造工程　164
　製法・製剤機器　164
　添加剤　168
　容器　169
酸素　43
三層コーティング被膜カプセル
　148
散布剤　141

シ

ジェットインジェクション　303

ジェット式　274
ジェットミル　165
紫外線法　262
歯科用薬　217
色素法　91
子宮内投与避妊システム　292
シクロデキストリン　46
ジクロロテトラフルオロエタン
　274
示差走査熱量測定法　71
支持体　204
脂質エマルション　47
脂質微粒子　302
持続性注射剤　244
シタラビン　304
湿式顆粒圧縮法　131, 132
湿式造粒法
　造粒機　156
湿熱滅菌法　263
質量対容量百分率　8
質量百分率　8
質量百万分率　8
質量偏差試験　320
質量モル濃度　8
自動式圧着装置　331
弱電解質
　解離平衡　11
　溶解度とpH　15
遮光　308
煮沸法　262
重金属試験法　228
充填性　65
重力式分級機　166
シュガーコーティング　137
手工法　187
酒精剤　229
　試験法　229
　製法　229
　保存容器　229
手動式圧着装置　331
受動ターゲティング　294, 295
ジュール・トムソン効果　165
準安定型結晶多形　68, 69
準塑性流動　102
準粘性流動　103
消化管内粘膜付着性細粒剤システム
　289
蒸気圧　7
蒸気圧曲線
　2成分系　8
蒸気圧降下　9
錠剤　127
　形状による分類　128

硬度　144
　試験法　143
　種類　129, 131
　製造工程　132
　製法　130, 131
　単位操作と製剤機器　133
　添加剤　140
　保存容器　142
錠剤の摩損度試験法　143
常水　230
消毒法　262
静脈内注射　241
生薬関連製剤　174, 227
生薬関連製剤各条　120, 122
食塩価　260
食塩価法　260, 261
徐放性コーティング剤　141, 142
シリコン　194
シリンダー法　335
　装置　336
シロップ剤　213
　試験法　216
　種類　213
　使用法　214
　製法　215
　添加剤　215
　保存容器　215
シロップ用剤　214
シンク条件　22
浸剤・煎剤
　試験法　231
　製法　230
　保存容器　231
浸出剤　228
浸出法　232, 234
親水クリーム　197
親水コロイド　89
親水親油バランス　84
浸漬ぬれ　80
浸透圧　10, 259
浸透圧測定法　249
浸透圧調整法　258, 259
浸透圧ポンプ型経口製剤　288
浸透圧利尿剤　243
振動ふるい機　166
CMC-カルシウム　162
CMC-ナトリウム　160

ス

水性ゲル剤　200
水性注射剤　241
水性点眼剤　254

日本語索引 351

水疱　196
水溶性基剤　189, 194
水溶性高分子　203
水溶性コーティング剤　141
水溶性フィルムコーティング剤　142
水溶性物質
　　吸湿特性　68
スクリュー型混合機　168
スチレン・イソプレンブロック共重合体　203
スチレン–マレイン酸共重合体　295
ステアリン酸アルミニウム　200
ステアリン酸マグネシウム　146
スティッキング　135, 137
スティック包装　311
ステルスリポソーム　299
ストークスの式　56, 93
ストリップ包装　310, 311
スパスタブ　286
スパンスル　148, 286
スパンタブ　286
スピリーバ　276
スプレー剤　224
　　試験法　227
　　種類　225
　　製法　226
　　添加剤　227
　　保存容器　227
スプレッドメーター　184
スプレードライ造粒機　157
スマンクス　295, 296
スラッグ法　131, 132
スラリー　157
ずり応力　100
ずり速度　100
スルピリン　20

セ

正規分布　61, 62
製剤
　　一般試験法　123
　　含量均一性試験　319
　　血漿中濃度推移　284
　　試験法　318
　　質量偏差試験　319
　　品質管理　317
製剤化　1
　　添加剤　3
　　方法　2
製剤各条　120

製剤均一性試験法　143, 317
　　パラメータ　321
製剤原料　2
製剤試験　6, 317
製剤総則　119
製剤通則　119
製剤の粒度の試験法　329
製剤包装　308, 309
製剤包装通則　119, 120
制酸力試験法　329
正の吸着　78
生物指標体　264
赤外吸収スペクトル測定法　71
脊髄腔内注射　241
ゼータ電位　89
舌下錠　170
接触角　79
絶対温度　38
絶対粘度　107
切度　228
セミ直打法　132, 133
セラセフェート　142
ゼラチン　111, 141
セラック　142
セルロース　111, 159, 162
セルロース誘導体　160, 162
遷移状態　38
洗眼液　254
煎剤　230
線量計　264
Z 値　264, 265

ソ

層状ミセル　86
相対湿度　67
増粘剤　217
造粒　154
束一性　9, 259
素錠　128
疎水コロイド　90
塑性　102
塑性流動　102
粗切　230
ソノフォレシス　303
素反応　34
粗末　231

タ

ダイコンプレス式充填機　150, 151
対数正規分布　61, 62
体積百分率　8

体積百万分率　8
代替フロン　227, 274
大腸特異的放出カプセル　148
ダイフリクション　135
ダイラタント流動　103, 104
ダイロール法充填機　150
打錠　133
打錠機　133, 136
　　種類　134
打錠障害　135
　　種類　137
多層錠　128, 129
多層打錠機　135, 136
縦型拡散セル　337
縦型拡散セル法　336
　　装置　337
タービュヘイラー　277
ダブルバッグ製剤　314
タランピシリン　304
タルク　169
単一電解質輸液　242
単シロップ　213
弾性　99
弾性率　99
単軟膏　194
単発式打錠機　134
w/o 型乳剤　91

チ

チアミン　304
チアミン塩化物塩酸塩
　　加水分解速度定数　41
チキソトロピー　104
逐次反応　35, 37
腟錠　172
　　試験法　172
　　保存容器　172
腟に適用する製剤　172, 191
チッピング　135, 137
腟用坐剤
　　試験法　191
　　製法　191
　　保存容器　191
着色剤　141
茶剤
　　試験法　231
　　保存容器　231
チュアブル錠　130
注射型コントロールドリリース製剤　293
注射剤　239
　　試験法　248

条件　240
製剤学的分類　241
製造法による分類　245
製法　244
添加剤　246, 247
投与部位　240
表示　248
保存容器　248
容器　313
利点と欠点　240
注射剤の採取容量試験法　339
注射剤の不溶性異物検査法　339
注射剤の不溶性微粒子試験法　340
注射剤用ガラス容器試験法　342
注射用キット製品　314
注射用水　245
中心静脈栄養　243
中切　230
注腸剤　221
　試験法　222
　製法・添加剤　222
　保存容器　222
チューブ式充填機　150, 151
超音波式　275
潮解　67
稠度　192
貼付剤
　試験法　204
　種類　202
　使用法　201
　製法　203
　添加剤　203
　保存容器　204
　基剤　203
腸溶性コーティング剤　141, 142
直接圧縮法　131
直接粉末圧縮法　132, 133
直接法　251
直打法　132, 133
直腸に適用する製剤　185, 221
直腸用半固形剤
　試験法　190
　製法　190
　保存容器　190
チンキ剤　232
　試験法　233
　製法　232
　保存容器　233
沈降　93
沈降天秤　57, 58
沈降法　56
チンダル現象　89

ツ

ツインキャップス　278
通気式乾燥コーティング機　138, 139
通気式箱型乾燥機　158, 159
通則　116
つや出し　138
ツロブテロール
　濃度推移　291

テ

手足症候群　196
ディスカス　277
ディスク式充填機　150, 151
ディスクヘラー　276
低置換度ヒドロキシプロピルセルロ
　ース　111, 162
低張電解質輸液　243
ディプリバン　300
テガフール　304
滴下法充填機　150
デキストリン脂肪酸エステル　200
テクノスフィア　278
テストステロン　304
テトラフルオロエタン　274
テープ剤　202
デポ剤　241
デュロテップパッチ　290
電解質　9
電解質輸液　242
電解質溶液　10
添加剤　2
　高分子　161
点眼剤　253
　試験法　257
　製剤学的分類　254
　製法・製剤機器　254
　添加剤　255
　保存剤　256
　保存容器　257
点眼剤の不溶性異物検査法　341
点眼剤の不溶性微粒子試験法　341
電気伝導度法　91
電気二重層　89, 90
点耳剤　219
　試験法　221
　種類　220
　使用法　220
　製法・添加剤　220
　保存容器　220
転相　91

ト

転相乳化　92
転相乳化法　197
転動　154
転動造粒機　157
転動流動層コーティング機　139
デンドリマー　297
天然高分子　111
点鼻液剤　279
　製法　280
　保存容器　280
点鼻剤　279
点鼻粉末剤
　製法　280
　保存容器　280
デンプン　111, 160
デンプン類　162
D 値　264, 265

ト

糖衣　137, 140
　工程　138
糖衣液　140
糖衣錠　128
透過　21
凍結乾燥　244, 246
透析用剤　252
等張化　259
等張化剤　4, 247, 255
等張電解質輸液　242
動的光散乱法　58
動粘度　107
動脈内投与　241
ドキシフルリジン　304
ドキソルビシン　299
特殊酸-塩基触媒反応　40
ドパミン　304
トラガント　161
ドラッグデリバリーシステム　6,
　283
トリクロロモノフルオロメタン
　274
トローチ剤　170
曇点　86

ナ

流し込み成形法　132, 133
軟カプセル剤　148
　種類　149
軟カプセル充填機　150
　種類　152
軟膏剤　192

日本語索引 **353**

基剤　193
研和補助剤　193
試験法　195
成分組成　194
製法　192
添加剤　193
保存容器　195
容器　311
難溶性医薬品
　溶解補助剤　18
難溶性塩　46
難溶性電解質
　溶解度　16

二

ニコチネル TTS　290
2 次反応　33, 34
二重円錐型混合機　167
二重円筒型回転粘度計　109
二重ノズル法充填機　150
二次粒子　53
日米欧医薬品規制調和国際会議によ
　るガイドライン　124
ニトロダーム TTS　290
ニフェジピン
　光分解　44
日本薬局方　6, 115
乳化剤　3, 197, 211, 224, 248
乳剤　88, 210
　安定性　92, 93
　種類　91
　調製法　92
乳剤型
　判定法　91
乳剤性基剤　189
乳濁性注射剤　242
乳糖不耐症　169
ニュートンの粘性の法則　100, 101
ニュートン流動　101

ヌ

ぬれ　79
　種類　80
　測定法　81

ネ

捏和　167
ネブライザ　274
ネルンスト-ノイエス-ホイットニー
　式　24

粘性　99, 100
粘弾性　105
粘弾性モデル　105
粘着力試験法　329
粘稠化剤　255
粘度　101
　種類　107
　測定　107
粘度計　107
粘膜適用型コントロールドリリース
　製剤　290, 292

ノ

ノイエス-ホイットニー式　22
濃度　7
能動ターゲティング　294, 302
ノボラピッド　293

ハ

バイアル　248, 313, 314
バイオバーデン　264
培地充填試験法　267
バインディング　135, 137
ハウスナー比　63
白色軟膏　194
パーコレーション法　232, 235
破砕造粒機　155
バッカル錠　170
発熱性物質試験法　250
　判定基準　251
発熱反応　38
パップ剤　202
発泡顆粒剤　154
発泡錠　130
パドルオーバーディスク　335
パドルオーバーディスク法　334
　装置　335
パドル法　323
パルミコート　277
半乾式顆粒圧縮法　132, 133
バンクロフトの経験則　88
半減期　30
半合成高分子　111
半固形製剤　181
　製剤試験法　317
　稠度・粘度の測定装置　184
　包装　312
　容器　311
半固形油性マトリックス　286
半固形油性マトリックス型製剤
　287

パン式コーティング機　138
ハンディーヘラー　276
反応過程
　ポテンシャルエネルギー　39
反応次数　29
反応速度　29
反応速度定数　30
反応熱　38
ハンマーミル　165
Palitzsch の緩衝液　256

ヒ

非イオン性界面活性剤　84
皮下注射　241
光　44
光遮蔽粒子計数法　340
鼻腔内徐放システム　291
ヒクソン-クロウェル式　24
ヒグチ式　26
比色法　250
非水性注射剤　242
非水性点眼剤　254
非水溶性高分子　203
ヒステリシスループ　104
比濁法　250
ピッキング　135, 137
非電解質　9
非電解質溶液　9
微透析顆粒カプセル　288
ヒドロキシプロピルセルロース
　111, 142, 160
ヒドロキシメチルプロピルメチルセ
　ルロース　112
ヒドロコルチゾン　304
ヒドロコルチゾンコハク酸エステル
　ナトリウム　304
皮内注射　241
非ニュートン流動　101
比表面積　58
　測定　59
比表面積径
　測定　58
皮膚などに適用する製剤　173, 192,
222
皮膚に適用する製剤の放出試験法
　333
　判定基準　338
ヒプロメロース　112, 142, 160
ヒプロメロースフタル酸エステル
　142
ヒューマログ　293
比容積　65

氷点降下　9
氷点降下度法　260, 261
表面張力　76
　測定法　76, 77
非溶融法　187
微粒子コーティング　146
微粒子性キャリア　297
鼻涙管　254
ピール粘着力試験法　330
　装置　331
ピール粘着力測定装置　331
ピロータイプ包装　310, 311
ビンガム流動　102
品質管理　6
頻度因子　39
頻度分布曲線　61
貧溶媒　110
Higuchi の式　285
Hind‐Goyan の緩衝液　256
pH プロファイル　41
PTP 包装　130, 142, 310, 311, 312

フ

ファンデルワールス力　66
ファントホッフ係数　10
ファントホッフの法則　10
フィックの第 1 法則　22
フィルター　251
フィルム
　透湿度合　310
フィルムコーティング　138
フィルムコーティング剤　141
フィルムコート錠　128
フェレー径　54
フォークトモデル　105, 106
複合体　46
複合電解質輸液　242, 243
複合乳剤　91
複合反応　34
腹膜透析用剤　252
賦形剤　3, 145, 168, 244
付着錠　171
付着ぬれ　80
フックの法則　99, 100
物質
　膜透過速度　21
　溶解　5
　溶解速度　22
　溶解度　15
沸点上昇　9
物理的吸収促進　303
負の吸着　78

フマル酸ステアリルナトリウム
　146
ブラウン運動　89
プラスチックコンテナ　312
プラスチック製医薬品容器試験法
　342
プラスチック製坐剤コンテナ　187
プラスチック製水性注射剤容器
　規格　343
プラスチックバッグ　313
プラスチックボトル　313
プラスチベース　194
フランドルテープ　290
ブリスター包装　310
ふるい番号　166
ふるい分け法　55, 166
フルオロウラシル　304
フルスルチアミン　304
フルタイド　276
プルラン　153
プレフィルドシリンジ　314
プロゲスタサート　292
プロスタサイクリン
　安定化　47
フロースルーセル法　324
プロドラッグ　302, 303, 304
プローブタック試験法　332
　装置　334
分級　165
粉砕　164
粉砕機
　種類　165
分散　75
分散系　5, 89
分散錠　130
分散装置　212
分散沈降　94
噴射剤　227, 272
粉体　53
　空隙率　66
　充填性　65
　性質　6
　沈降曲線　58
　流動性　63
　粒度分布　62
分配係数　14
分包品　310
粉末吸入剤
　インスリン　279
粉末度　228
粉末 X 線回折測定法　70
噴霧乾燥造粒機　157
噴霧造粒機　156

V 型混合機　167

ヘ

ヘイウッド径　55
平均粒子径　61
平衡状態　37
平衡定数　37
平行流箱型乾燥機　158, 159
併発反応　35, 36
ペガシス　296
ペグイントロン　296
ペネトロメーター　184
ヘプタフルオロプロパン　274
ペプチド・タンパク質性医薬品
　278
ベンジルペニシリン
　加水分解　42
ベンジルペニシリンベンザチン
　46
ヘンダーソン‐ハッセルバルヒの式
　12
ベントナイト　200
ベンレス　290
BET 式　82
BET プロット　60
HEPA フィルター　265
PEG 修飾リポソーム　299

ホ

崩壊剤　3, 146, 161
崩壊試験法　325
　試験条件　328
　装置　327
芳香剤　217
芳香水剤　233
　試験法　234
　製法　233
　保存容器　233
放射線法　263
棒状ミセル　86
防水膜掛け　137
包接化合物　19, 46
包装　6, 307
包装適格性　308, 309
飽和溶液　15
ホクナリン　290, 291
ホクナリンテープ　290
保護コロイド　90
保存効力試験法　267
保存剤　4, 212, 215, 217, 224, 247, 255
ポビドン　112, 160

日本語索引

ホフマイスター系列　90
ホモジナイザー　212
ホモミキサー　212
ポリエチレングリコール　112, 296
ポリビニルアルコール　112, 160
ポリビニルピロリドン　112
ポリマー　109
ボールミル　164, 165
ポンプスプレー剤　219, 225, 226

マ

マイクロスフェア　293
マイクロニードル　303
マクスウェルモデル　105, 106
膜透過制御型経口製剤　286, 288
膜透過制御型経皮治療システム
　290, 291
膜透過制御システム　285
マクロゴール　112, 160, 189
マクロゴール軟膏　194
マーチン径　54
末梢静脈栄養　243
マトリックス　26, 284
マトリックス拡散制御型経口製剤
　286, 287
マトリックス拡散制御型経皮治療シ
　ステム　290, 291
マトリックス拡散制御システム
　285
マトリックス型システム　202
マンニトール　145

ミ

水不溶性物質
　吸湿特性　68
ミセル　47, 85
　形状　86
密度　65, 69
密封容器　308
密閉容器　308
耳に投与する製剤　219

ム

無菌　262
無菌試験法　251, 266
無菌性　245
無菌製剤　239
　製剤試験法　338
無菌性保証　266
無菌性保証水準　264

無菌操作　262
無菌操作法　264
無痛化剤　4, 248

メ

メジアン径　61
メタクリル酸コポリマー　142
メチルセルロース　111, 142, 160
メチルテストステロン　304
滅菌　262
滅菌指標体　264
滅菌法　262, 263
メッシュ式　275
目盛り付きスポイト　214
綿実油　223
メンブランフィルター法　251

モ

毛管上昇法　81
毛細管上昇法　76, 77
毛細管粘度計　107, 108
モード径　61
モノマー　109
モル凝固点降下定数　10, 249
モル濃度　8
モル沸点上昇定数　9, 10
モル分率　8

ヤ

薬液法　262
薬物
　pK_a値　13
薬物標的指向
　制御　294
薬物放出制御　283
ヤングの式　79

ユ

有核錠　128, 129
有核打錠機　135, 136
有効期間　30
有効粒子径測定法　56
融点　69
誘電率　43
輸液　242
輸液用ゴム栓試験法　343
油脂試験法　249
油脂性基剤　188, 193
油性ゲル剤　200

ヨ

陽イオン性界面活性剤　84
溶液　5, 7
　束一性　9
　濃度　7
　濃度表示　8
溶解液　248
溶解性
　通則　16
溶解速度　22
溶解速度定数　23
　算出方法　24
溶解度　15, 69, 70
　制御法　17
溶解度積　16
溶解補助剤　3, 17, 200, 227, 247, 255
容器　307
　記載事項　308
　種類　308
　日本薬局方　308
容器回転型混合機　167
容器固定型混合機　168
容器　6
容器・包装材料試験法　342
溶剤　248
溶質　7
溶出試験法　322
　装置　323
　判定基準　325
用時溶解又は懸濁して用いる注射剤
　242
用時溶解又は懸濁して用いる点眼剤
　254
容積価　260
容積価法　261
溶媒　7
溶融法　187, 192
容量オスモル濃度　259

ラ

ライナー　204
ラウールの法則　7
ラミネーション　135, 137
ラングミュア式　82
ラングミュアープロット　60
ランタス　293

リ

リザーバー　284

リザーバー型システム　202
理想溶液　7
リップフェン　300
リニメント剤　223
　製法　223
リノコート　291, 292
リバスタッチ　290
リピッドマイクロスフェア　299,
　300
リポソーム　47, 297, 298
リボフラビン　20
リボフラビンリン酸エステルナトリ
　ウム　20
リボン型混合機　168
リモナーデ剤　210
流エキス剤　234
　試験法　235
　製法　234
　保存容器　235
粒子径　64, 66
　光学顕微鏡法　54
　測定法　53, 54
流通蒸気法　262
流動化剤　169
流動性　63
流動層コーティング機　139
流動層造粒機　156, 157

流動パラフィン　193
粒度分布　61
粒度分布曲線　61
リューブリン　293
　血中薬物濃度推移　294
　電子顕微鏡像　294
リューブリンPRO　293
両性界面活性剤　84
良溶媒　110
臨界相対湿度　67
臨界ミセル濃度　85
輪環法　77
リンパ指向性ターゲティング　300

ル

累積頻度曲線　61

レ

冷圧法　188
冷却充填法　226, 273
0次反応　30
冷浸　228
レオグラム　100
レオロジー　5, 99
レクタルカプセル　149

レペタブ　286
レベミル　293
レボドパ　304
練合　167

ロ

ろ過　244
ろ過法　263
ローション剤　223
ロジン・ラムラー　62
ロジン・ラムラー分布　61
ロータップ振とう機　166
ロータリー型（回転）打錠機　134
ロピオン　300
ローリングボールタック試験法
　332
ローリングボールタック試験用転球
　装置　333
ロンタブ　286

ワ

ワセリン　193
ワックスマトリックス　287

外国語索引

A

absolute temperature　38
absorption enhancer　303
Acasia senegal　160
accelerated test　40
acid　11
acidity constant　11
activated complex　38
activation energy　38, 39
active targeting　294
adhesional wetting　80
adhesive micromatrix system　289
AdMMS　289
adsorption　81
aerosols for cutaneous application　225
aerosols for oro-mucosal application　218
Afrezza　278, 279
aggregation　93
air permeability method　59
ALZET Osmotic minipump　293
ampule　248, 314
amylopectin　111
amylose　111
Andreasen pipet　56
anionic surfactant　84
antioxidant　48
aqueous infusions　242
aqueous ophthalmic solutions　254
aromatic waters　233
Arrhenius equation　38
aseptic manipulation　264
association colloid　90
Astragalus gummifer　161

B

bacterial endotoxins test　250
Bancroft rule　88
base　11
bases　3
basicity constant　12
BET plot　60
binders　3, 159
binding　135

bioburden　264
biological indicator　264
Biovail delivery　288
Biovail Delivery System　286
blister packaging　310
blow-fill-seal system　255
boiling method　262
boiling point elevation　9
Brownian motion　89
buccal tablets　170
buffer　14
buffer capacity　14
buffering agents　4, 255
buffer solution　14
bulking agents　3, 244

C

caking　94
capillary rise method　76
capillary viscometer　107
capping　135
capsules　147
carboxymethylcellulose　112
carmellose　112
cataplasms　202
cationic surfactant　84
cellulose　111
CFC-11　274
CFC-114　274
chelating agent　48
chemical indicator　264
chewable tablets　130
chipping　135
chromogenic techniques　250
cloud point　86
cmc　85
CMC　112, 160
coacervation　90
coalescence　93
coated tablets　128
coating　136
coating agents　3
coefficient of elasticity　99
collapsible tube　311
colligative property　9, 259
colloid　89
colloidal dispersion system　89

colloidal particles　89
coloring　137
complex　46
complex reaction　34
complex salt　17
compression coated tablets　129
concentration　7
conjugate acid　12
consecutive reaction　35
contact angle　79
Contin system　286, 287
copolymer　109
cosolvency　21
coulter counter　55
creaming　92
creams　195
creep　105
critical micelle concentration　85
critical relative humidity　67
crystal　68
cumulative frequency distribution curve　61
cyclodextrin　46

D

DDS　283
decimal reduction value　264
deliquescence　67
dendrimer　297
density　65
dialysis agents　252
die friction　135
dielectric constant　43
differential scanning calorimetry　71
diffusion　21
diffusion coefficient　22
diffusion layer　89
dilatant flow　103
diluents　3, 244
dilute solution　8
direct transfer method　251
disinfection method　262
disintegrants　3
disintegrators　161
dispersible tablets　130
dispersion　75
dissociation　10

dissociation constant   11
dissolution rate   22
dissolution rate constant   23
dissolving vehicle   248
distribution curve of particle size   61
dosage forms   2
dosimeter   264
drop weight method   77
drug delivery system   283
dry-heat method   263
dry powder inhalers   275
DUROS implant system   293
dynamic light scattering   58

E

ear preparations   219
EC   142
effervescent granules   154
effervescent tablets   130
elasticity   99
Elder's hypothesis   67
electric double layer   89
electrolyte   9
electrolyte solution   10
elementary reaction   34
elixirs   210
emulsifying agents   3, 248
emulsion   88, 210, 299
emulsions for injection   242
endothermic reaction   38
enemas for rectal application   221
enhanced permeability and retention
    effect   295
EPR effect   295
equation of Higuchi   285
equilibrium constant   37
equilibrium state   37
ethylcellulose   111
excipients   2
exothermic reaction   38
extracts   227
Exubera   278

F

fats and fatty oils test   249
Feret diameter   54
Fick's first law   22
filtration   244
filtration method   263
first-order reaciton   32
flavoring agents   4

fluidextracts   234
fluidity   63
freeze dry   244
freezing point depression   9, 249
frequency distribution curve   61
frequency factor   39

G

gas adsorption method   60
gas constant   39
gas method   263
gelatin   111
gel-clot techniques   250
gel patches   202
gels   199
general acid-base catalysis   42
Gibbs adsorption equation   77
good solvent   110
Gradumets system   286, 287
granules   153

H

half life   30
hard capsules   147
Hausner ratio   63
heating method   263
heat of reaction   38
Henderson-Hasselbalch's equation
    12
Heywood diameter   55
HFA-134a   274
HFA-227   274
high-efficiency particulate air filter
    265
Higuchi equation   26
Hixson-Crowell equation   24
HLB   84
Hofmeister series   90
Hooke's law   99
HPC   111, 142, 160
HPMC   112, 142, 160
hydrophile-lipophile balance   84
hydrophilic colloid   89
hydrophobic colloid   90
hydroxypropylcellulose   111
hydroxypropylmethylcellulose   112
hygroscopicity   67
hypromellose   112
hysteresis loop   104

I

ideal solution   7
immersional wetting   80
inclusion complex   46
inclusion compound   19
infrared absorption spectrometry   71
infusions and decoctions   230
inhalations   271
inhalation solutions   274
inhaler   276
injections   239
injections to be dissolved or suspend-
    ed before use   242
insulin analog   293
interface   75
intermittent method   262
intradermal injection   241
intramuscular injection   241
ion   10
ionic surfactant   84
ion product   12, 40
ion strength   42
iontophoresis   303

J

jellies for oral administration   181
jet injection   303
Joule-Thomson effect   165

K

kinematic viscosity   107
Kozeny-Carman equation   59
Kraft point   86
Krummbein diameter   55

L

lamination   135
Langmuir equation   82
Langmuir plot   60
large unilamellar vesicle   298
lemonades   210
L-HPC   111, 162
limiting viscosity   107
liniments   223
lipid emulsion   47
lipid microsphere   299
lipid nanoparticles   302
liposome   47, 297

外国語索引

liquids and solutions for cutaneous application　222
liquids and solutions for oral administration　209
liquids and solutions for oro-mucosal application　216
logarithmic normal distribution　61
Lontabs　286, 287
lotions　223
lozenges　170
lubricants　3, 64, 140
LUV　298

M

macrogol　112
macromolecule　109
Martin diameter　54
matrix　26, 284
Maxwell model　105
MC　142, 160
MDI　272
MEC　284
media fill test　267
median diameter　61
medicated chewing gums　171
melting point　69
membrane filtration method　251
metastable polymorphism　68
metered-dose inhalers　272
methylcellulose　111
micelle　47, 85
Micro-K Extencaps　286, 288
microneedle arrays　303
microsphere　293
microwave method　263
mineral oil test　249
minimum effective concentration　284
minimum toxic concentration　284
mixing　66
MLV　298
modal diameter　61
moist heat method　263
molar boiling point elevation constant　9
molar freezing point depression constant　10, 249
monomer　109
MTC　284
mucoadohesive tablets　171
multi lamellar vesicle　298
multi-layer tablets　129

multiple emulsion　91

N

nasal dry powder inhalers　280
nasal liquids and solutions　279
nasal preparations　279
nasolacrimal duct　254
nebulizer　274
negative adsorption　78
Nernst-Noyes-Whitney equation　24
Newtonian flow　101
Newton's law of viscosity　101
nonaqueous ophthalmic solutions　254
nonelectrolyte　9
nonelectrolyte solution　9
nonionic surfactant　84
non-Newtonian flow　101
normal distribution　61
Noyes-Whitney equation　22

O

OCAS　286, 288
Ocusert　290
oil-in-water emulsion　91
ointments　192
Omnic-OCAS　286
ophthalmic liquids and solutions　253
ophthalmic ointments　257
ophthalmic solutions to be dissolved or suspended before use　254
optical microscope method　54
Oral Controlled Absorption System　286
orally disintegrated tablets　129
orifice　63
orodispersible tablets　129
Oros　288
Oros Tri-Layer　289
osmolality　249
osmolarity　259
osmolarity determination　249
osmotic pressure　10, 259
OSSM　286, 287
Ostwald-type viscometer　107
overkill sterilization　264

P

packing　65
parallel reaction　35

partition coefficient　14
passive targeting　294
patches　201
PEG　112
peripheral parenteral nutrition　243
permeation　21
pH　40
phase inversion　91
phase inversion emulsification　92
picking　135
pillow type packaging　310
pills　174
plain tablets　128
plastic flow　102
plasticity　102
polishing　138
polyethylene glycol　112, 296
polymer　109
polymeric micelle　300
polymorphism　68
polyvinyl alcohol　112
polyvinylpyrrolidone　112
poor solvent　110
porosity　65
positive adsorption　78
povidone　112
powders　163
powders for cutaneous application　173
powder X-ray diffraction　70
PPN　243
prefilled syringe　314
preparations for canker sore　217
preparations for cutaneous application　173, 192, 222
preparations for dental application　217
preparations for gargles　217
preparations for oral administration　127, 181, 209
preparations for oro-mucosal application　169, 183, 216
preparations for otic application　219
preparations for rectal application　185, 221
preparations for syrups　214
preparations for vaginal application　172, 191
preparations related to crude drugs　174, 227
preservatives　4, 255
preservatives-effectiveness tests　267

press through package   130, 142
press through packaging   310
primary particle   53
prodrug   302, 303
progestasert   292
propellants   272
protective coating   137
protective colloid   90
pseudo-first-order reaction   33
pseudoplastic flow   102
pseudoviscous flow   103
pseudo-zero-order reaction   31
pump sprays for cutaneous application   225
pump sprays for oro-mucosal application   219
PVA   112, 160
PVP   112, 160
PXRD   70
pyrogen test   250

R

radiation method   263
Raoult's law   7
reaction order   29
reaction rate   29
reaction rate constant   30
rectal capsules   149
relative humidity   67
Repetabs   286, 287
repose angle   63
reservoir   284
Resinate   289
reverse micelle   85
reversible reaction   36
rheogram   100
rheology   99
ring method   77
Rosin-Rammler distribution   61
rotary tablet press   134
rotational viscometer   108

S

salting out   90
saponification   249
saturated solution   15
secondary particle   53
second-order reaction   33
sedimentation   93
sedimentation balance   57
sedimentation method   56

semi-solid preparation for oro-mucosal application   183
semi-solid preparations for rectal application   190
series reaction   35
shear rate   100
shear stress   100
shelf life   30
sieve method   55
simple syrups   213
simultaneous reaction   35
single punch tablet press   134
sink condition   22
small unilamellar vesicle   298
SMANCS   295, 296
smoothing   137
sodium alginate   111
soft capsules   148
solid dosage forms for cutaneous application   173
solubility   15, 70
solubility product   16
solubilization   87
solubilizing agents   3, 17, 255
solute   7
solution   7
solvent   2, 7
sonophoresis   303
soothing agents   4
SP   310
Spacetabs   286, 287
Spansules   148, 286
Spantabs   286, 287
specific acid-base catalysis   40
specific surface area   58
specific volume   65
spirits   229
sprays for cutaneous application   224
sprays for oro-mucosal application   218
spreading wetting   80
stability   29
stability constant   19
stabilization   29
stabilizers   4, 255
stable polymorphism   68
starch   111
STEALTH liposomal technology   299
steam flow method   262
sterile preparations   239
sterility   245
sterility assurance   266

sterility assurance level   264
sterility test   251
sterilization indicator   264
sterilizing method   263
Stern layer   89
sticking   135
Stokes' equation   56, 93
strip package   142
strip packaging   310
subcoating   137
subcutaneous injection   241
sublingual tablets   170
suppositories for rectal application   185
suppositories for vaginal use   191
surface tension   76
surfactant   47, 78, 83
suspended syrups   214
suspending agents   3, 256
suspensions   93, 210
suspensions for injection   242
suspension type ophthalmic solutions   254
SUV   298
sweetening agents   4
syrups   213

T

tableting   133
tablets   127
tablets for oro-mucosal application   169
tablets for vaginal use   172
tapes   202
teabags   231
Technosphere   278
temperature   38
terminal sterilization   264
thickening agents   255
thixotropy   104
tinctures   232
tonicity agents   4, 255
total parenteral nutrition   243
TPN   243
transdermal therapeutic system   290
Transderm-Scop   290
transition state   38
troaches   170
TTS   290
turbidimetric techniques   250
Tyndall phenomenon   89

外国語索引

U

Ubbelohde-type viscometer 107
ultramicroscope 89
ultraviolet method 262

V

van der Waals force 66
van't Hoff coefficient 10
van't Hoff's law 10
vapor pressure 7

vapor pressure depression 9
vehicle 248
vial 248, 314
viscoelasticity 105
viscosity 99, 101
Voigt model 105

W

Washburn's equation 81
water for injection 245
water-in-oil emulsion 91
wetting 79

Y

yield value 102
Young's equation 79

Z

zero-order reaction 30
zeta (ζ) potential 89
zwitterionic surfactant 84
Zydis 129, 144